图解十二时辰养生

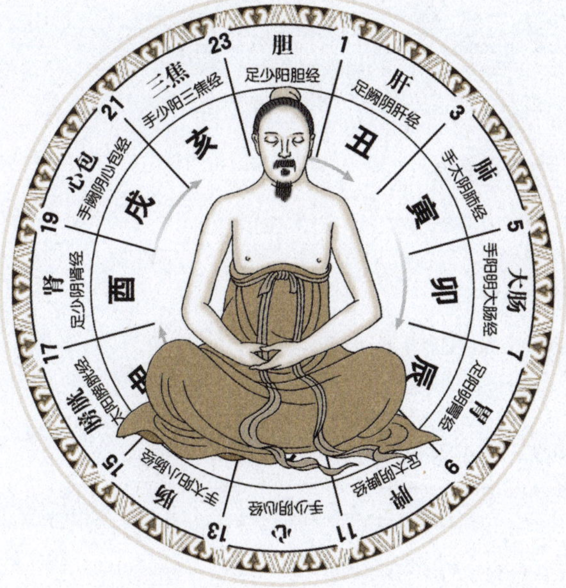

马洪莲 编著

天津出版传媒集团
天津科学技术出版社

图书在版编目（CIP）数据

图解十二时辰养生 / 马洪莲编著. -- 天津 : 天津科学技术出版社, 2020.4

ISBN 978-7-5576-7554-7

Ⅰ. ①图… Ⅱ. ①马… Ⅲ. ①养生（中医）-图解 Ⅳ. ①R212-64

中国版本图书馆 CIP 数据核字（2020）第048003号

图解十二时辰养生
TUJIE SHIER SHICHENG YANGSHENG

策划编辑：刘丽燕　张　萍
责任编辑：孟祥刚　刘丽燕
责任印制：兰　毅
出　　版：天津出版传媒集团 / 天津科学技术出版
地　　址：天津市西康路 35 号
邮　　编：300051
电　　话：（022）23332490
网　　址：www.tjkjcbs.com.cn
发　　行：新华书店经销
印　　刷：三河市兴国印务有限公司

开本　787×1 092　1/16　印张 16　字数 120 000
2020年 4月第 1 版第 1 次印刷
定价：38.00 元

内容提要

养生不仅要符合一年四季的变化，还要符合一日十二时辰的规律。《黄帝内经》是我国现存最早的一部医学著作，也是一部现代人应该了解的养生经典。

本书以图解的形式，形象生动地告诉人们如何借助《黄帝内经》的养生理念，利用人体的经络和生物钟来保养我们的身体。全书共分为十二章，每章对应一个时辰，每个时辰对应一条经脉，每条经脉又联系着相应的脏腑。全书各章都向人们清楚地解析了应时养生的秘密，从而揭示了健康长寿的真谛，是广大民众进行科学养生保健的指导图书。

前言

天人合一，养生的最高境界

《黄帝内经》推崇天人合一的养生法则。“天人合一”中的“天”指自然界。一年有春、夏、秋、冬四季的变化，一天也有白天黑夜十二时辰的变化，人随着自然界的变化也形成了相应的生活习惯和作息规律。天气变化时，人自然而然地增减衣物。太阳升起来了，人从睡眠中醒来，起床活动。到了晚上，就犯困，要睡觉。到了吃饭的时间，饿了，自然就会找东西吃，渴了就拿水喝……这些看上去似乎很平常，其实正是顺从自然规律，人体相应做出反应的表现，是天人合一的具体体现。

一天当中有十二个时辰，人体内也有十二正经，每条经络都有各自所主的脏腑。人体内的五脏六腑与十二时辰是相对应的。每一个时辰都有相应的脏腑在工作，在这个时间段里，人体内大部分的气血流注相应的经脉。经脉内的气血足了，对脏腑功能的调节能力就会增强，脏腑功能强了，生化代谢效率就高。随着时间不断地推移，天地间阴阳也随之变化，人体内工作的脏腑也不一样。遵循自然和人体生理的变化规律，在恰当时间里做恰当的事，才能达到养生的最佳效果，这便是天人合一的养生境界。比如说子时，这个时间段正是万籁俱寂、万物归静的时候，天地间阴阳交替，能量最大。此时胆经当令，气血流注胆经，是养胆护阳的最佳时间。对于人来讲，这个时候最重要的事情是卧床休息，这样才能养胆护阳。如果反其道而行之，生物钟到点了不睡觉，则容易影响胆内少阳之气的生发。人体内胆气不足，人就容易口苦，看起来面色青灰、心事重重，办起事来也会犹豫不决，裹足不前。而且胆功能受损还有可能引起其他部位的病痛，如心痛、胁痛等。再比如说午时，太阳当头照着，天地间阳气最盛，阴气最弱，心经当令，气血流注心经，此时小憩一会儿即可滋阴养神、补气养血、养心静气。反之，不注意休息，则容易导致心火过旺，引发口腔溃疡，并且会使人出现心绪烦躁、失眠多梦等症状。午间活动不睡觉，排出大量的汗，还会伤阴损血，不利于健康。

天人合一与饮食养生也有着密切的联系。我们所吃的食物皆来自大自然，不同的食物具有不同的食性。食性不同，滋补效果就不一样。像甲鱼、龟肉、银耳、燕窝等这些都是阴性的食物，它们可以达到滋阴润燥的效果；而羊肉、狗肉、鹿肉、虾仁则偏阳性，吃这些食物则可以壮阳健体。所以研究食物的性质和特点，利用饮食来调养身体、防治疾病，也是天人相合的具体体现。天人相应的饮食规律，还表现在饮食要与自身所处的自然环境相适应。各地区的饮食习惯常与其所处的地理环境有关。南方有些地方气候很潮湿，那儿的人就养成了吃辣的习惯，因为辛辣的食物能够驱除体内的寒湿，从而能防病。而北方气候比较干燥，体内的燥阳之气比较足，再吃辣的食物会受不了，所以北方人吃辣比较少。除了地域的差别，气候也是影响饮食的重要原因。冬天冷的时候，人爱吃热腾腾的食物，如火锅、涮肉等；夏天的时候则热衷于凉的食物。这些都是天人相应在饮食养生中的体现。所以，人的饮食习惯要根据食物的特性、地域的特点、气候的变化而做出相应的调整，这才合乎天人合一的养生理念。

面对大自然，人如沧海一粟般渺小，但只要我们学会顺应自然界的变化规律，摸清自身的生理变化特点，因时因地而养生，就能达到自然与人体的完全融合，健康长寿便不是什么难事了。

编 者

2019年10月

目录

第一章 子时

第二章 丑时

目 录

第三章 寅时

第四章 卯时

目 录

第五章 辰时

第六章 巳时

目录

第七章 午时

第八章 未时

目 录

目 录

第十一章 戌时

第十二章 亥时

附录 民间食疗养生保健歌

第一章

子时

《黄帝内经》记载："夜半为阴陇，夜半后而为阴衰。"就是说在半夜阴气由盛转衰，阳气由弱渐强，阴阳交替之时，新一轮循环也开始了。此时睡觉就是助养阳气生发的力量。如果把这个睡觉的时间给耽误了，将会后患无穷。子时，一般情况下人们都在睡觉。人体睡觉时，并不代表我们的身体如同木头一样停止了工作。那么会是谁在工作呢？就是足少阳胆经。

子时

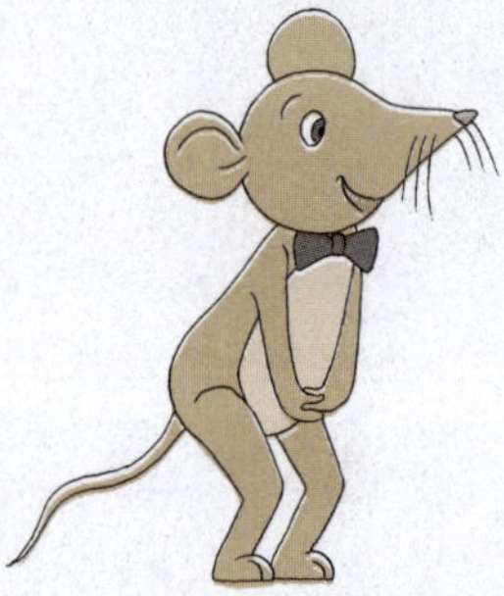

23：00～1：00

子时又称夜半、子夜、中夜，顾名思义就是天黑之时，万物归静之时，犹如一年之冬。此时一定要让身体收藏起来，静静等待黑夜的过去，以顺应阴阳交替的规律。

1.阴阳交替，胆经当令，养胆护阳

子夜阴盛阳衰，正是胆经开始工作之时，而身体中的五脏六腑运行是否舒畅都由胆来决定。养胆护阳的最佳方式就是睡眠。

《黄帝内经》记载："夜半为阴陇，夜半后而为阴衰。"就是说在半夜阴气由盛转衰，阳气由弱渐强。子时睡觉，就是助养阳气生发的力量。如果把这个睡觉的时间给耽误了，将会后患无穷。子时，一般情况下人们都在睡觉。人体睡觉时，并不代表身体如同木头一样停止了工作。那么会是谁在工作呢？就是足少阳胆经。

在日常生活中，你或许有这样的体会，吃完晚饭后，过一会儿特别想睡觉。到晚上11点左右就醒了，醒了以后就会觉得肚子饿。其实这时正是胆经活动最旺盛的时候，胆汁经过一天的工作，需要新陈代谢，只有在睡觉时，胆汁才能完成这样一个代谢的过程。《黄帝内经》中指出"凡十一脏皆取于胆"，就是说五脏六腑能否正常地

阴阳交替，胆经当令，养胆护阳

子时，正值夜半，人已进入深度睡眠状态，足少阳胆经当令，胆内少阳之气生发，正是养胆护阳的最佳时机。

顶灯熬夜，阻碍阳气生发

少阳之气不能生发，就会出现面色青灰、气短，大脑思维混乱的现象，影响我们对事物的认知和判断。

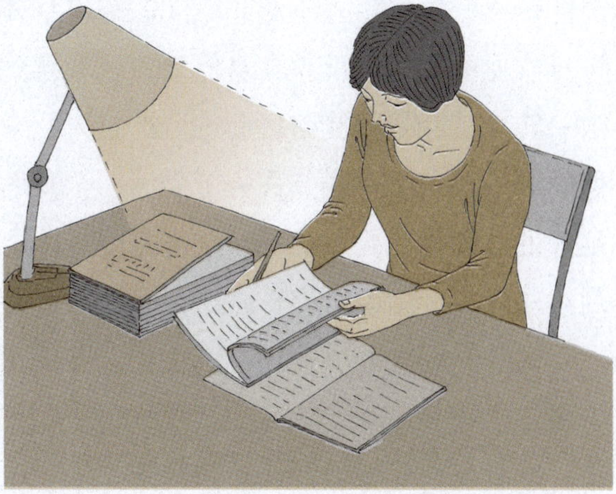

深度睡眠，助养阳气生发

子时，胆经活动最旺盛，胆汁经过一天的工作，需要新陈代谢。

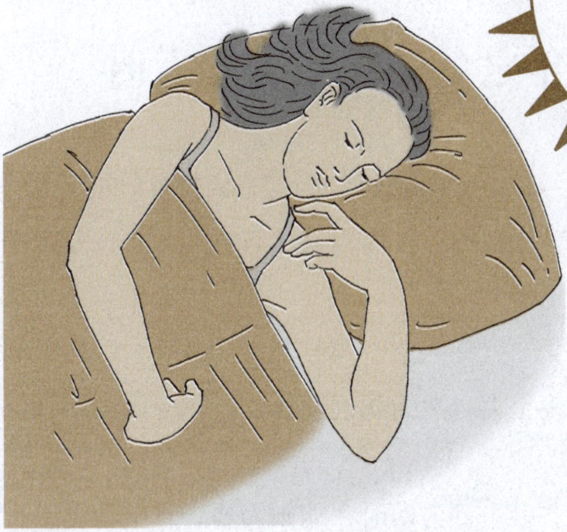

睡觉不仅可以补充体能、恢复体力，还能养胆护阳。因此，“宁舍一顿饭，不舍子午觉”！

运行，取决于胆的少阳之气。也就是说全身的气血运行取决于胆的生发，而胆的生发取决于子时的睡眠质量。子时能保证睡眠，胆功能自然就能正常发挥。

如果胆功能受损，则“是动则病口苦，善太息，心胁痛不能转侧，甚则面微有尘，体无膏泽，足外反热，是为阳厥”。也就是说，阴阳交替之时，挑灯熬夜，或者是过了子时才睡，这样会使体内阴气消耗殆尽，阳气生发不起，就无法护卫身体正常代谢运行，无法保障全身气血的顺畅。反映在身体上，就会感到口苦，常常叹气，身体稍微一转动就会导致胸胁疼痛等。严重时，常感觉自己的脸洗不干净，像蒙着一层灰尘一样，失去了光泽。全身的皮肤因干燥而不再滋润，足部的外侧会感到发热等。这都是因少阳之气不足所造成的。如果出现这些症状，则说明你的胆出现问题了，要及时调养或去医院就诊。

另外，胆功能受损还会影响到大脑的正常工作。经常挑灯夜战，少阳之气不能生发，就会出现面色青灰、气短，大脑思维混乱的现象，影响我们对事物的认知和判断。

可见，睡觉不仅可以补充体能、恢复体力，还能养胆护阳。或许这就是“宁舍一顿饭，不舍子午觉”的重要意义吧！

2.子时如一年之冬，睡觉合乎天时

一年有四季的变化，一天也有四时的变化，子时相当于四季中的冬季，冬季大地万物进入了休眠期。人体与自然万物一样，也要遵循这种规律。

天黑了，就该上床睡觉，这是一个小孩都知道的道理。虽然他们不能解释清楚，但是，这就是大自然给我们安排的，不应该去违背这个常规。

《黄帝内经》提到：“以一日为四时，朝则为春，日中为夏，日

子时如冬，睡觉遵循天时

子时相当于一年当中的冬天。就像到了冬季，动物要冬眠一样，人到了子时也要进入睡眠状态。

白天养阳，夜晚养阴

太阳升起之时做适当运动，有利于阳气勃发。

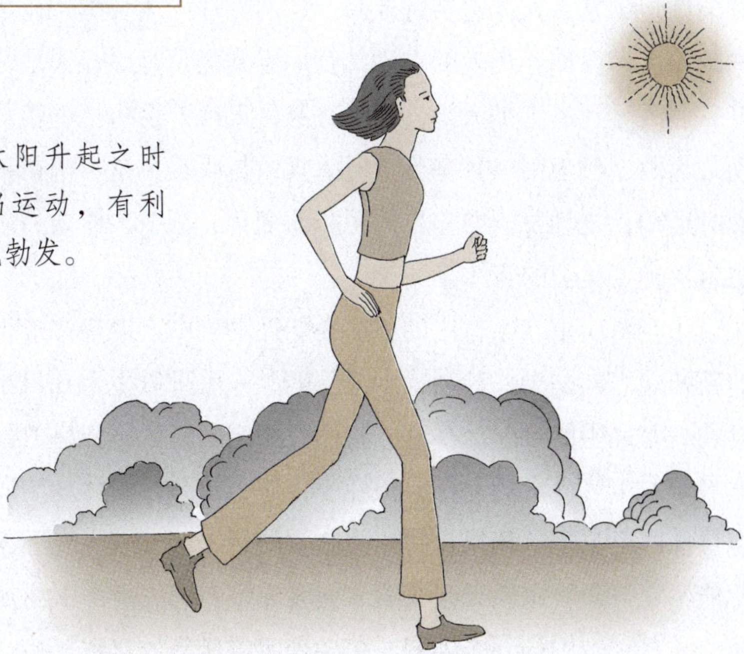

子时是阴阳交替的转折点，阴气正达巅峰，阳气由峰谷渐渐地生发，由弱转盛。

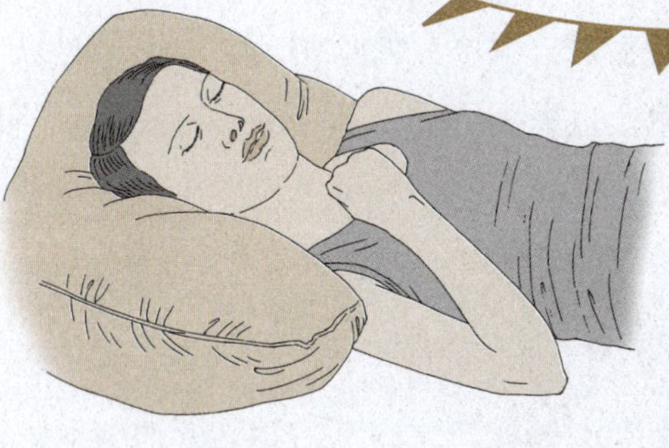

月亮当空之时睡觉，有利于养阴护阳。

入为秋，夜半为冬。”意思是说，一天相当于一年，子时就相当于一年中的冬季。冬天，大地封冻，大多数动物都因气候的变化，遵循天时，进入冬眠期。我们的身体也一样，到了一日之冬的夜半，也要进入睡眠状态。

子时正是阴阳交替的转折点。在子时阴气正达巅峰，阳气由峰谷渐渐地生发，人体也将进入新一轮的循环。大自然用夜昼星辰变化的现象启示我们：夜晚的空中，我们看到的是月亮，天地一片阴霾之气；白天看到的则是太阳，阳光普照，天地万物生机勃勃。所以我们说月为阴，日为阳。月亮当空时睡觉，是收藏，是养阴护阳；太阳升起时运动，是勃发。顺应自然阴阳的变化，护卫人体内的阴阳之气，也就保护了我们的身体。

子时对应十二生肖中的鼠。在陆地动物中，老鼠体形很小，但它的繁殖能力却是十二种动物中最强的，一胎可以生十几只小老鼠，而且在一年之中能不断地孕育。将两者相应，以老鼠强盛的繁殖能力来比喻子时阳气生发的力量，虽然小，但很持久，慢慢地生发，积聚的能量却不可忽视。如果这时候不睡觉的话，阳气就生发不起来。阳气不能生发，阴气也就无法收藏，便会导致阴阳失衡，百病随之而来。

人是宇宙中的一个细胞，蕴含着宇宙所有的信息。借“天”之力养生，才能得到“天”的帮助，达到“天人合一”的境界。有些人误认为晚上的觉白天补，其实这样对身体有百害而无一利。晚上不睡觉不能养阴，早晨不起床不能升阳。不能顺势而为，怎么能达到《黄帝内经》中提到的“天人合一”呢？太阳已升起，人体的阳气和天地的阳气也一起升起来了，这时，人们应该走出大门去接触阳光。如果你还在睡觉，阳气受阻，不能生发，就不能像太阳一样升起。这就等于违背了自然万物成长的规律，也失去了一个养生的最好机会。所以，子时睡觉就是顺应天时。

胆的分工

中正之官

● 胆居六腑之首，又属于奇恒之腑。胆与肝相连，附于肝之短叶间。胆与肝又有经脉相互络属而为表里。《素问·本输》称“胆者，中精之府”，内藏清净之液，即胆汁，胆汁有助于饮食物的消化。

● 胆的生理功能是贮藏和排泄胆汁。胆汁的化生和排泄由肝的疏泄功能所控制和调节。其由肝之精气所化生，汇集于胆，泄于小肠，以助食物消化吸收。若肝失疏泄，则可导致胆汁生成和排泄异常，影响饮食消化吸收，则可出现多种消化不良症状，如厌食、腹胀、便溏等；胆汁外溢则发为黄疸，表现为目黄、身黄和尿黄等。

● 由于胆本身并无传化食物的生理功能，且贮藏精汁，故又属奇恒之腑。

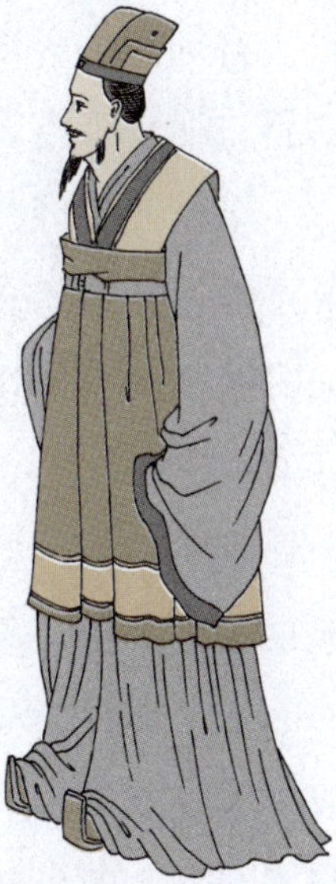

3.挑灯夜战，就是放弃了你的健康

从养生的角度来说，熬夜会使体内的精气入不敷出，引发与胆有关的病症，还会影响做事的决断能力。

随着人们生活节奏的加快，生活内容的丰富，每天能在子时入睡的已寥寥无几。有的人因工作压力在熬夜加班；有的则是沉迷于网络游戏；有的则是歌舞升平；有的因失眠而辗转难安等。无论什么原因，他们都不能在子时静静地入睡。这些人中绝大部分是年轻人。因为年轻，他们违背这个规律；也因为年轻，他们在一点一点地透支自己的身体；因为年轻，他们在一点一点地放弃健康。

据有关统计资料显示，我国约70%的人一直处于亚健康状态。其中，大多数为20～40岁的青壮年。这个年龄段的人，不是为了创业拼命，就是为了养家奔波。一旦身体出现了状况，不是买各式各样的保健品，就是奔走于各大医院。与其这样，不如学点儿养生之道。

子时肝胆经气血最旺，这些气血大部分是用来支持人体新陈代谢工程的，如果过多地挪用给大脑、四肢和肠胃，就不能及时地把体内陈旧的废物排泄出去，新鲜的气血就不能顺利生成。所以说，经常挑灯夜战，胆汁不仅不能及时代谢，还有可能变浓结晶，久而久之，就会形成胆结石。胆汁上溢，就会口苦、面色青灰、偏头痛，整个人看起来萎靡不振，整天愁眉不展。不仅如此，身体的其他部位也会受牵连而产生疼痛，如坐骨神经痛、乳腺增生、两胁痛等。晚睡、熬夜看似小事，其实对人体造成的危害却很大。可能年轻时因气血旺盛，显现不出来，等到年纪大了，这些毛病就会如期而至了。

挑灯夜战，不仅容易得病，还会影响思维、判断力。因为长期熬夜，胆气生发受到影响，胆气不足，办事就会犹犹豫豫，不能对事物做出果断的决定。《黄帝内经》就有“气以壮胆，邪不能侵，胆气虚则怯，气短，谋虑而不能决断”“肝主谋虑，胆主决断”。意思是说，人体内胆气充足，外邪的东西就不能侵入体内，则身体就会强壮；胆气不足，就会胆怯，做事优柔寡断。我们生活在一个竞争的时代，每天需要为工作、为前途、为人际关系而谋，为生意、为孩子、为健康、为情感而虑，这么多的谋虑，需要我们随时保持清醒的头脑。如果不能及时决断这些谋虑，就会使肝胆通道堵塞，产生多疑、精神错乱等症状。正所谓“胆有多清，脑有多清”。晚上11点以前入睡了，胆汁会得到正常的代谢，胆就能正常运行，肝也就相应地正常运行，才能保证白天头脑的思维清晰，果敢决断，面色红润，精神抖

子时，挑灯夜战还是进入梦乡

挑灯夜战，不仅容易得病，还会影响思维、判断力。因为长期熬夜，胆气生发受到影响，胆气不足，办事就会犹犹豫豫，不能对事物做出果断的决定。

挑灯夜战，放弃健康

如果人过了晚上12点还没休息的话，次日就会精神不济，工作效率低下……

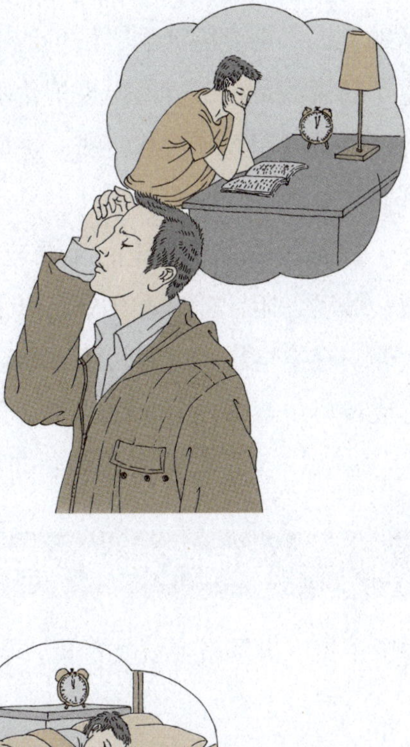

进入梦乡，精神百倍

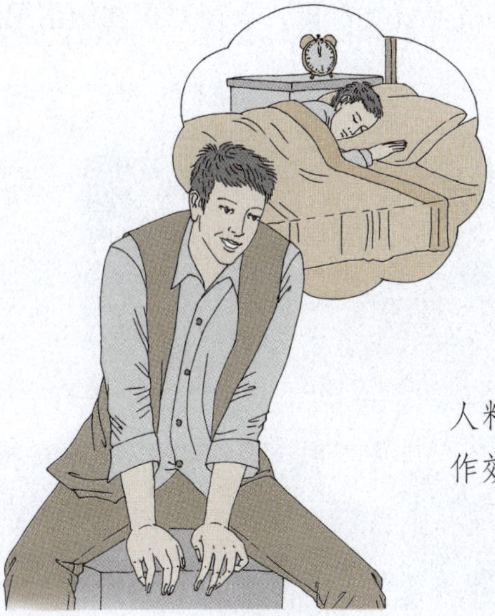

作息时间有规律，人精神状态佳，次日工作效率就高……

撒。所以，不到万不得已，千万不要忽视自己的胆；不到万不得已，千万不要再熬夜。睡眠是养生的第一个重要环节，一定要重视。

如何让胆的功能正常发挥？最简单的办法就是每天敲打胆经。胆囊是一个储存胆汁的容器，那么对胆囊切除的人怎么办？这个容器切除了，但是气血还在运行，胆经自然也在运行。胆囊是人体中的一个重要器官，是储存加工胆汁的地方。正常情况下，吃完饭后，胆囊释放胆汁，帮助食物消化和吸收营养。现在没有了这个储存器，胆汁就会随意地流失，需要胆汁的时候可能正好没有，无法即需即取。这样就加重了肠胃的负担，容易出现消化不良、腹胀腹泻等症状。经常敲敲胆经可以疏通胆经气血的瘀滞，进而调解肝经和肝脏的胆汁分泌，保持肝胆表里经络的畅通。

除了保证睡眠外，早上一定要吃早餐。早晨正是胃经工作的时候，胃一蠕动，胆汁随后就会分泌出来，分泌出的胆汁得不到食物的消化营养，在空运转，时间长了，就会产生凝聚，形成结石。许多不吃早餐或者早午餐合在一起吃的人，会增加患胆结石的风险。

胆气不足，影响决断力

胆气不足，办事就会犹犹豫豫，不能对事物做出果断的决定。

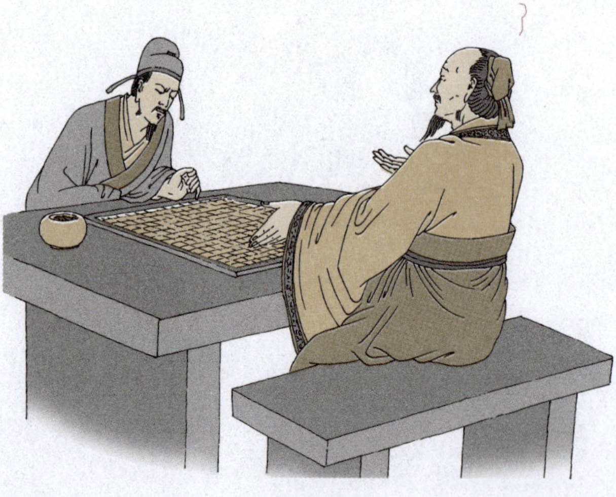

如何防治胆囊炎、胆结石？经常拍打中渎穴和按揉日月穴。中渎穴是指在人体中焦有一个容易形成瘀阻的“臭水沟”，其实就是胆囊的位置。经常敲打此穴，可以疏通肝脏里面因毒素排不出去而形成的瘀阻。日月穴位于心窝下边，乳房旁开 4 寸的地方，在乳头的内侧。按摩这个穴位有也助于疏通胆经。

胆经上的两要穴

日月穴、中渎穴是胆经上的两个重要穴位。常拍打和按摩这两个穴位可以疏通胆经，有效防治胆囊炎、胆结石。

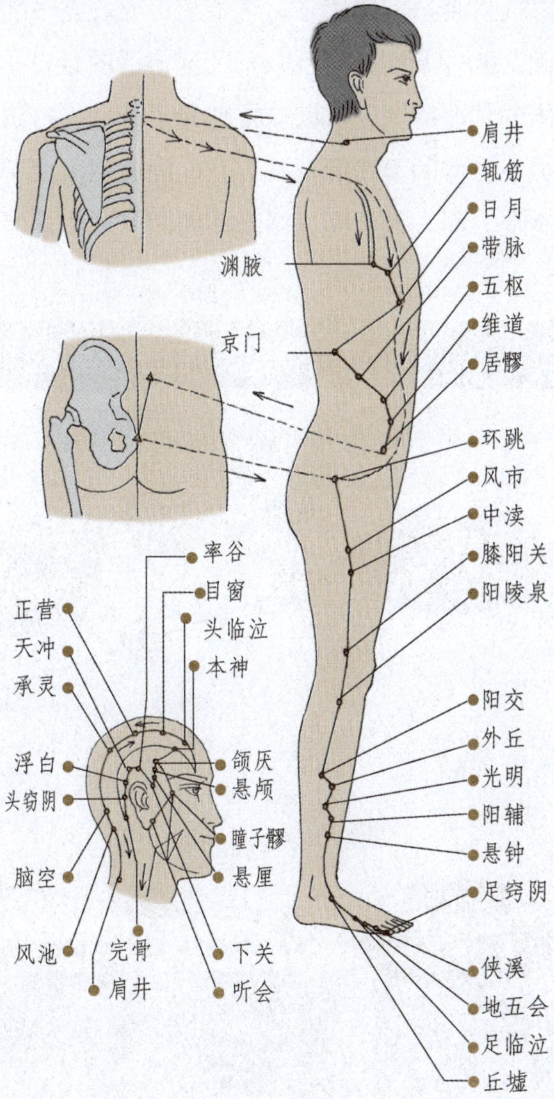

4.补足阳气，老人方能安然入睡

对老年人来说，体内的气血不足，五脏得不到足够的滋养，易出现失眠、食欲缺乏等症状。故补充足够的阳气，是老年人的养生之本。

民间有一句话说“人老觉少，树老褶多”。我们都会认为，人老了睡眠就一定会少，这是自然规律。《黄帝内经》载：“壮者之气血盛，其肌肉滑，气道通，营卫之行，不失其常，故昼精而夜瞑。老者之气血衰，其肌肉枯，气道涩，五脏之气相搏，其营气衰少而卫气内伐，故昼不精，夜不瞑。”这句话的意思是说，人在壮年的时候，因体内气血盛满，肌肉非常的光滑有劲，气道顺畅，补充营养的气血和护卫身体的气血能正常运行，因此白天就精力充沛，夜里也能安稳地睡眠。而人到老年，由于体内阳气逐渐地衰弱，气血不足，五脏不能

睡眠质量与年龄有关

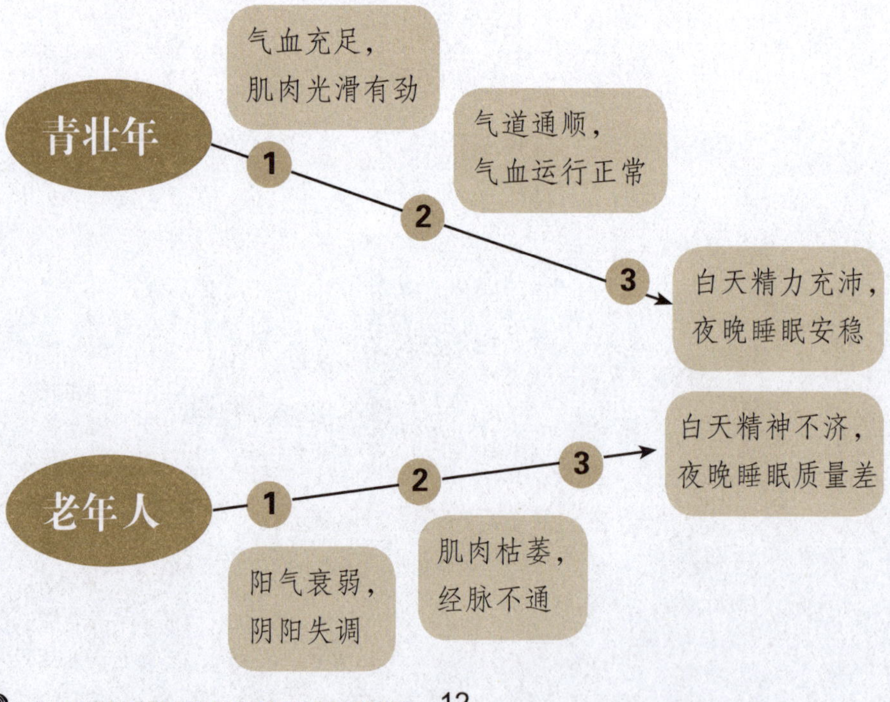

阳气的来源与作用

阳气对于人体来说是至关重要的，就像自然界必须要有太阳一样。有了阳气，身体各部位才能正常运行，并驱除湿邪，保证身体健康。一旦阳气不足，则易引发各种疾病。

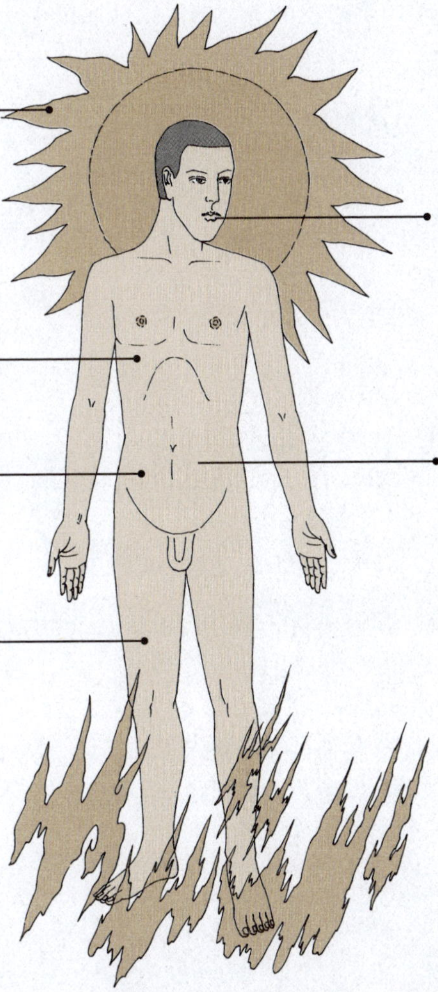

得到气血的滋养，就会出现肌肉枯萎，经脉不通，五脏之气运行不通畅，抵抗力下降等现象。这就是为什么老年人白天精力不充沛，夜里又睡不着、觉少，严重时还会出现食欲缺乏的原因了。

所以，对老年人来说，要想安安稳稳地睡觉，就要先补充气血。而精血的生成有赖于阳气的滋养。因此，对于老年人来说，补充阳气

扶阳五式

扶阳五式能够打通人体大、小周天，畅通瘀阻的经脉，从而产生超常的抗病防病能力。长久修炼此法，可使人体混元之气内敛，真阳固守，浑身有力，底气内蕴，胆气充足，自可达到祛病强身、延年益寿之功效。

第一式：站桩

动作要领：身体直立，两手自然扶住腰部的肾俞穴。沉肩挺胸，闭目，自然呼吸。舌抵上腭，口微闭，下颌微收。左脚缓慢抬起，向左侧迈一步，与肩同宽，两脚间自然成内八字，两膝微屈。同时汇集意念至头顶百会穴。静站10分钟。

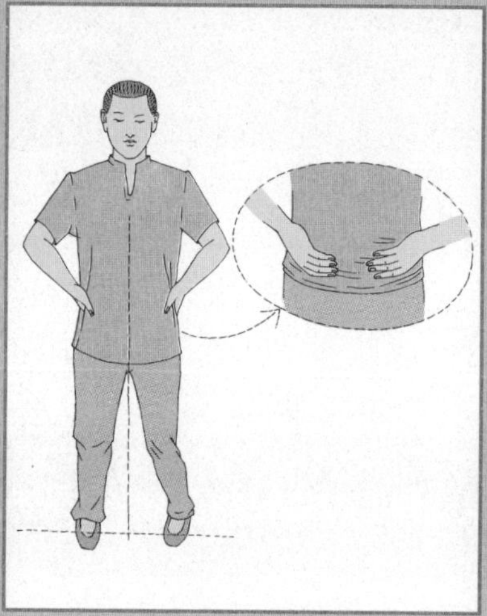

作用：通过修炼此式，可自查身体阳气的衰减情况。站桩片刻后感觉身体虚弱、出汗明显、双腿不由自主地颤抖，则说明阳气虚弱，尤其下焦阳气亏虚。

第二式：抱球

动作要领：承接上式，两手缓缓上提抱于胸前，两手距离胸30厘米，手指似弯非弯、似夹非夹，劳宫穴相对成抱球状，两手相距5厘米为宜。身躯松而不软、紧而不僵。静站5分钟。

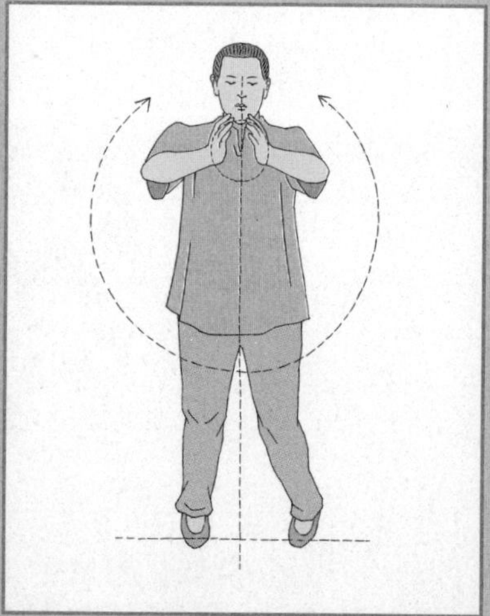

作用：此动作不动中有大动，全身的力量和气流汇集在两掌之间的“劳宫穴”，劳宫穴是通心脏的重要穴位，同时气血集中手掌，能起到对心脏按压的作用。

第三式：和合

动作要领：承接上式，两手慢慢同时外拉，拉至10厘米左右再缓缓内合，合到3厘米左右时，再同时向外拉，开时吸气，合时呼气。如此反复练习，但动作一定要缓慢，不可用僵力开合，要体会两手之间有一种无形的牵引力，令双掌合不拢、拉不开。锻炼5分钟。

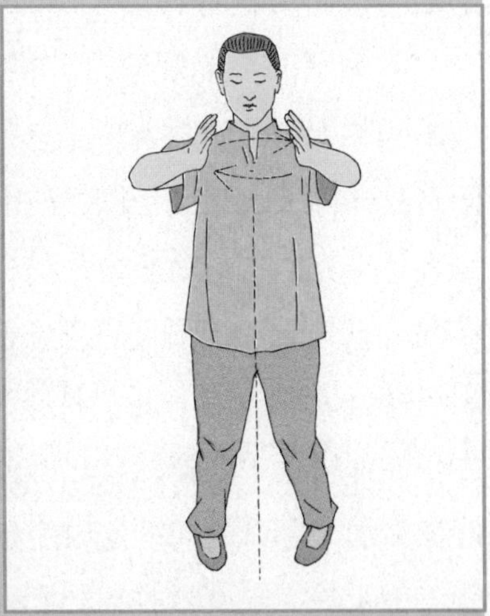

作用：锻炼过程中，会感觉到两手之间有一股热流，这股热流就是阴阳交气的结合。气血和则百病不生，阴阳合则身体健康，故此得名为“和合”。多做这个动作能促进气血循环。人体是在阳的带动下实现阴阳平衡。

第四式：归真

动作要领：承接上式，两手于胸前抱住不动，将掌中内力分成两股热流，各自从双掌劳宫穴吸入，并沿两臂上行至头顶百会穴，自百会将热流下行输布全身百脉，最后下沉归入至小腹下丹田，双掌叠放于下丹田。意守丹田10分钟！

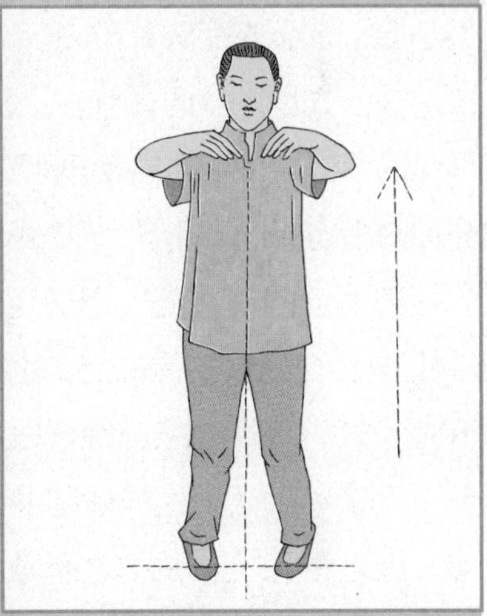

作用：用意念不断调动人体各部位的阳气，向下丹田汇聚，从而使丹田之气逐渐充盈。用深长悠缓的深呼吸不断调节，能起到用后天之气固培先天元气的作用。

第五式：打圈

动作要领：承接上式，两手打开慢慢抬起，与胸相距30厘米，双掌劳宫穴向下，身体下沉、上提做蹲桩动作，蹲时呼气提时吸气，如此反复5次，起身踢腿慢走5圈,同时双手在掌心画“8”字。多人一起锻炼为宜。

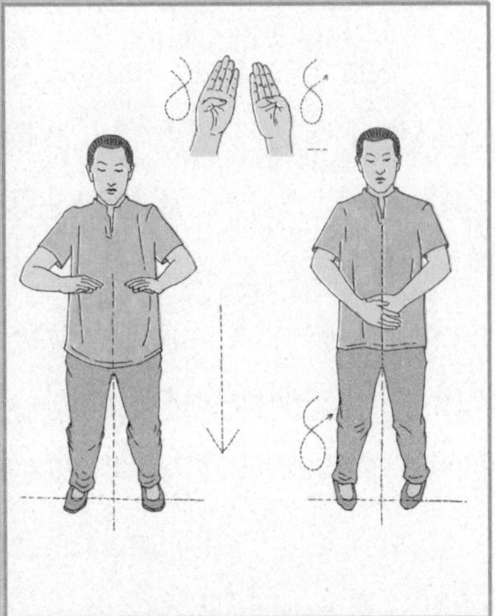

作用：人体脏腑器官在体内是围绕着心脏做圆周运动的，如脾主升胃主降、肾水上济心火、肺主宣发与肃降、肝主疏泄，整个脏腑之气都是升降结合、气机运转，这样身体功能才能正常运行。打圈运动暗合体内脏腑的气机运转，引导脏腑之气升降出入归于正常。将外界引入的阳气和体内阳气同归于命门，使气机归于圆满。

是治疗失眠的最好办法。那么用什么方法来补充足够的阳气呢？

大家平时可能观察过，很多老年人喜欢坐在太阳底下眯着眼睛晒太阳，晒着晒着就睡着了。这是因为坐在太阳底下，身体吸收了充足的阳气，体内气血得到了阳气的滋养，便会舒舒服服地睡着。看来晒太阳是人体补充阳气最简单也是最有效的方法。因为阳气在体内不是独立存在的，它与天地的阳气是息息相通的。晒太阳可以帮助我们将自然中的阳气转化成体内的阳气。但是也要注意，炎炎的烈日下，最好不要去晒太阳，那样会灼伤皮肤，过敏体质就会引发过敏性日光炎。晒太阳，最好在清晨太阳升起时，这时空气比较清新，光线比较柔和，不会晒伤皮肤。为了最大限度吸收到阳光，一定要面向东方太阳升起的地方，将双手举起，掌心向上对着阳光。因为劳宫穴在手心部位，这样可以使阳气通过劳宫穴进入体内，对心、肺也能起保护的作用。也有很多老年人有晨练的习惯，因为多运动也可助养阳气，再加上每天用此方法，沐浴10分钟的阳光，双管齐下，还愁阳气不足吗？

有人会问，在南方遭遇连连梅雨天怎么办呢？还有一招，就是刺激任脉上的关元穴，就是我们平常说的丹田。丹田位于人体正中，脐下三寸处。自古以来，练武之人常说意运丹田、气运丹田、气沉丹田等。大家一致认为这样能强身健体，扶阳辟邪。《难经》说："丹田者，人之根元也，精神之所藏，五气之根元，太子之府也。"可见，丹田是归藏元气的根本所在。常常刺激丹田处，不仅能提升体内的阳气，还能理气补肾。练武之人以练为主，但是对于普通人以用温灸最好。将艾条的一端点燃，使距离皮肤约3厘米处，以周围湿热感而不灼烫为宜。另外，还可以生姜切成0.2厘米厚的薄片，用针在上面扎些小孔，放在关元穴上，然后，将大小相宜的艾炷放在上面点燃，每次灸10～15分钟，每月连续灸10次。中老年人长期坚持温灸此穴，不但可以强身健体，还能延年益寿。如果能每天搓手掌的劳宫穴和足心的涌泉穴100下，效果会更好。

阳气足了，气血也就补充了。气血足了，则体内的五脏也就得到很好的滋养，五脏运营正常了，气血循环就会良好，自然安然入睡。

5.夜宵最好不吃

夜晚阴气比较重，吃夜宵会使胆内的少阳之气得不到生发，所吃的食物不易消化，就会对健康造成极大的伤害。

夜幕降临，本该是万籁俱寂，可是这份宁静现在却很少能感受到。站在城市的任何一个地方，所能感受到的是一片喧嚣之声，炫舞的霓虹灯、射灯，把如墨般黑的夜晚，点亮成了白昼。到了晚上十一二点，还在忙着推杯换盏，吃夜宵。突然有一天发现以前能穿的衣服再也穿不上了，又忙着节食减肥。殊不知，最行之有效、最简捷的方法，就是管住自己的嘴，远离夜宵。

民间有句俗语:“马无夜草不肥，人无夜食不壮。”这是劳动人民用实践得出的结论，肯定有一定的道理。夜宵给身体带来的弊远大于利，也许是能解一时之饥，但当你大快朵颐的时候，其实就给日后的肥胖埋下了隐患。为什么这么说呢？我们吃夜宵时间一般是在入睡前，这就会阻碍胆汁的分泌，而胆汁又是消耗脂肪的主要力量。胆汁分泌不足，脂肪就会在体内堆积，身体自然也就会一天天“壮”起来。这个“壮”就不是真正意义上的强壮，而是因脂肪沉积的虚胖。知道了其中的道理，最好是改掉吃夜宵的习惯，一是为了自身健康，二是为了自身形象。

夜宵引发肥胖

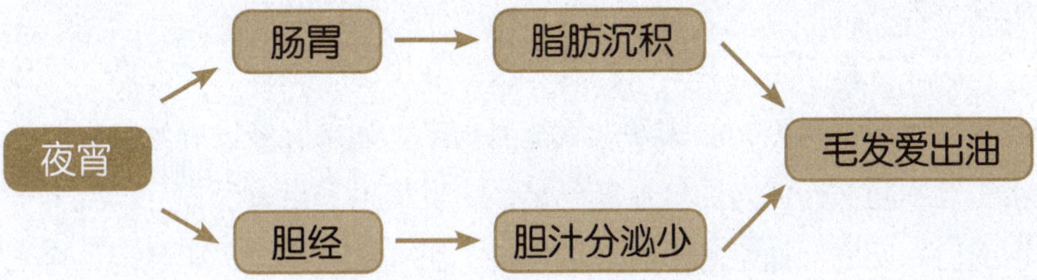

有人说，晚上饥肠辘辘，很难入睡，吃点儿东西反而睡得香。你是睡了，但肠胃还得工作，消化你吃下的食物。肠胃运动得靠阳气滋养，刚刚生发的阳气就被消耗掉了。长此以往，胆内的少阳之气不能生发，胆经就会出现问题，胆汁的分泌就会减少，胆功能就会减弱。胆气受损最明显的症状就是头发特别容易出油，因为吃进去的油脂无法有效地分解出来，就只好从头发里排出了。解决的办法，除了我们前面提到的改掉吃夜宵的毛病外，还有就是经常拍拍胆经。

对于晚上加班的人，不得不吃夜宵保存体力，那最好是以清淡的粥为主。粥不但易于消化吸收，还能补身。但从养生的角度来说，夜宵能不吃最好不吃，有吃夜宵习惯的也最好要改掉。

6.一梳解千愁

从中医理论上讲，过早地出现白发，是胆经气血不足造成的。而每天梳头是解决早生华发行之有效的方法。

《黄帝内经》上说，女子“六七，三阳脉衰于上，面皆焦，发始白”；男子“六八，阳气衰竭于上，面容憔悴，发鬓斑白”。由此看来，女子在42岁，男子在48岁的时候，体内的阳气衰竭，头发会慢慢地变白，而最早出现白发的地方就是两鬓。现在许多青年人，由于生活习惯或者其他的原因，本来应是雄姿英发的少年郎，不想却成了早生华发的中年汉，过早地出现了白发。这都是因为体内气血不足引起的。怎么办呢？去拔、去染，这都不能解决根本问题，要根治还得找胆经帮忙。

胆经气血不足会导致少白头。头发在中医中被称为“血余”。体内的精血充足与否，从头发上就能看出来。如果胆经没有生机，胆气就生发不起来，体内的气血就不足。头发得不到足够的养分，就会干枯变白。反之，如果晚上11点前入睡，胆气就会生发，胆经的气血充

推杯换盏，常吃夜宵

夜晚阴气比较重，吃夜宵会使胆内的少阳之气得不到生发，所吃的食物不易消化，就会对健康造成极大的伤害。

推杯换盏，阻碍胆汁分泌

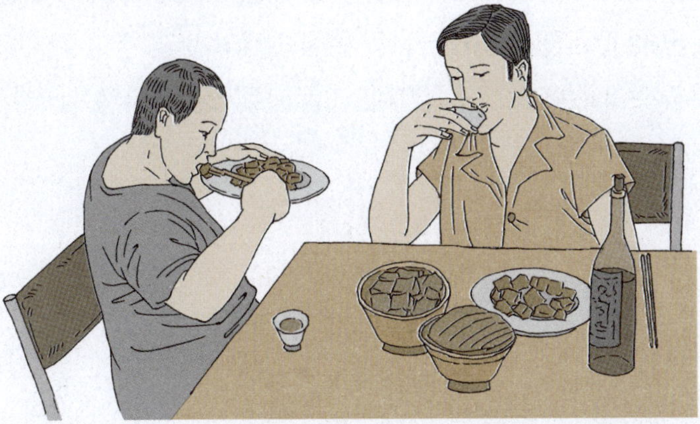

晚上十一二点，还在忙着推杯换盏，吃夜宵。

进入梦乡，精神百倍

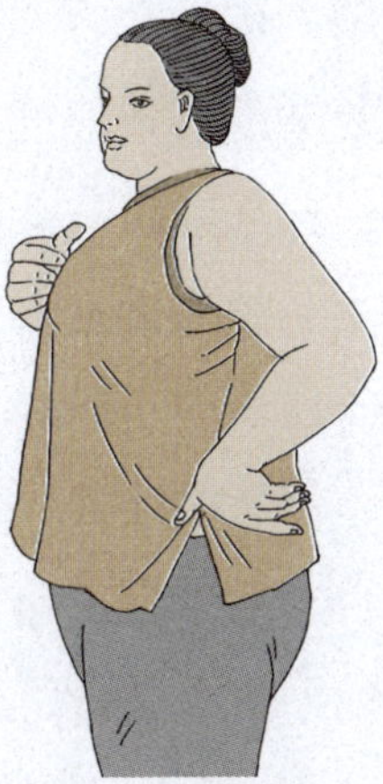

要想保持身材不发胖，就要管住嘴，远离夜宵。

足了，头发得到了所需要的营养，自然不会变白。

解决少白头的最好办法就是梳头，通过正确的梳头法来疏通胆经。怎么梳头呢？用我们10个手指的指肚当梳，从前发际梳到后发际，先中间，后两边，用力要适中，这样每天梳理300次，并且手指轻轻按压头皮，至头皮微微发热为止。我们人头部分布着许多经络，除了胆经外，还有胃经、膀胱经等。胆囊有问题的，梳到相应的点时，就会痛。特别是头侧面全是胆经，不用找，只要从前往后一梳，哪里痛就说明哪里堵了，就要反复地揉，直到揉开为止。

头部清爽了，一身也就清爽了，所以“经常梳头能消百病”不是一句空话。梳头不但能治疗少白头，还能防治脱发和头发干枯。经常这样梳头也能起到抵御风寒，预防感冒的作用。对于老年人来讲，此法可以改善头晕、脑供血不足等症状，起到预防老年痴呆的作用。

7.胆经锻炼有法

足少阳胆经，从头部走向足底。起点在外眼角，向上到达额角部，然后转而往下走，经耳后，折回再向上，经过额部到眉毛上方，然后又返回耳后，之后沿着颈部侧面，走在手少阳三焦经之前，到肩膀上退后，交出于手的少阳三焦经之后，往前进入缺盆部。

胆经是行经路线比较复杂的一条经络，有多条分支。一条分支从耳朵后面分出，进入耳朵，出来经过耳朵前面，到眼外角的后方。从眼外角分出一支，往下到达下颌部大迎穴，与手少阳三焦经相合，经眼眶下到下颌角至颈部，与前面的一条会合于缺盆，进入体腔，穿过横膈，联络肝脏，属于胆，然后沿腰胁，经过下腹部，横向进入髋关节环跳穴。直行的经脉从缺盆部分出，向下到腋窝，沿着胸侧部，经过季胁，下行至髋关节与前面一条会合，往下沿大腿外侧，膝关节炎外侧，小腿外侧，直下到外踝尖前，沿着足背进入第4趾外侧端。还有一条支脉从足背分出，往前出大足趾外侧端，折回来穿过趾甲，分布于大蹈趾趾甲后，与足厥阴肝经相交。

拍打胆经可以随时随地。比如，站着时，手就随意性放在大腿两侧，中指指尖停留的地方，就是风市穴。从字面能看出这个地方是风中医讲解“血余”

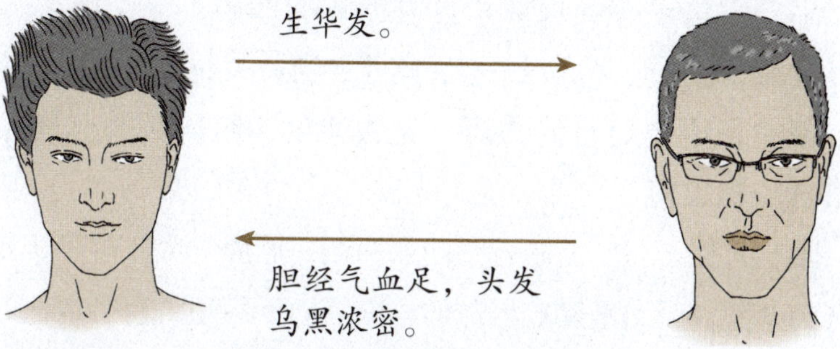

掌握正确的梳头法，可疏通胆经，防治疾病

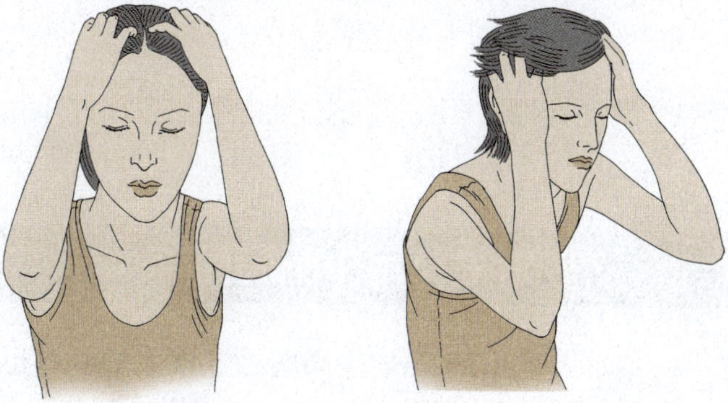

用10个手指的指肚当梳，从前发际梳到后发际，先中间，后两边，用力要适中，这样每天梳理300次，并且手指轻轻按压头皮，至头皮微微发热为止。

的市场，风最容易从这里进入体内。按压这个地方往往会觉得硬。所以拍打时，稍微蹲着点儿，两手拍拍两边，就能起到锻炼的作用。一拍就青紫，就是把风的瘀滞拍出去了，直到不紫就是通了。还可以拍两胁、头的两侧，也能起到刺激胆经的作用。

治各种眼疾，头痛：按揉瞳子穴和光明穴

瞳子穴是胆经的起始点，在眼角旁边一点儿的凹陷处。光明穴位于足外踝尖上 5 寸处。经常按揉这两个穴位，可缓解近视、白内障、青光眼等眼疾带来的不适。

治疗消化不良、酒后头痛、肚子不舒服：按揉率谷穴

率谷穴位于头的颞部角孙直上方的凹陷处。“率”为循着，“谷”为山凹。吃多了、恶心、呕吐、酒后头痛等就按揉这里。

减肥，治便秘、偏头痛、乳腺增生、妇科病、前列腺疾病：敲带脉，侧推腹

带脉穴位于与肚脐眼相平的腰两侧，肥胖的人一般不容易找到，最好的办法，就是平躺放松身体，敲打肋下两边，胯骨以上的地方，俗称“游泳圈”的地方，每次敲200次以上。年轻人常敲此处可以减肥；女士常敲打，可防治乳腺增生和缓解痛经；老年人敲打此处，可增强大肠的蠕动，治疗便秘。

常拍打足少阳胆经

足少阳胆经连接人的头和足，是比较复杂的一条经络，有多条分支。经常拍打可以疏经活络防治疾病。

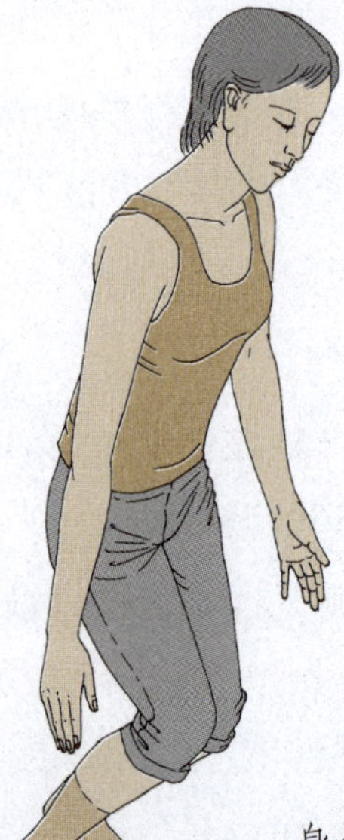

身体微蹲着，两手拍打两腿外侧

胆经大腿

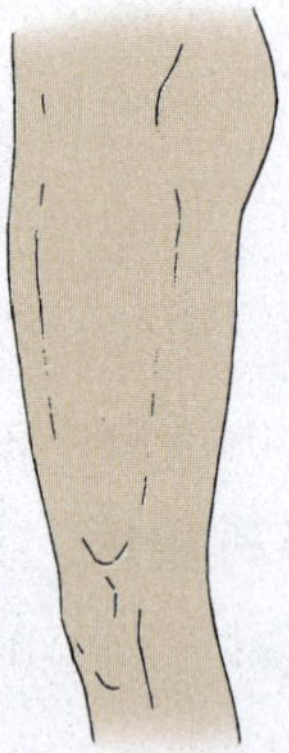

第二章

丑时

《黄帝内经》记载："人动血运于诸经，人静血归于肝。"这句话的意思是说，人在运动时，机体所需的血量增加，肝脏为了供应机体所需的能量，排出其储藏的血液，气血运行在经络上；人在休息或情绪稳定时，机体处于静止状态，所需血量减少，大量血液储藏于肝脏。肝有负责贮藏血液及调节血量的作用。

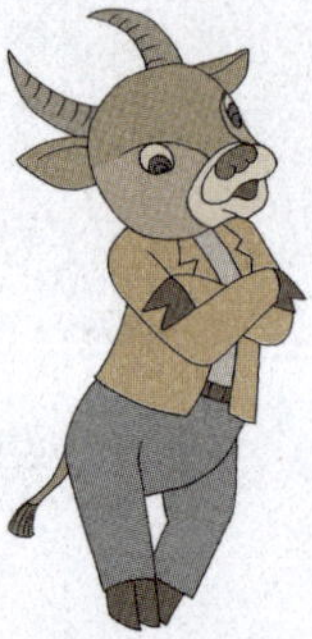

丑时

1：00～3：00

丑时又称鸡鸣、荒鸡。黎明前的黑暗，阳气虽生发，但也要收敛。犹如在圈舍里的鸡飞上墙头，期待着地平线上的一轮阳光，静中有动，推陈出新，迎接新的一天。

1.阴降阳升，肝经当令，养肝藏血

丑时肝胆交接，肝主藏血，血润于筋。储血不足就会乏力、头昏脑涨，韧带和肌腱缺乏弹性。

“黄鸡丑时鸣”，这句诗出自白居易的《醉酒》。其中“丑时”指的是凌晨1点到3点。这段时间，天地的阳气还在继续不断地生发，阴气渐渐地削弱。但是，从养生的角度来说，生发不能无所限制，要有所收敛，不能只升不降。所以，在我国传统文化里，用“丑牛”来对应此时的升中有降。“丑”在甲骨文中，像手被勒住了，蕴意着约束。“牛”在十二生肖里，是最踏实、最温和谦逊的，也是最有力量的动物，耕地、拉车也少不了它。

丑时是肝经接替胆经工作的时候，主管全身气血运行的是肝。《黄帝内经》记载：“人动血运于诸经，人静血归于肝。”这句话的

阴降阳升，肝经当令，养肝藏血

丑时，体内的阳气在不断地生发，阴气慢慢下降，此时正是肝经工作的时候。这时候保证睡眠，可以养肝藏血。肝脏内储存的血量会随着人的状态变化而相应地增加和减少。

人动血归于脉

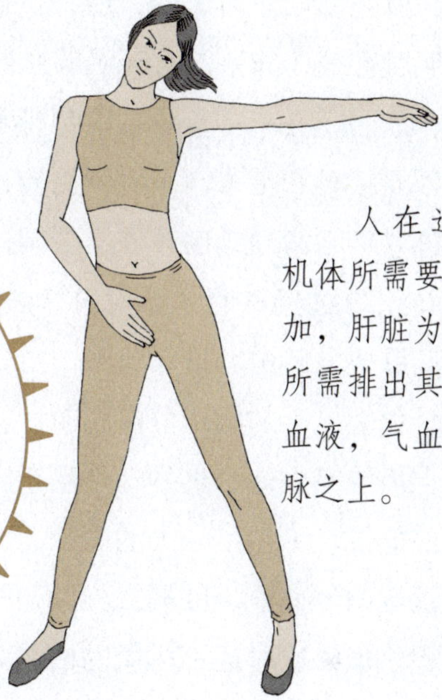

肝为人体中的“血库”，“血库”充盈，肝的疏泄功能正常，我们的身体才能取之不尽、用之不竭。

人在运动时，机体所需要的血量增加，肝脏为供应机体所需排出其所储藏的血液，气血动行于诸脉之上。

人静血归于肝

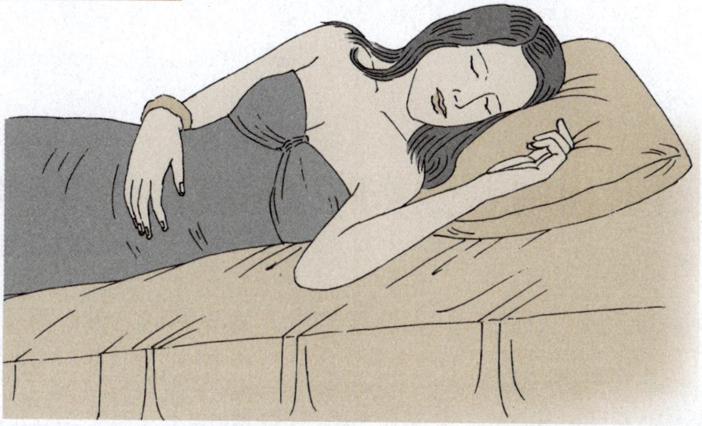

人体处于休眠状态时，情绪稳定，机体处于静止状态，所需的血量较少，大量的血液储藏于肝脏内。

意思是说，人在运动时，机体所需的血量增加，肝脏为了供应机体所需的能量，排出其储藏的血液，气血运行在经络上；人在休息或情绪稳定时，机体处于静止状态，所需血量减少，大量血液储藏于肝脏。肝有贮藏血液及调节血量的作用。休息时，机体处于静止状态，气血便会藏于肝脏。可以说，肝脏相当于储存血液的“仓库”。肝不但藏血，同时，肝还主筋。所谓的“筋”，就是具有弹性的东西，是人体的韧带、肌腱部分，如果没有充足的血液滋润筋，筋就会没有弹性。

另外，肝脏还有一个重要功能是排毒，是人体最大的解毒器官。我们每天都要接触和摄入许多有毒物质，这些都是体内的垃圾，必须及时地将这些毒素清理排出体外，否则这些毒素就会四处滋生，肆虐我们的身体。那么这些毒素要怎样才能排出去呢？这全是肝脏的工作，首先，肝要分解由肠道吸收或由身体其他部分制造的有毒物质，然后将其转化为无害的物质分泌到胆汁或血液里，再排出体外。说起来很简单，但要完成这个过程却很复杂。充足的气血为肝脏的解毒提供了所需的能量。工作了一天的肝脏，也需要新陈代谢，用再生的新鲜血液淘汰废旧的血液。凌晨二三点，气血流经肝脏，完成血液新陈代谢的过程。如果这时还不休息的话，血液就要继续不停地运行于经脉上，无法回归于肝脏进行代谢。好比肝脏是人体的血液银行，需要随时存入。如果天天透支，肝脏就处于超负荷运转，人就会生病。

2.丑时如初春，养肝之道就是深度睡眠

《黄帝内经》认为，肝为罢极之本，为魂所居之处，其荣华表明在爪甲，其充养的组织在筋，可生养血气，其味酸，其色苍青，为阳中之少阳，与春气相通。由此可知，就季节来讲，春天是养肝的最好季节。

春天养生以养肝为主。肝为木，与春天生发之气相合。丑时如

肝的分工

将军之官，谋虑出焉

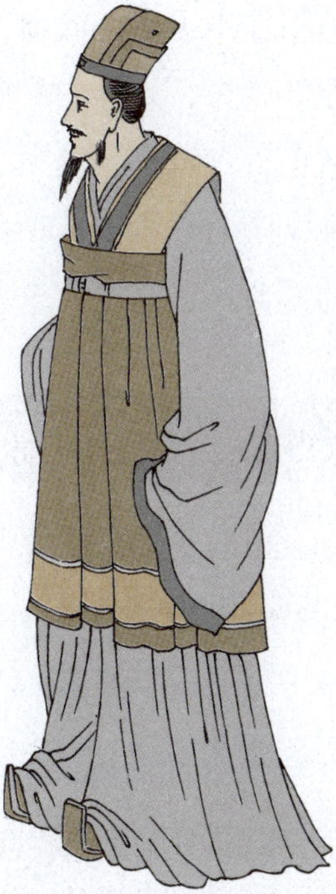

● 肝主疏泄

泛指肝气具有疏通、条达、升发、畅泄等综合生理功能。肝主疏泄的功能主要表现在调节精神情志，促进消化吸收，以及维持气血、津液的运行三方面。

1.调节精神情志。中医认为，人的精神活动除由心所主外，还与肝的疏泄功能有关。肝的这一功能正常，人体就能较好地协调自身的精神、情志活动，表现为精神愉快、心情舒畅、理智灵敏；疏泄不及，则表现为精神抑郁、多愁善虑、沉闷欲哭、嗳气太息、胸胁胀闷等；疏泄太过，则表现为兴奋状态，如烦躁易怒、头晕胀痛、失眠多梦等。

2.促进消化吸收。肝的疏泄功能有助于脾胃的升降和胆汁的分泌，以保持正常的消化、吸收功能。

3.维持气血、津液的运行。肝的疏泄功能直接影响着气机的调畅。如肝失疏泄，气机阻滞，可出现胸胁、乳房或少腹胀痛。

初春，深度睡眠可促进肝血代谢。冬天一过，大地回暖，万物复苏，人们脱去了厚厚的冬衣，迎接春天的到来。可是春天来了，人们却总感觉很疲乏，昏昏沉沉的，好像还没有睡醒一样。这是因为在一个漫长的冬季，为了抵御严寒，消耗了体内大量的阳气。而在冬天所收藏的阳气不够多，气血不足，导致“春困”的现象时有发生。《黄帝内经》认为，人体内的阳气遵循“春生夏长，秋收冬藏”的原则，人们从穿着、饮食、睡眠、活动、情志都要遵循自然的节奏。因天之序，顺应四时，顺应东南西北，顺应金木水火土，达到人体的生发与自然的变化一一对应，这就是所谓的“天人相应”的境界。

肝脏是人体重要的解毒器

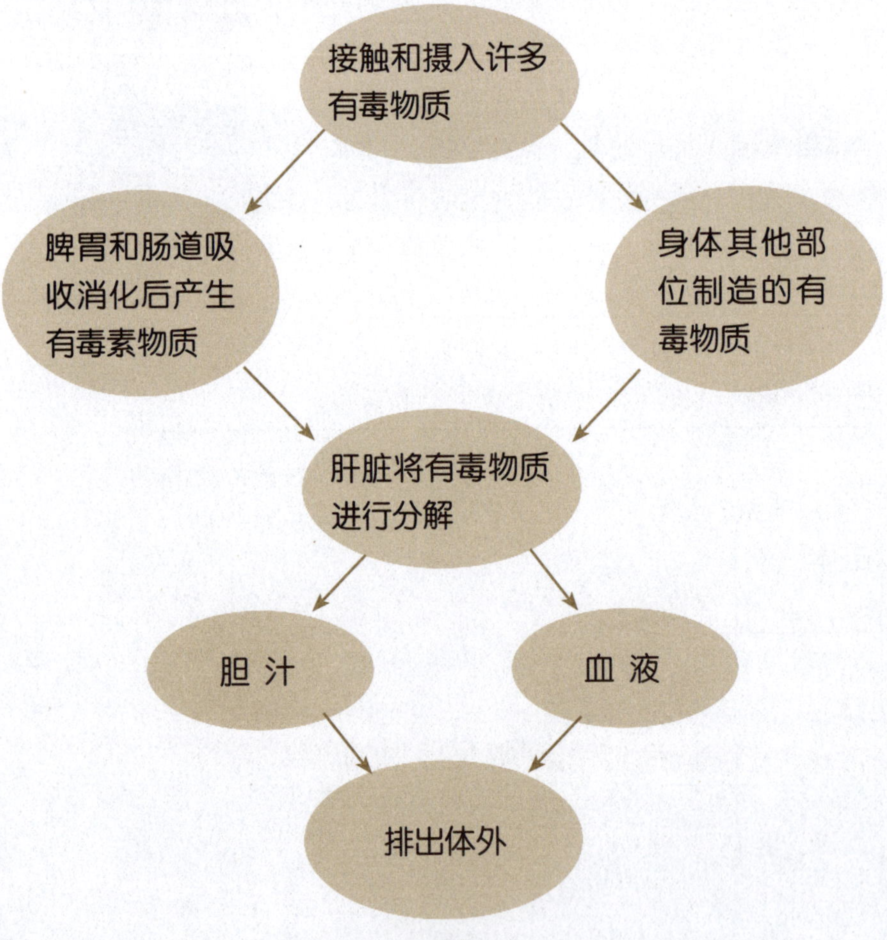

肝与春相对应，主生发，正好与春天勃勃生机的气象相合。肝又和五行中的木相对应，树木在春天都要抽枝发芽，为夏、秋孕育果实做准备。春季以养肝为主。肝最主要的功能是调节全身气血的正常运行，气血足了，脏腑得到足够的滋养，抗疲劳的能力就会增强。但春季肝气过旺也不好，容易导致脾胃湿困，使得整个脾胃的运作失常，中气不足，就会出现疲劳、乏力、头昏眼花等不适症状。

肝与四时、五行、五味等的关系

	肝	宜忌
四时	春	春天万物生发，人要早睡早起，早晨披散头发，穿宽松的衣物，在院里散步，放松身心，这样有利于护肝，否则会伤肝
五行	木	肝五行属木。因为肝脏与草木比较相似，草木在春季萌发生长，肝脏在春季功能较活跃
五味	酸	肝喜酸。适当地吃些酸的食物有利于养肝，但不可过量，过食酸味，便会使肌肉粗糙皱缩，口唇干裂发枯
五色	青	肝喜绿。多吃些绿色食物能有效舒缓肝胆压力，调节肝胆功能。像荔枝、李子、芹菜、空心菜等都是不错的降肝火食物
五体	筋	肝主筋。筋依赖于肝脏气血的滋养。肝脏气血充足，则筋力强健；肝精肝血不足，筋得不到滋养，会出现手足震颤、肢体麻木、屈伸不利等
五志	怒	怒伤肝。过度生气容易导致肝气上逆，血随气而上溢，故伤肝。生气者常出现面红耳赤、头痛、眩晕，甚至吐血或昏厥猝倒等情形
五谷	麦	麦仁、粳米具有收敛的功效，常喝麦仁粳米粥可敛肝护血，滋阴降火

春季如何适当地养肝呢？《黄帝内经》认为："春三月，此谓发陈，天地俱生，万物以荣，夜卧早起，广步于庭，被发缓形，以使志生，生而勿杀，予而勿夺，赏而勿罚，此春气之应，养生之道也。逆之则伤肝。"意思是说，春天阳气生发，一片欣欣向荣的景象，源于冬天的收藏和积累。要想滋养生机，做到早睡早起，早晨披散开头发，穿着宽松的衣服，在庭院里散步，让形体舒展，使神志抒发出去，不要有任何的生杀念头和一切不好的想法，达到人和自然的和谐相处。

春天的要养要务是养肝。丑时如春，肝经当令。凌晨二三点钟气血流经肝脏，是肝血进行新陈代谢的时间，也是肝脏自身功能修复的时候。深度睡眠有利于肝血的代谢。睡得越沉，肝脏净化血液的效率就越高。如果此刻不注意好好休息，肝血还在不停地输出能量支持人的思维和行动，气血继续不停地运行于经脉上，不能及时回流，导致代谢失常。肝血不能"推陈出新"，肝的功能就会受到影响。肝脏功能出现问题，工作、生活会受到一定的影响。所以，要想养肝，最好的办法就是保证高质量的睡眠。还有，最好不要在睡前从事脑力活动。大脑思虑过多，肝失疏泄，阳气生发会受到阻碍，不仅会影响睡眠质量，而且白天身体也会特别地疲劳。

《黄帝内经》说："人卧血归于肝。肝受血而能视，足受血而能步，掌受血而能握，指受血而能摄。"意思是说，人躺下休息时，气血储藏于肝脏，气血足了，能滋养眼睛看到东西，滋养足可以行走，滋养手掌就能把握，滋养手指就能抓取。可见，人只要在休息或静止状态中，身体呈自然放松状态，气血就会完成更新再生的过程。所以说，养肝不仅是晚上，白天也可以找时间"卧着"，小睡一会儿。晚上吃饭后稍稍休息一下，都能让肝得到休憩，消除疲劳。按照养生的观点，每晚最好在子时前入睡，这时肝胆都可以得到很好的休养。肝气足，思维就会敏捷，反应也会更加灵敏，工作效率也会大大提高。反之，就会反应迟钝，降低工作效率。肝为"将军之官，谋虑出焉"，思维与肝息息相关。

人卧血归于肝，肝受血而能视

长时间坐在电视、电脑前，眼睛需要大量的肝血来消耗，再加上晚上熬夜，就会影响肝血的及时回流。肝血只有消耗，却得不到补充。

注意眼睛保养，避免用眼过度

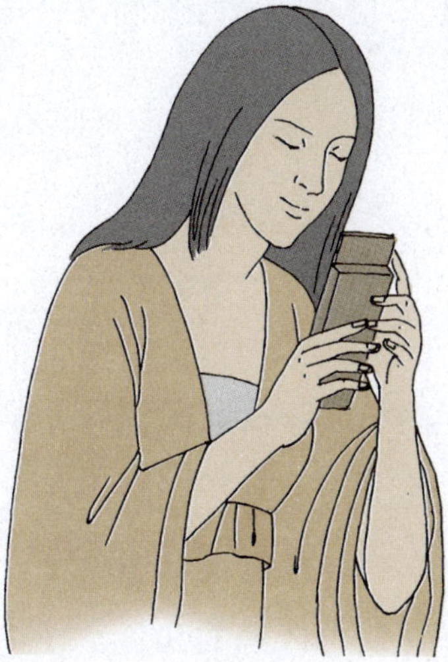

爱玩手机

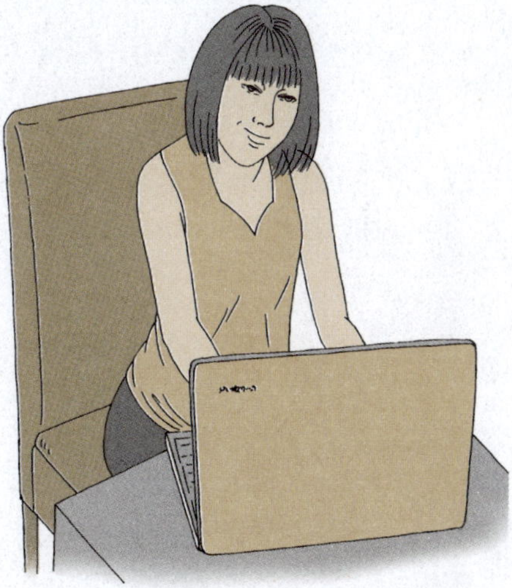

不知疲倦地工作

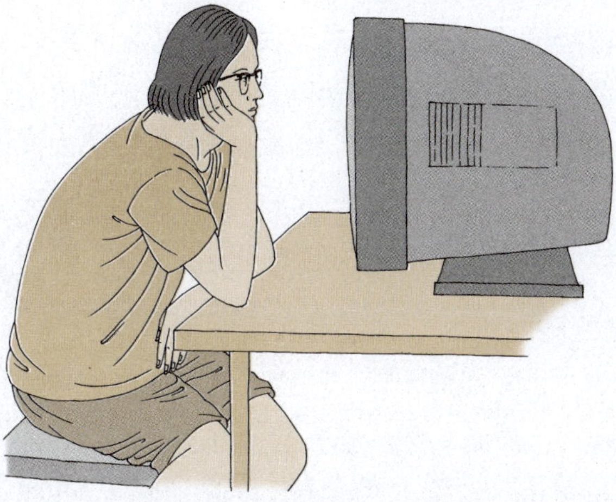

长时间近距离看电视

在饮食上也要注意，多喝些鸡汤。五禽中，鸡应于肝，所以鸡汤滋养肝血、肝阳的效果非常好。

3.养眼就是养肝

长时间用眼，需要消耗大量的肝血，肝血得不到及时补充，就会伤及我们的身体。经常闭闭眼也可以养肝。

电视、电脑、手机使我们的生活更加丰富多彩，可是每天坐在电视、电脑前，不停地搜索着瞬息万变的信息，看的时间长了，就会出现视线模糊、双眼干涩等症状。长此以往，视力就会逐渐地下降。其实，这是眼睛因不堪重负而亮起的红灯。在《黄帝内经》中说“久视伤肝，久坐伤骨”“人卧血归于肝。肝受血而能视”，讲的就是这其中的因果关系。长时间坐在电视、电脑前，眼睛需要大量的肝血来消耗，再加上晚上熬夜，就会影响肝血的及时回流，肝血只有消耗，却得不到补充。眼睛会抗议，在身体上就会有各种各样的症状表现。所以要躺下休息，使血液回流，滋养眼睛。这也正是养眼必先养肝的道理。

《黄帝内经》中有“肝气通于目，肝和则目能辨五色矣”。就是说肝功能在正常情况下，提供的血液和阴津滋养眼睛，眼睛才能清晰地分辨出各种颜色。所以说，眼睛顾盼有神，表明肝血充足；眼睛呆滞无神，说明肝血亏损。人们常说“老花眼”“老花镜”“老眼昏花”等都与“老”有关。因为随着人年龄的增长，肝血自然亏损，眼睛没有充足的肝血来滋养，眼就会花。

肝主目，就是肝开窍于目。“窍”就是通道的意思，说肝的功能就像是一个阀门，眼睛一闭一睁，好像开关的阀门一样。一睁眼，阀门就开了，血就开始运化，心就动，开始思维；一闭眼，阀门就关上了，接收不到信息，自然不能引起机体的变动。为了避免用眼过度，产生疲劳。隔1小时闭目休息一会儿，或往远处看，使眼睛得到适当的休息。

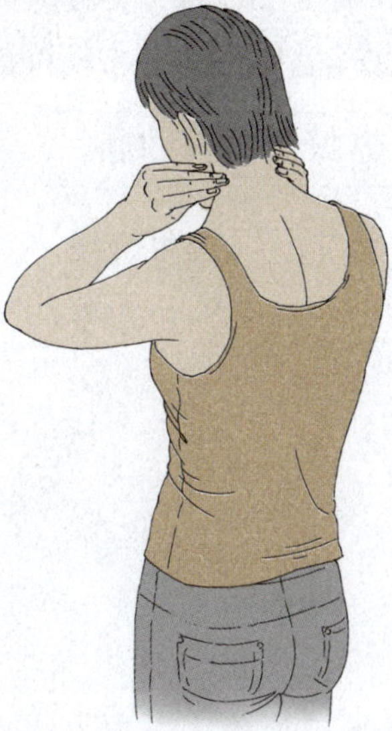

按摩颈部

将手掌放在颈部，上下或左右来回搓动3～5分钟，至有微热感为止，这样可以起到促进颈部血液循环的功效。颈部血液循环正常，上升到头部的气血就会增多，而头部的供血又直接影响到眼睛。所以搓热颈部对改善眼睛及整个大脑的供血都是有好处的。

推搓两胁法

将双手按于腋下肋骨间隙，推搓至胸前，至两手交叉时返回。如此反复推搓30次。两胁指两侧下胸肋及肋缘部，为肝、胆、胰所居之处，经常推搓此处，可起到增强肝功能、养肝护肝的效果。

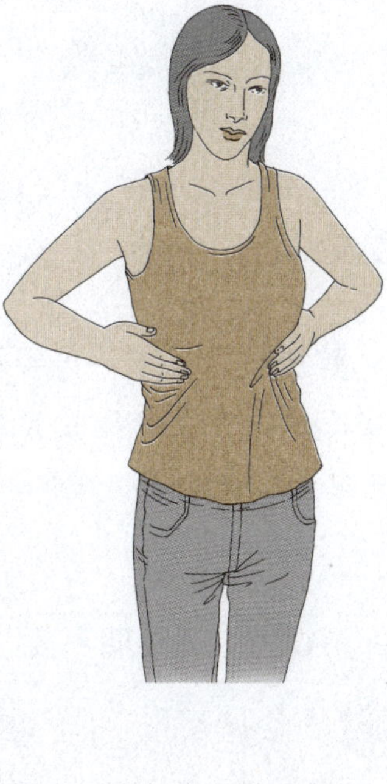

穴位刺激法

用一只足踩另一只足的足大趾和太冲穴、行间穴。同时，还可以用手揪自己的耳垂和耳尖后上方。睡觉前，躺在床上后还可以用一只足的外踝去按摩另一只腿上的足三里、丰隆穴。这些都是不错的护肝方法。

韭菜炒羊肝

介绍一道养肝明目的菜肴：韭菜炒羊肝。中医认为，羊肝性凉，味甘，入肝经，《千金·食治》谓之有“补肝明目”之功效。羊肝与韭菜搭配食用，补肝效果更好。每天吃1次，对养肝明目有很好的效果。做法如下。

眼睛保健法

做好眼睛保健操

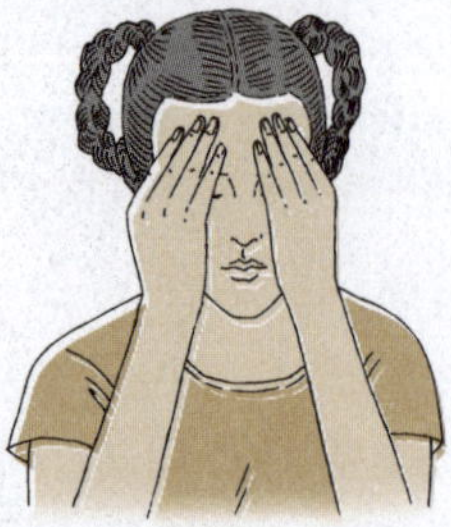

第一节 用左、右手拇指指腹揉按天应穴，其余四指自然地放在额头上，每按揉1次为1拍，节拍8×8。

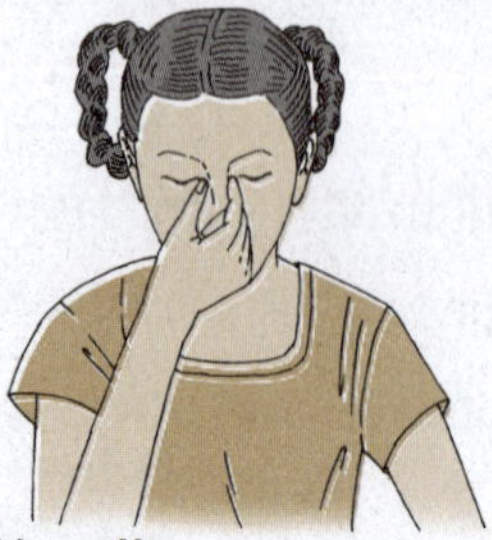

第二节

用右手拇指及食指揉按睛明穴，先向下按，再向上挤，一按一挤为1拍，节拍8×8。

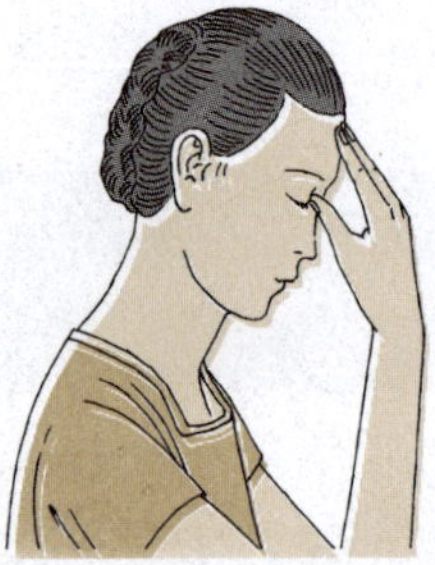

第三节 以双手拇指指腹揉按四白穴，其余四指自然地放在额头上，一按一揉为1拍，节拍8×8。

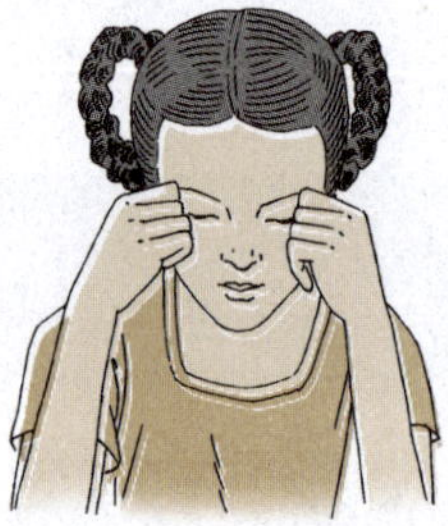

第四节 以双手食指第二关节内侧先从眼下内眼角到外眼角轮刮1圈。每轮刮1圈为4拍，节拍8×8。

保护视力“五要四不要”

五要

1.读书、写字姿势要端正。

2.读书、写字时，眼要距离书本30厘米。

3.写字时，手要距笔尖3厘米。

4.读书45分钟后要休息片刻。

5.每天要做好眼保健操。

四不要

1.不要躺在床上看书。

2.不要歪头、歪着身子看书、写字。

3.不要在强光或弱光下看书，写字。

4.不要在走路或乘车时看书。

备料：韭菜150克，羊肝120克，植物油、姜丝、精盐、黄酒各适量。将韭菜洗净后切成3厘米长的段，羊肝切成薄片。锅内加入植物油，烧至八成热后用姜丝爆锅，然后下羊肝片和黄酒炒匀，最后放入韭菜，炒熟后即可食用。

4.女性健康，以肝为本

女性一生中每个阶段都要耗费大量的气血。所以养肝养血才是女性健康的根本所在。

有的女性看起来面色红润，肌肤饱满丰盈，毛发润滑光泽，精神饱满，感觉灵敏，活动灵活，而有的女性则看起来脸色暗黄，肌肤枯瘦无力，毛发干涩，精神恍惚，活动吃力。为什么会有这么大的差别呢？这就是肝血不足造成的。

肝主藏血，血是人之本。尤其是女人，更是如此。从出生的第一天开始，就与肝结下了不解之缘。从青春期每月一次准时来访的月

女性一生都与肝有关

肝藏血，就像一个气血仓库

青春期 青春期来月经。若肝脏“血库”充盈，月经就会准时到来；“血库”告急，则易导致月经紊乱、白带异常等症。

妊娠期 女性在妊娠期需要肝脏提供血液养胎，肝血不足会影响胎儿的发育。

哺乳期 哺乳期的女性需要消耗大量的气血，需要肝脏供血补充。

女性生长周期

女人一生中的每个重要阶段，都要耗费大量的气血。没有充盈的气血滋养做后盾，每个阶段都不能顺利地进行。肝相当于身体里的“血库”，只有这个“血库”充盈，肝的疏泄功能正常，我们的身体才能取之不尽、用之不竭。因此，才会有“女子以血为主，以肝为养”的养生古训。

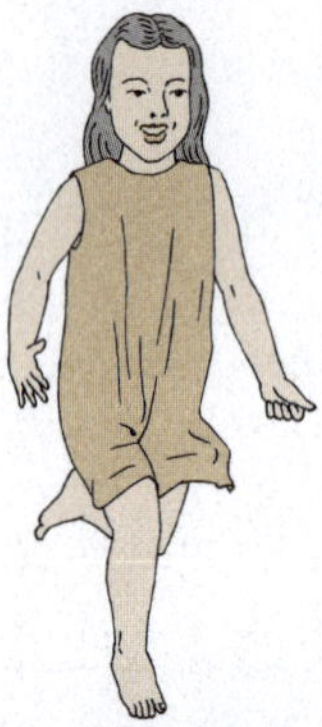

7岁 肾气逐渐旺盛，毛发渐密，更换牙齿。

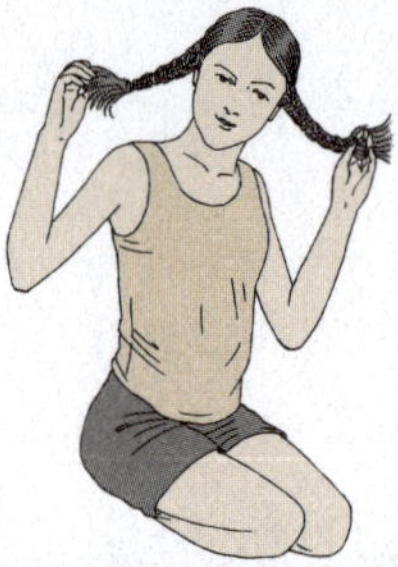

14岁 天癸成熟，月经来潮，具有生育能力。

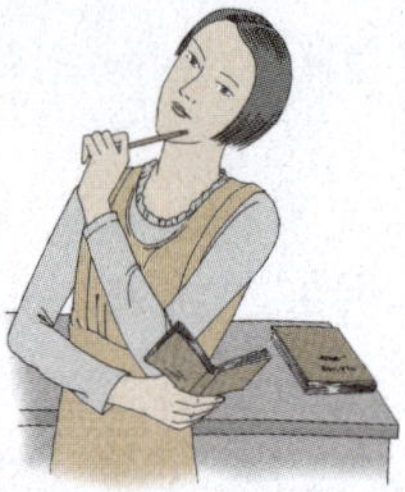

21岁 肾气饱满，长出智齿，状况良好。

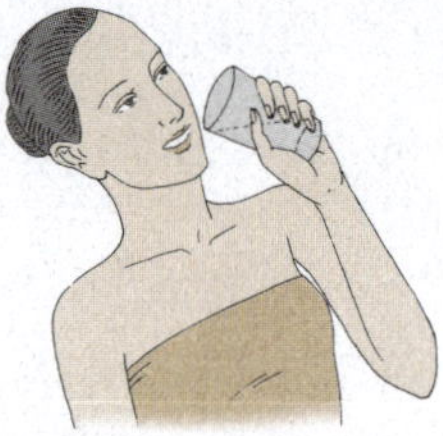

28岁 筋骨结实，肌肉丰盈，达到顶峰。

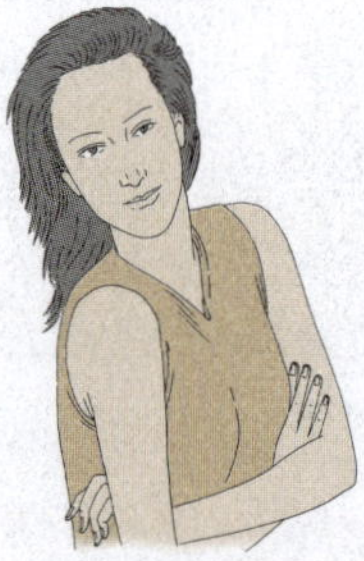

35岁 阳明经衰退，面色枯槁，头发疏落。

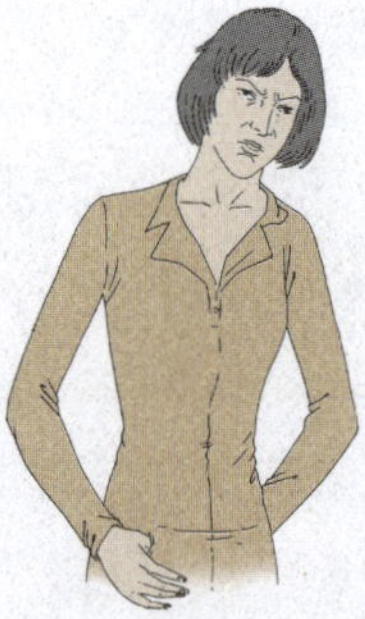

42岁 三阳经衰退，面容枯槁，头发变白。

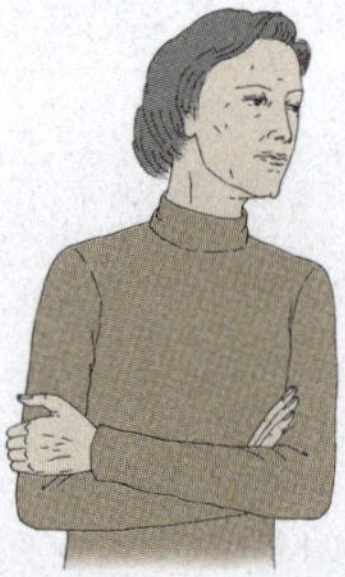

49岁 天癸枯竭，月经停止，丧失生育能力。

经，到孕育期近十月怀胎到分娩、哺乳等，女人一生中的每个重要阶段，都要耗费大量的气血。没有充盈的气血滋养做后盾，每个阶段都不能顺利地进行。肝相当于身体里的“血库”，只有这个“血库”充盈，肝的疏泄功能正常，我们的身体才能取之不尽、用之不竭。因此，才会有“女子以血为主，以肝为养”的养生古训。

跟男人相比，女人的肝脏似乎更容易受伤。每月一次的生理现象，让血液总是处于亏损状态。血虚影响肝的功能，所以在月经前女人情绪极不稳定，火气也大。除此之外，女人的怀孕、分娩、哺乳也都需要耗费大量的气血。“血库”充盈，月经就会准时到来，妊娠、孕育及分娩等也得以顺利进行。如果“血库”告急，或是肝的疏泄功能不正常，就会导致月经紊乱、白带异常等病症，严重时还会导致不孕。所以，女人的一生一定要注重肝脏的保养。

女性要注重肝脏的保养

女人生气会伤到乳腺和子宫。对于女性来说，乳房是肝脉所经之处。如果肝失疏泄，气机不畅，肝气郁结，就会出现胸闷乳胀、乳房疼痛。

肝功能好与坏的对比

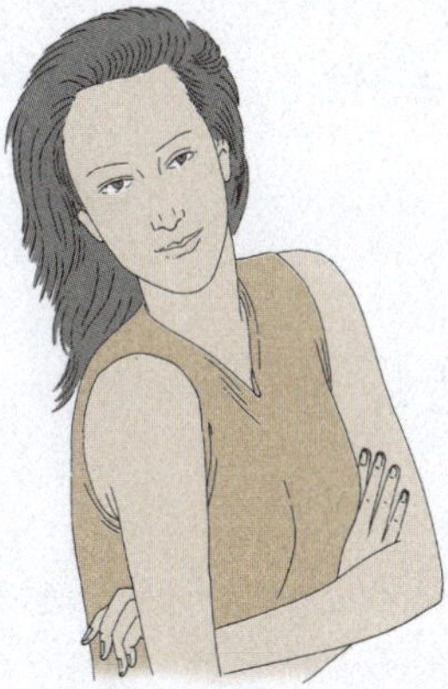

女子肝脏功能好，气色红润，美丽动人。

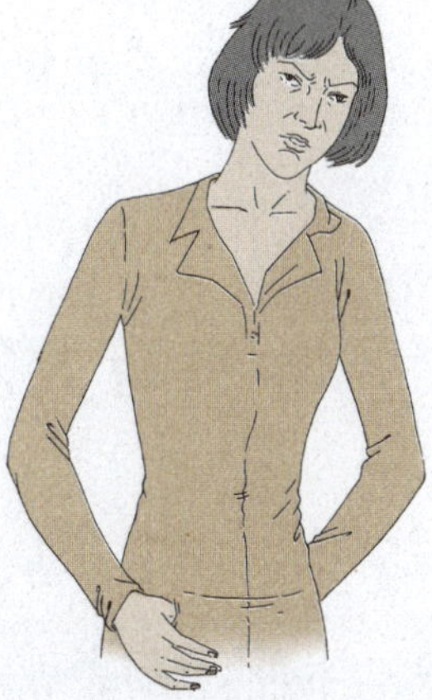

肝功能不佳，气血虚损，易情绪不稳，火气大。

男人和女人不仅仅是生理不同，连生气所伤的地方都不同。大家都知道，怒伤肝，男人生气伤肝，而女人生气却会伤到乳腺和子宫。对于女性来说，乳房是肝脉必经之路，如果肝失疏泄，气机不畅，肝气郁结，就会出现胸闷乳胀、乳房疼痛。子宫有弹性才会变大和缩小，肝主筋，子宫走肝。女人每当生气和发火时，一定要注意身体的变化，特别是乳房。同时，好好调理自己的心情，才能起到治本的作用。所以，女人一生都要养肝阴、滋肝血。

补肝安神的药膳——灵芝鸡汤

这道汤不但可以补肝安神，对因神经衰弱而导致的失眠也是很有好处的，而且味道鲜美。

● 灵芝鸡汤 养生小提示

材料

三黄鸡1只（大约2 000克），灵芝2朵，葱1根，姜1块。

做法

1.将三黄鸡去除内脏后洗净。生姜切片，连同鸡一起放入锅中煮沸后捞出备用。

2.将葱切成细段，然后连同姜丝、灵芝、鸡一起放入汤煲中，加入适量的清水，大火煮沸。10分钟后将表面的浮沫撇去，转成小火再煲上1小时。

3.加入适量的食盐调味，然后以中火煲15分钟即可。

5.有火发出来，也是养生

肝无补法，只有破法。怒则伤肝，郁积严重就会伤身。必须将郁怒破掉。有火就发出来。

人活在世，怎么可能不生气，不磕磕碰碰呢？职场上，为升职生气，为加薪生气；生活中，孩子不听话生气，与人争执生气等都是常有的事。生气时就会感到血气上涌、面红耳赤、吃不下饭，严重者还会出现头晕目眩、胸闷腹痛等症状。这是因为肝气上逆，没处发泄，积聚成怒火，就会“怒发冲冠”“怒气冲天”，伤到了肝。

《黄帝内经》上说，怒伤肝，喜伤心，思伤脾，悲伤肺，恐伤肾。肝主要以疏泄理气为主。人在发怒时肝气上逆，血随气而上溢，伤及肝。所以，平时生气的时候，有火一定要发出来，这也是养生。

《三国演义》里有一幕是“诸葛亮三气周瑜”。诸葛亮破周瑜之谋，重点在于“攻心”，通过以荆州为主三件事，使其气而怒，怒而伤肝，肝血上逆，急火攻心。最后周瑜大喊“既生瑜，何生亮”后，便气得吐血而亡。说到底，周瑜并不是被诸葛亮气死的，是他自己控制不住怒气，因怒伤肝致气血损伤而死的。

《黄帝内经》中也有“大怒则形气绝，而血菀于上，使人薄厥”的说法。就是说，生气所导致的后果无法控制的。肝失疏泄，肝气在体内到处瞎闯。肝气犯脾，脾失运化，会感到腹胀；肝气犯胃，就会出现呃逆、吃不下东西，严重时甚至还会导致吐血。所以，想要保护肝脏，一定要做到少生气。即便生气后，也要把火气发泄出来。把“火”窝在心里，会比发脾气更伤肝。

怒伤肝

养生小提示

男人生气伤肝，女人生气不仅伤肝，而且还伤乳腺和子宫。女性乳房属足厥阴肝经，通过冲、任、督三脉与子宫相联系。如果肝经发生问题，就会在乳房、子宫等部位有所反应。肝郁气滞容易导致乳房胀痛、子宫肌瘤、乳腺增生等疾病。所以女性一定要关注一下自己的乳房和子宫健康，及早地预防和治疗。

肝无补法，只有破法

有火就要发出来

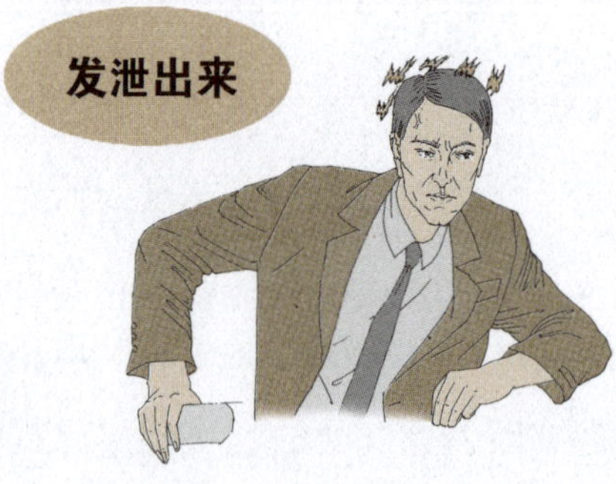

有火就要发出来，有利于身心健康

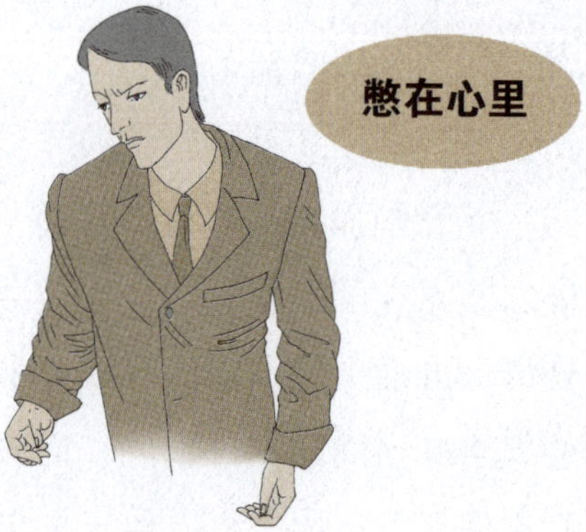

有火就要发出来，有气憋着易伤肝

诸葛亮三气周瑜

《黄帝内经》载："大怒则形气绝，而血菀于上，使人薄厥"。肝失疏泄，肝气在体内到处瞎闯。肝气犯脾，脾失运化，会感到腹胀；肝气犯胃，就会出现呃逆、吃不下东西，严重时甚至还会导致吐血。

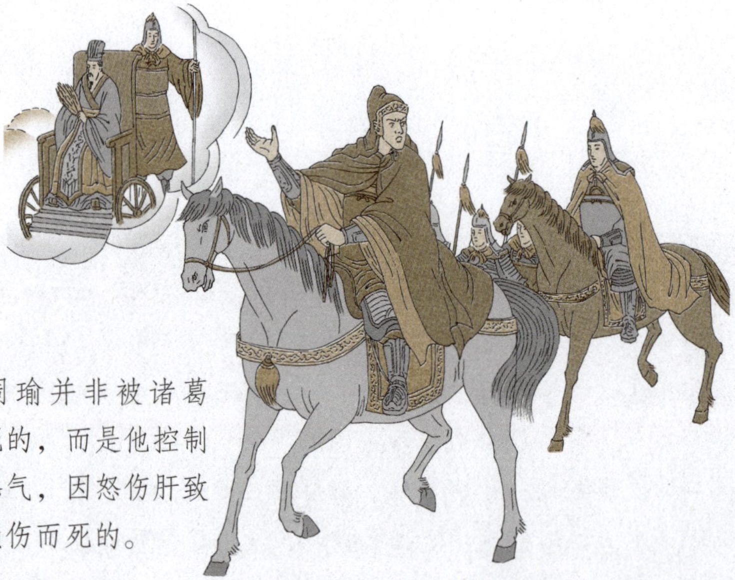

周瑜并非被诸葛亮气死的，而是他控制不住怒气，因怒伤肝致气血损伤而死的。

有些女孩子，性格内向，生气时总憋在心里，一个人生闷气。这样肝气得不到宣泄，通过肝经走两胁，殃及乳房，久之就会导致乳腺增生。肝损伤，是没有办法补救的，没救只能去破。最好的办法就是哭。把所有的郁结之气通过哭宣泄出来。从中医五行看，肝为木，有生发的特征，在志为怒；肺为金，在志为悲。金克木，悲克怒。其实，哭也是在“排毒”，哭完之后，心中的郁闷化解了，对我们的身体就不会造成伤害了。当然，哭得太过也不好，悲过会伤肺。从气机的升降运行来看，肝气宜通达舒畅，柔则血和，郁则气逆。如果这股火憋在体内，反而会很危险。所以，有火该发火时就发，不要和自己的身体过意不去。

6.养肝极品——韭菜

韭菜顺应春天生发之机，吸收天地精华，是养肝的最好食物。但是，也要因人而异。《黄帝内经》中说，养生的最高境界是天人合一。春天万物复苏，自然界的阳气最旺盛，正好可以借天时以养肝。除了睡眠外，还可以借助食物来养肝。在众多的食物当中，哪种养肝最好呢？当数春天的韭菜。

李时珍在《本草纲目》中说：“韭叶热，韭根温，功用相同，生则辛而散血，熟则甘而补中，乃肝之菜也。”春天，韭菜顺应春天生发之机，吸收天地精华，养肝阳的效果是最好的。其性温，可起到壮阳补虚、增强肝和脾胃功能的作用。春季寒气还没完全散去，需要护养阳气。韭菜性温，可以养护人体的阳气，增强人体抵抗力。韭菜性温，一年四季都可食用，但以初春时节品质最佳，夏季的差一些。《本草纲目》中说：“韭菜春食则香，夏食则臭，多食则神昏目暗，酒后尤忌。”可见，吃韭菜也是要讲究季节和量的。如果过量食用的话，可能会导致鼻出血，甚至痔疮出血等病症。

另外，韭菜所含的挥发油及硫化物具有降低血脂、防止动脉硬化的作用。每100克韭菜含15克纤维素，比同量的大葱和芹菜所含的纤维素都高，可促进肠道蠕动，有效预防习惯性便秘和大肠癌的发生，故有“洗肠草”之称。所以，患有胃溃疡和十二指肠溃疡的人可以常吃，但注意一次也不可以过多食用。便秘者可取新鲜韭菜200 ~ 300克，洗净切成小段备用。锅热加食用油35毫升，鸡蛋12枚，或猪瘦肉适量，最后放韭菜轻炒。炒韭菜的窍门是先放韭菜根部，翻炒几下后再放韭菜叶，韭菜变色即可起锅，切忌长时间翻炒。每天一次当菜吃，一般1周左右便秘好转或痊愈。以后可每周间断做此菜，可保持大便畅通。

百科名片

韭菜，属百合科多年生草本植物，以种子和叶等入药，具健胃、提神、止汗固涩、补肾助阳、固精等功效。

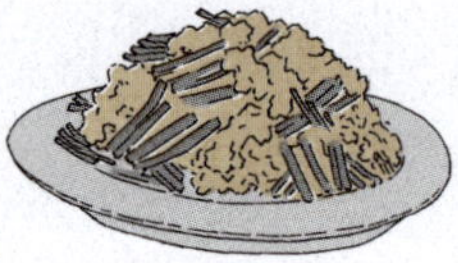

韭菜炒鸡蛋　有助于疏调肝气，补肾温阳。

做法　首先将韭菜漂洗干净后切成1厘米左右的段；将鸡蛋磕进碗里，加一点儿盐后搅拌。将油锅加热，先把鸡蛋炒熟，用铲子打散后盛起待用。重新热油锅，放进韭菜段，中火炒1分钟放盐，再加入鸡蛋翻炒均匀即可。

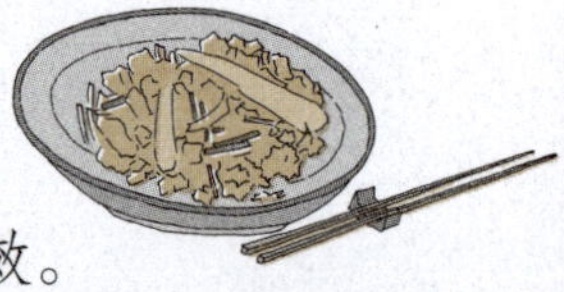

韭菜炒鸡肉　具有补肝、利肾和健脾的功效。

做法　将鸡肉洗净沥干，切成5厘米长细丝。用生粉，酱油，白胡椒粉，和1汤匙冷水混匀上浆。腌10分钟。然后将韭菜洗净沥干切成5厘米长的段。在炒锅内放油热至180℃。倒入鸡肉，稍煎让浆与肉丝粘牢。快炒约3分钟至肉丝变浅色铲出备用。再把油稍加热，放姜丝，炒几下。加辣椒酱，炒香。加盐和韭菜，炒2分钟。把肉丝倒回一起炒1分钟即可铲到盘子里。

韭菜的做法很多，比如韭菜炒鸡蛋、韭菜炒虾米等，结合各人的口味来烹饪。此外，韭菜还被称为“起阳草”，对性功能有一定的调节作用。

韭菜虽好，但也要因人而异。有口臭、口舌生疮、咽干喉痛等热性病证，及手足心发热、盗汗等阴虚火旺症状的人，最好不要吃韭菜。还有，孕妇最好不食或少食韭菜，以防助热引起胎动不安。

韭菜不仅好吃，还是治病的良药

急性肠胃炎

韭菜连根1把，洗净捣烂取汁，温开水冲服。

流鼻血

韭菜捣烂成汁，春夏冷服，秋冬温服。

跌打骨折

韭菜15克，葱白、生姜各9克，白胡椒10粒，红糖30克，黄栀子5枚，面粉62克。一起捣烂成饼状，敷伤口处包扎。

支气管炎

韭菜根2把，大枣252克。水煎10分钟后去韭菜根，食枣饮汤。

扭伤腰痛

生韭菜或韭菜根，切细，用黄酒90毫升，一起煮沸后趁热服。每日1剂。

7.肝经锻炼有法

要想使肝强健，除了用经络去调理外，注意肝脏的日常保养也很重要。

足厥阴肝经，起于足大趾二节间丛毛的边缘，沿足背上缘行至内踝前1寸，再至踝上8寸，交出于足太阴脾经的后面，上行过膝内侧，沿大腿内侧入阴毛中，左右交叉，环绕阴器，向上抵小腹，挟行于胃的两旁，联属肝脏，络于与本经相表里的胆腑，向上穿过膈膜，散布于胁肋，再沿喉咙后面绕到面部至喉咙的上窍，连目系，出额部，与督脉相会于头顶的百会。它的一条支脉从目系分出向下行至颊部的里面，再环绕口唇的内侧。又一支脉，从肝别出穿膈膜，注于肺中，与手太阴经相接。

肝胆区好找，但是肝经一般不好找。有一个很好的办法，就是做劈叉动作，用手指去摸大腿根部，有一根硬筋，顺着这条筋往下走就是肝经。平时，我们可以多揉揉肝胆区或是肝经上的穴位。

特别是女性，平时情绪波动较大，学会疏肝理气的按摩手法，可以起到调控情绪、保持愉悦心情的作用。疏肝理气按摩的重点在右季肋部肝胆区。右季肋部为肝脏的位置，肝的下面便是胆囊。按摩可以直接对肝脏和胆囊形成刺激，从而起到疏肝理气、调畅气机的效果。按摩时，可以采取捏拿法，注意用指腹用力，一边捏一边移动。对于经常郁闷的人来说，有很好的疏肝解郁效果。

调五脏六腑：揉章门穴

章门穴是肝经一个非常重要的穴位。章门，章同“障”，有屏障的意思；门即门户。章门就是内脏之门户，体内五脏之气会聚于此，其重要性可想而知。章门位于腹部的两侧，与肚脐相平。只要将双臂紧贴两侧裤缝自然下垂，然后抬手屈肘，肘尖下即是章门穴。

两手做叉腰式，拇指向内扣，指尖按揉穴位。因处于内脏要害部位，动作不要太重，每天1次，每次轻揉3分钟即可。还要注意，饥饿

足厥阴肝经

足厥阴肝经是调节肝脏功能的主要经络，在日常生活中对它加以调养和锻炼，可以调理情绪，还能活血生精。

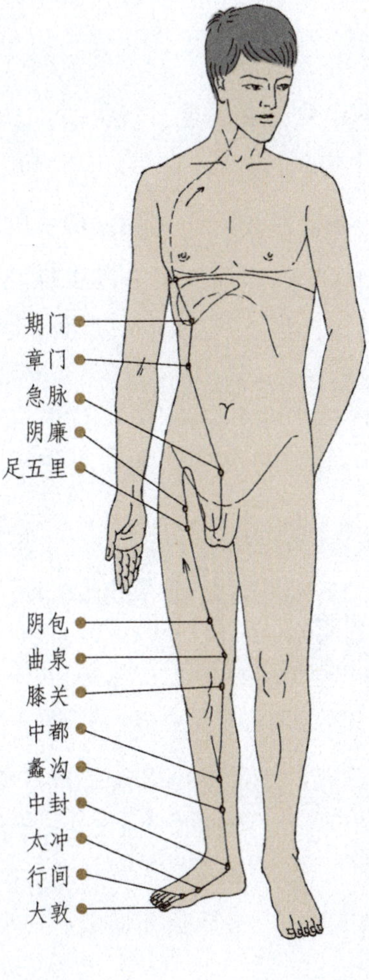

的时候、疲劳的时候和饭后1小时内不要揉，以免伤及内脏。经常揉章门穴，可把肝脏调节顺畅，相应地五脏的功能也就增强了。

排毒：揉太冲穴

太冲穴位于足大趾和第二趾的趾缝往足背上4厘米的地方，堪称是人体第一大要穴。当体内的浊气、浊物需要排出时，要多揉此穴。因为肝的原穴是太冲穴，揉此穴可提高肝的排毒功能。

有人经常头晕，有气无力，心有余而力不足，其实就是肝的功能弱了，肝为心脏补充的气血不足了。《黄帝内经》上讲，木生火，肝属木，心属火，木不足火也就不旺了。所以，要常揉太冲穴。

怎么揉最好？每天晚上先泡脚，因为通过热水泡脚已经激活了足部的气血，这时候刺激效果更好。之后用两手的拇指（或者食指、中指）从太冲穴往前一次一次缓慢而有力地推揉到行间穴。行间穴是肝经上的第二大穴位。这样推揉可以同时刺激两大穴位。还可以两手同时按摩两脚，每只脚推揉5分钟。

锻炼肝经有妙招

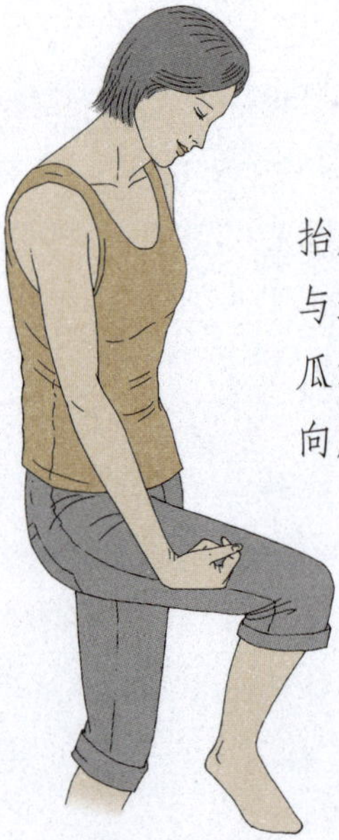

抬起一只脚，踩在稳定的地方，大腿与地面平行，手捏拳，关节处（用丝瓜澡巾、刮痧板也行），从大腿根部向膝盖方向敲打。

户外适当的锻炼

常在户外适当的锻炼是保肝护肝的最佳方法。锻炼可以促进气体交换和血液循环，加快新陈代谢，有利于肝气疏通。

保持好的心态

努力做到心平气和，心胸舒畅，乐观开朗，保持好的心态。任何愤怒、抑郁积滞不疏，久之即易患肝病。

不能过度饮酒

肝脏对乙醇的代谢能力是有限的。正常人每天每千克体重可代谢1毫升乙醇。也就是说，一位60千克重的成年人每天可代谢乙醇60毫升，相当于60度的白酒100毫升，超过了就会对肝脏产生危害。

饮食要有规律

肝是人体内最大的腺体，在人的代谢、胆汁生成、解毒、凝血、免疫、热量产生及水与电解质的调节中均起着非常重要的作用，是人体内一个巨大的“化工厂”。所以，暴饮暴食或经常挨饿，都会引起肝脏功能障碍，或引起胆汁分泌异常。一日三餐要平衡适量。

饮足量的水

喝水应与吃饭一样，定时定量。每天定量地补水可增加血液循环，增进肝细胞活力，有利于养肝和废物的排除。

避免与有毒药物接触

在日常生活中，应尽量避免毒物与身体的接触，慎用或不用损害肝脏的药物。如铅、汞、砷、苯、黄曲霉毒素及某些药物（如镇静药等），都可造成肝细胞不同程度地坏死。

要长寿，就护肝

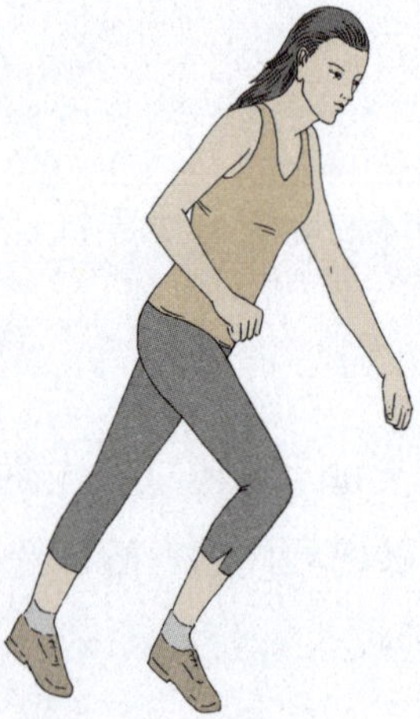

适当的户外锻炼

锻炼可促进气体交换和血液循环，有利于肝气疏通。

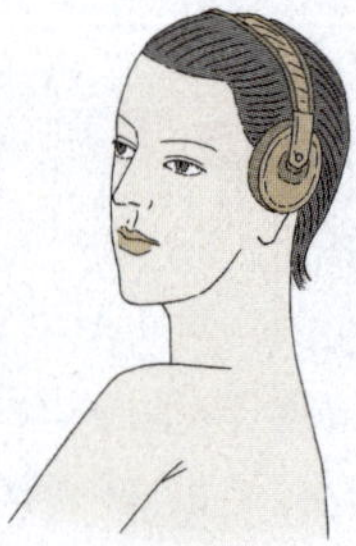

保持好的心态

乐观开朗，保持好的心态。任何愤怒、抑郁积滞不疏，久之即易患肝病。

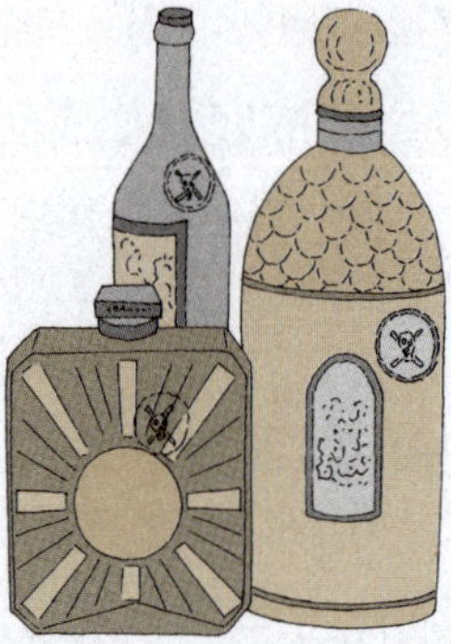

不能过度饮酒

肝脏对乙醇的代谢能力是有限的，过度饮酒就会对肝脏产生危害。

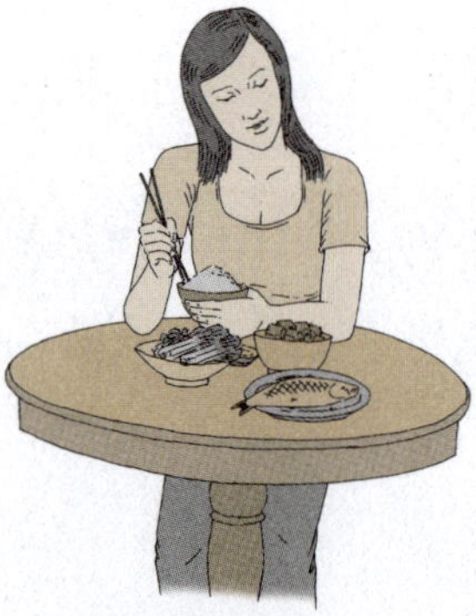

饮食要有规律

肝脏是最大的消化器官，暴饮暴食或经常挨饿，都会引起肝脏功能障碍。

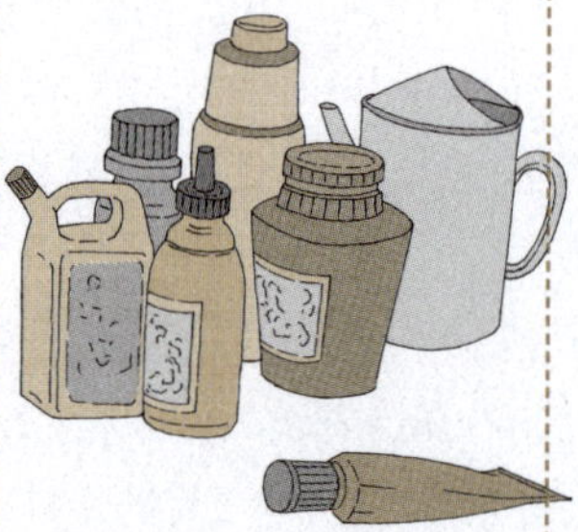

避免与有毒药物接触

如铅、汞、砷及药物（如镇静剂等），都可造成肝细胞不同程度地坏死。

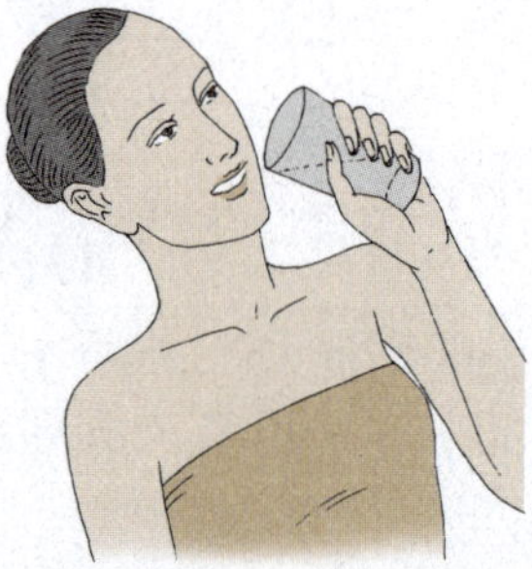

饮足量的水

每天定量地补水可增强血液循环，有利于养肝和废物的排除。

第三章

寅时

《黄帝内经》载：“肺者，相傅之官，治节出焉。”“相傅之官”在古代就相当于宰相，协助心脏这个“君主”调养我们身体。寅时，气血运行到肺，肺经活动旺盛，将肝脏储藏的新鲜血液输送到百脉，为迎接新一天的到来做准备。肺就担负起“均衡天下”的责任，对全身的气血进行重新分配。

寅时

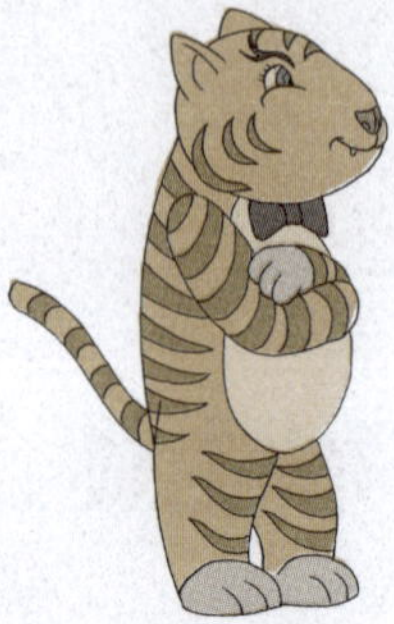

3:00 ~ 5:00

寅时又称平旦、黎明、日旦。黑夜与白天交替之际，也是由静转动之时。人体内的气血也是如此。这个过程需要通过深度睡眠来完成。

1.日夜交替，肺经当令，均衡分配

寅时是阳气的开端，肺经接替肝经工作，人由静转动，需要新鲜的气血，肺担当起重任，均衡全身的气血。

人们常说："识字不识字，先识半个字；没有另一半，看其形中意。"这就是中国文字的奥妙之处。"寅"其形如一头迎面而来的猛虎形貌，威风凛凛，虎视眈眈。在《说文解字》中，"寅"字解释为春之将至，阳气上升，虽上有冻土，一定能破土而出。在十二生肖中，"寅"字配虎，显示虎的阳刚之气威不可挫。从天来说，一天的开始在寅时。从中医经络上讲，此时肺经当令，也正是人从静变为动的开始。所以说人体的气机也就是从肺经开始。

寅时是凌晨的3点至5点，日夜在进行交替，天地之气也进行阴转阳。此时全身气血都流注肺经，肺经当令。《黄帝内经》载："肺者，相傅之官，治节出焉。""相傅之官"在古代就相当于宰相。

夜交替，肺经当令，均衡分配

日夜在进行交替，天地之间阴阳之气也在互相转换。此时肺经当令，全身气血都流注肺经，人由静开始转动，需要新鲜的气血，肺担当起重任，均衡全身的气血。

春之将至，阳气上升

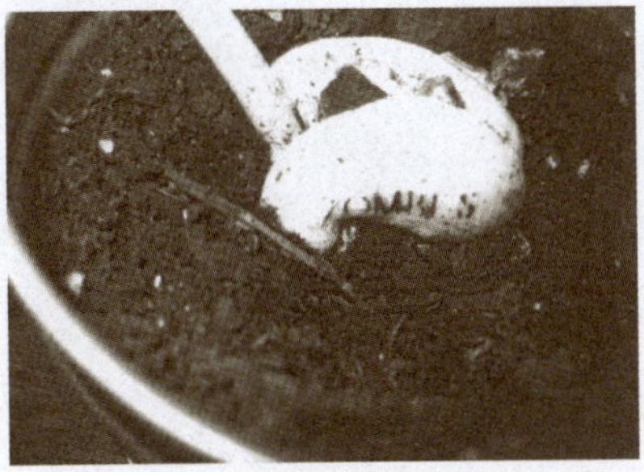

在《说文解字》中，“寅”字解释为春之将至，阳气上升，虽上有冻土，一定能破土而出。

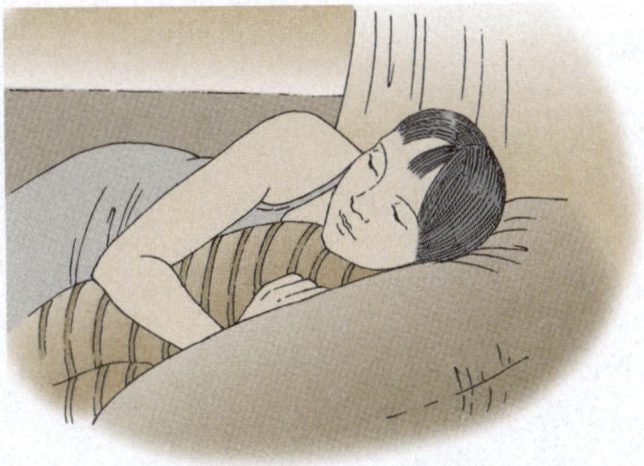

对人体而言，这种现象是十分危险的。所以，为了肺能正常工作，寅时各器官最好都进入“休眠”状态。

百科名片

肺经为相傅之官，协助心脏调养身体

在《说文解字》中“寅”字解释为春之将至，阳气上升，虽上有冻土，一定能破土而出。显示虎的阳刚之气威不可挫。从中医经络上讲，此时肺经当令，也正是人从静变为动的开始，所以说人体的气机也就是从肺经开始。

“治节出焉”就是帮助治理朝政，有“节制”“调理”的意思。肺就相当于五脏中的“相傅之官”，协助心脏这个“君主”调养我们身体。可见，肺在五脏中的地位是十分重要的。

肺为“相傅之官，能朝百脉”。寅时，气血运行到肺，肺经活动旺盛，将肝脏储藏的新鲜血液输送到百脉，为迎接新一天的到来做准备。肺就担负起“均衡天下”的责任，对全身的气血进行重新分配。当肺正在“全神贯注”分配时，最怕有“事”打扰。因为，干扰会影响到全身气血的分配。就是说，在此刻某个器官特别活跃的话，肺就不得不多分配给它一些气血，这样就会导致气血分布不均。对人体而言，这种现象是十分危险的。所以，为了肺能正常工作，寅时各器官都最好进入“休眠”状态。

作为“相傅之官”能“均衡天下”的肺来说，其作用就是宣发和肃降。宣发是指在肺气的推动下，使气血津液输布于全身，内养脏腑外润皮毛。肺的宣发功能正常，则百脉通顺。肃降是指肺气宜清宜降，使气血和津液下行，以保证水液的运行，并下达于膀胱而使小便通利。通过肺的“宣发”和“肃降”，人体气血得到了重新分配，人体各器官的功能才能正常。一旦宣发和肃降出现问题，将会产生身体的不适。

肺的分工

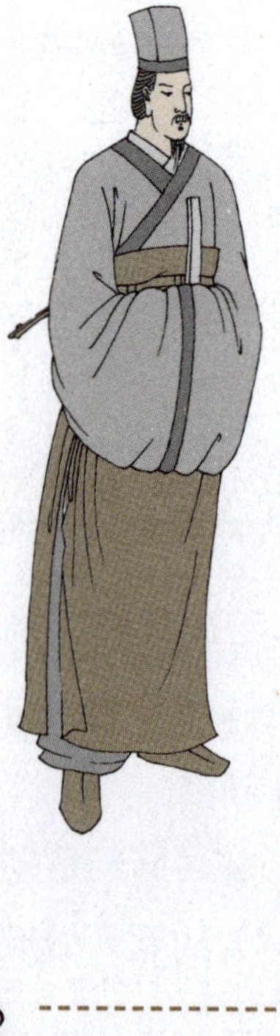

● 相傅之官，治节出焉

“相傅之官”在古代就相当于宰相，它协助心脏这个“君主”调养我们的身体。

● 相傅之官，能朝百脉

寅时，气血运行到肺，肺经活动旺盛，将肝脏储藏的新鲜血液输送到百脉，为迎接新一天的到来做准备。肺就担负起“均衡天下”的责任，对全身的气血进行重新分配。

● 宣发和肃降

宣发是指在肺气的推动下，使气血津液输布于全身，内养脏腑外润皮毛。肺的宣发功能正常，则百脉通顺。

肃降是指肺气宜清宜降，使气血和津液下行，以保证水液的运行，并下达于膀胱而使小便通利。

相傅之官，治节出焉

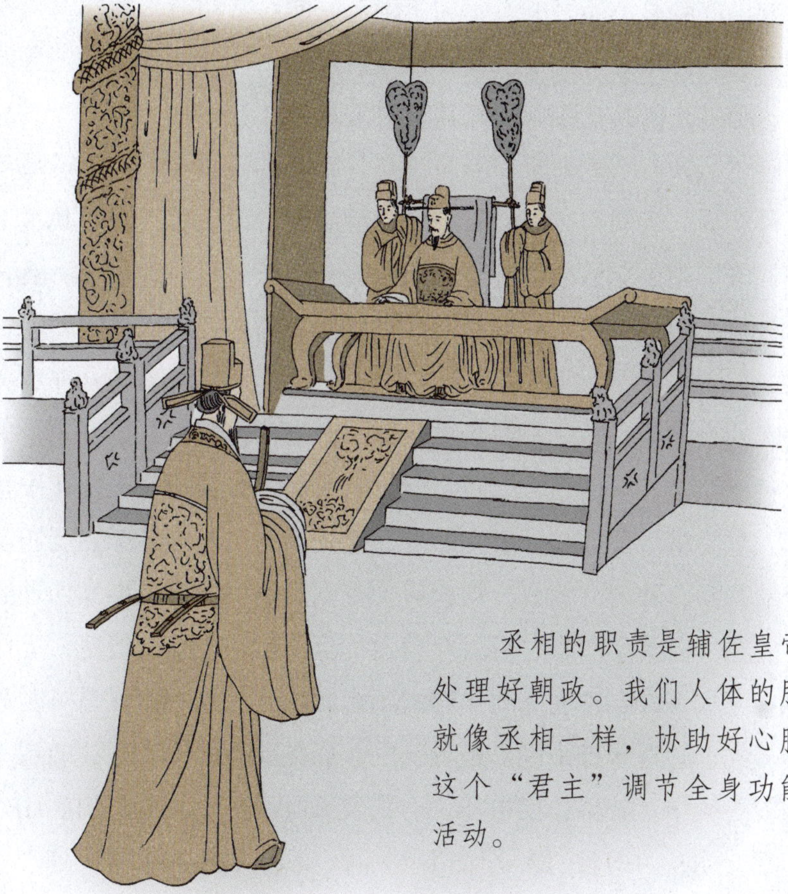

丞相的职责是辅佐皇帝处理好朝政。我们人体的肺就像丞相一样，协助好心脏这个“君主”调节全身功能活动。

2.阴转阳时，气血虚弱，深度睡眠，重新分配

当肺调配全身气血时，一定要让身体进入一个熟睡状态。只有身体进入休眠时，肺才能均衡地分配气血。

凌晨3~5点钟，肺经当令，全身的气血都流注于肺经，肺经开始运行。将储藏在肝脏里的新鲜血液，均衡地分配到全身各个部位。只有全身的各个器官都进入“休眠”状态，肺才能合理地分配气血。所以，要使肺能合理地分配气血，人不仅要睡，而且要熟睡。只有进入深度的睡眠状态，人体的各个器官才会休息。

如果此刻不睡，就会严重地干扰到肺对全身气血的输布。人体处于深度睡眠状态时，身体各个器官相对是平衡的，分配气血也是均衡的。如果此刻某个器官醒着，为了维持它的正常功能，肺就不得不多分配给它一些气血，这样就会导致气血分布不均，严重损伤到身体。所以，肺最怕的是熬夜到天亮和寅时醒来的人。

既然如此，那如何来判断自己是深睡眠和浅睡眠呢？深睡眠首先是入睡较快，夜间很少会醒来，就算醒后也可以很快入睡；其次是做梦少，醒后很少会清晰地记得梦的内容；第三就是白天头脑清醒，工作起来效率很高。反之，就是浅睡眠状态。那如何进入深睡眠呢？每晚22:00～22:30上床睡觉。按照人体的规律，人在入睡40分钟后会进入睡眠的最佳状态。过了23点再入睡，由于体内阳气开始生发，大脑就会过于兴奋，从而很难入睡。就算睡着了，也会一直维持在浅睡眠状态，容易被惊醒或是一直在做梦。这是因为体内的各个器官还没有完全地休息，肺的“治节”功能就会受到影响，气血得不到合理的分配，人在次日清晨醒来之后就会感觉浑身倦怠、头脑不清楚，工作效率也会大大下降。现在有些年轻人不是熬夜到天亮的，就是寅时醒来睡不着的，这对于肺来说是最糟糕的。如果此时再伴有盗汗的现象，问题就更大了。如果长期盗汗，会伤及五脏六腑。无论是阴虚还是阳虚，都会伤身。阳虚的人平时倦怠无神，喜欢喝热的东西，越来越消瘦；阴虚的人喜欢吃凉的东西，人却很精神。所以说，为了自己的健康，一定要提高睡眠的质量。

3.睡眠中断，练气补血为主

如果出现睡眠中断，则多为气血不足，如此，肺就起不到宣发和肃降的功能。而练气是最好的补血方法。

有些人晚上睡到半夜时就会醒来，再也睡不着了，特别是睡到

相傅之官，能朝百脉

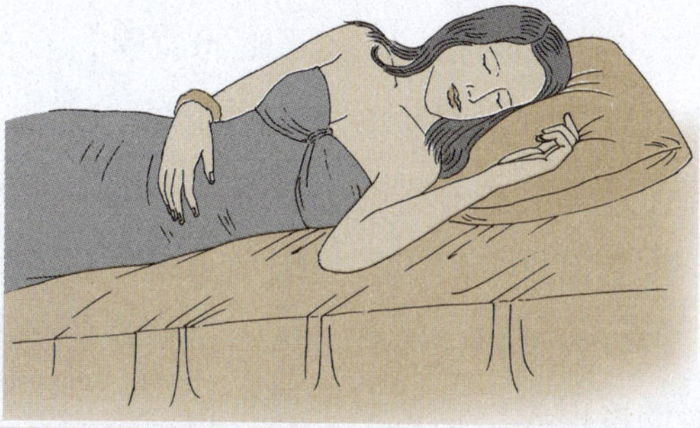

为了肺能正常工作，寅时各器官都最好进入“休眠”状态。

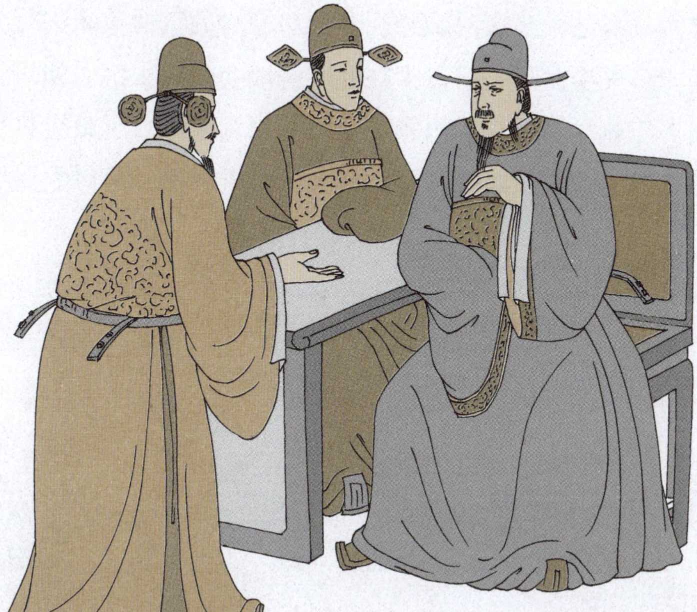

我们的肺在专心“理政”的时候，最怕有人来“打扰”而分心。

寅时，气血运行到肺，肺经活动旺盛，将肝脏储藏的新鲜血液输送到百脉，起到“均衡天下”的责任，对全身的气血进行重新分配。

3点或4点的时候。此时是寅时，肺经当令，人体应该进入熟睡的状态。如果此刻醒来，则表明肺气不足、气血虚。“气为血之帅”，气行血亦行，气虚血亦虚，气滞血亦滞。肺气不足，血也就失去了前进的动力，很难到达全身各处。气血养神，缺乏气血的滋养，心神就会不安，造成失眠或过早醒来。还有，就是本身气和血都比较虚，比如老人、体质虚弱的人，肺在进行气血分配时，就会力不从心。气血不够用，心神得不到滋养，也会出现失眠。老人因为本来就没有多少气血来分配，自然会早醒，睡不着就出门锻炼身体。可是此时人由静转动时，各部位对气血的需求量增大，加重了心脏负担，易引发心脏病，严重的会导致死亡。

肺主一身之气，寅时肺经当令，对全身的气血重新进行分配，其特点是“多气少血”，所以人在此时一般会睡得很沉。如果在此刻总会醒来，那就是身体在发出预警信号。因为睡不着，就会打扰肺的宣发和肃降的功能。此时若能酣然大睡，对人体则是最好的保护。

肺气不足引发失眠

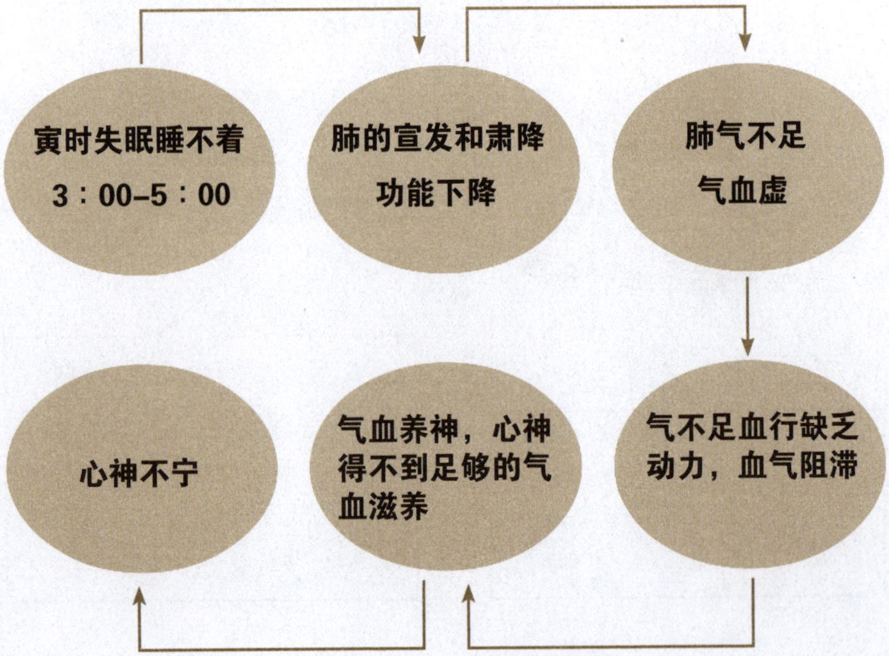

浅睡眠的症状

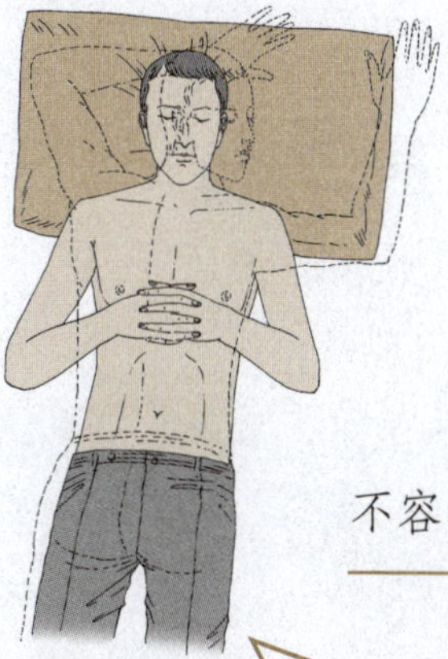

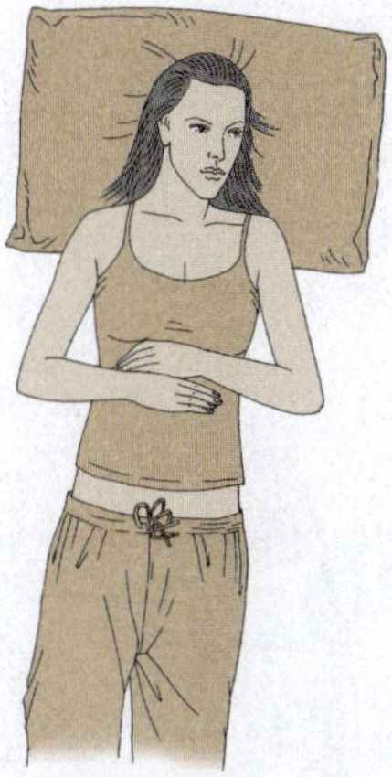

彻夜难眠

翻来覆去，长时间睡不着。

半夜醒来

半夜容易醒来，醒后不容易再次进入睡眠状态。

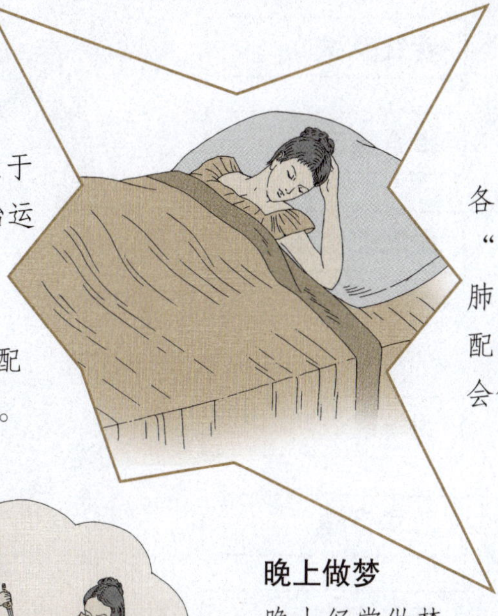

凌晨3～5点，肺经当令，全身气血都流注于肺经，肺经开始运行。将储藏在肝脏里的新鲜血液，均衡地分配到全身各个部位。

只有全身的各个器官都进入“休眠”状态，肺才能合理地分配气血。器官才会休息。

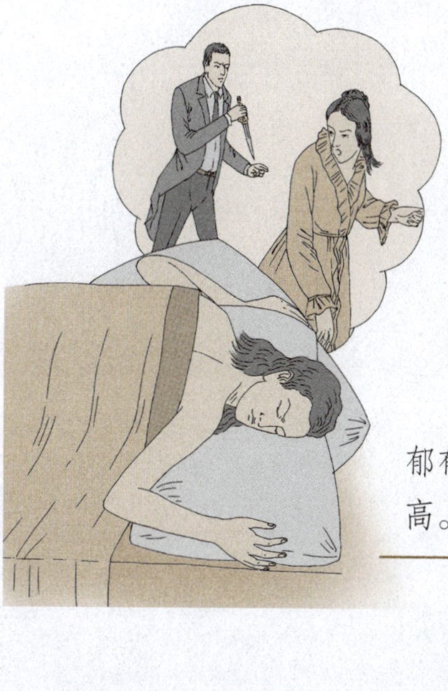

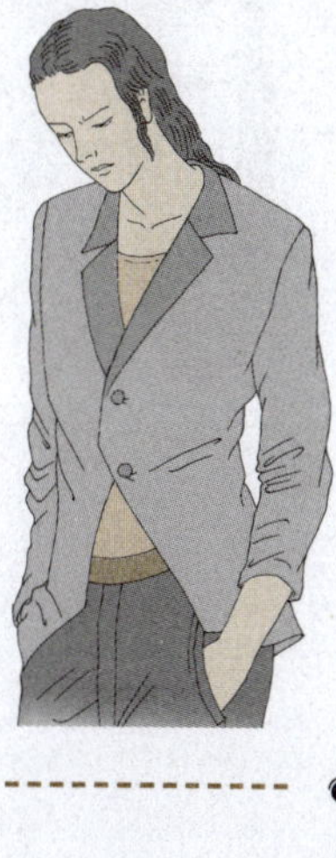

晚上做梦

晚上经常做梦，醒来后能够记得梦里的内容。

精神不济

白天无精打采，郁郁寡欢，做事效率不高。

肺阴虚、肺阳虚的区别

肺阴虚

- 干咳无痰
- 痰少而黏
- 身体消瘦
- 心情烦躁
- 舌红少津
- 声音嘶哑
- 爱吃凉的东西

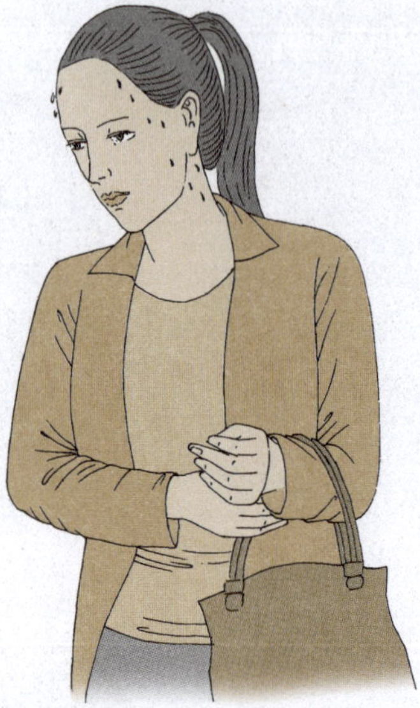

肺阳虚

- 畏寒、肢冷
- 脉象沉缓
- 舌苔发白
- 气血不足
- 倦怠无神
- 说话无力
- 爱吃热的东西

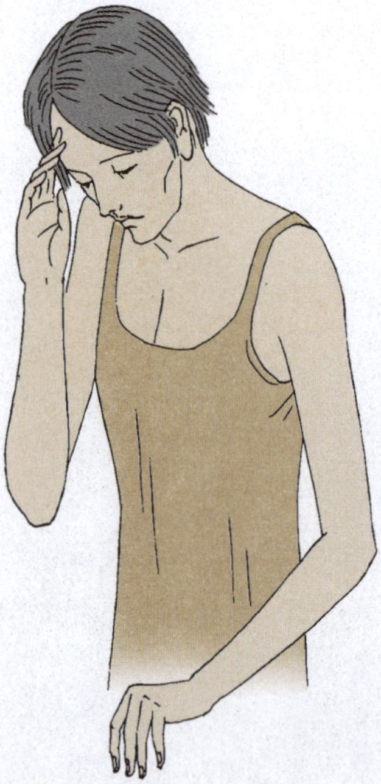

有些人，晚上睡不着就爱着急，可越急越睡不着。此时睡不着也没关系，我们可以在这个时间段来练练气。睡不着时，起身披衣面南盘腿而坐，然后双手握拳置于弯屈的膝盖上，双目微闭。用舌头在口腔中上下搅动，并舔揉牙齿牙床内外，以刺激唾液的产生。当唾液盈口，徐徐咽下。古人把唾液称为“金浆”“玉液”“人参果”。在中医里，唾液又称为“津”，又有“津血同源”的说法。津液和血都是饮食的精气所化，彼此可以相互滋生、相互影响。气血亏，津液就会不足；津液损耗过多，气血也会出现亏损。气血足了，阴阳平衡了，不仅睡眠好，疾病也会无影无踪了。对于气血虚弱的老年人来讲，经常按此方法进行练习，会收到很好的养生效果。既可化生气血，又可益肺护肾，可谓一举多得。所以，在寅时醒来睡不着练练气，促进睡眠又养生体，常失眠的人不妨试试。

寅时失眠练练气

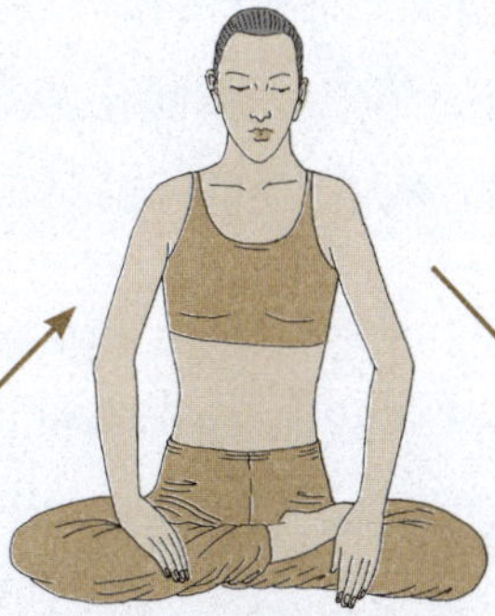

双手握拳，放在双膝上，双目微闭。

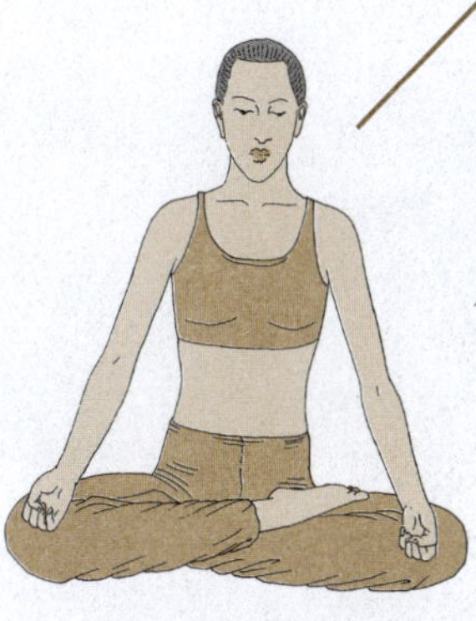

面向南，盘腿而坐

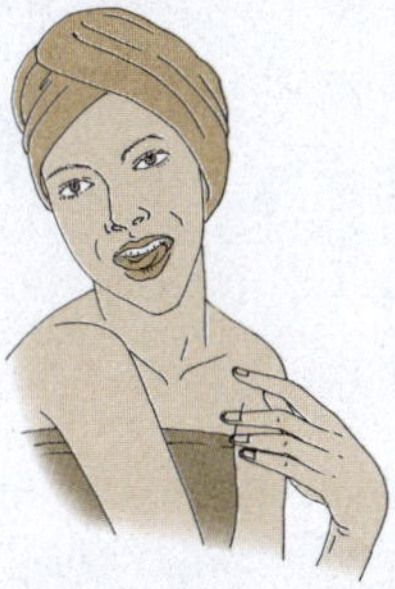

舌头在口腔中上下搅动，并舔揉牙齿牙床内外，以刺激唾液的产生。

4.心脏功能不好的人，赖床即是养生

锻炼要有时有节，不能随心而动。特别是心脏功能不好者，早起锻炼有百害而无一利。但是，可以在躺在床上锻炼，这样也能达到养生的目的。

有句成语叫“闻鸡起舞”。就是鸡叫第一遍时就要起来锻炼。但不适合所有人。一定要掌握好这个度。如果你四五点就起来，就会影响到肺脏功能的正常发挥，对身体反而无益。肺经的“肃降”功能，气血津液的下行就不能顺利进行。只有熟睡时，才能使肺的肃降功能正常发挥。清晨正好是人体阳气生发的时候，静静地休息可以避免人体生发阳气受到干扰。如果过早起床锻炼，反而会使阳气过早消耗，对人体健康极为不利。况且寅时太阳还没有升起，温度很低，寒气袭人，为了抵御寒气，就会大量地消耗我们体内刚刚生发起来的阳气。太阳没有升起来，地面的瘴气、浊气往上走。锻炼时加速了肺的呼吸，若是吸进了这些污浊之气，对身体同样也是不利的。

闻鸡起舞

古代，练舞者听到鸡叫第一遍就起来练舞，形容人能吃苦，勤奋。但是从中医上讲，鸡鸣时就起床运动，阳气过早地消耗掉了，会影响肺脏功能的发挥。

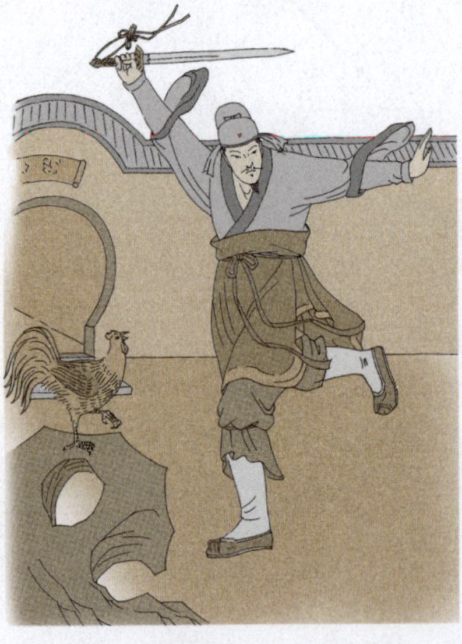

有些老年人或者是体质虚弱的人，因为体内的气血不足，不能安心养神，早上4点、5点就醒了，想再入睡则很难了，就起床运动。气血本来就不足，还要硬生生地调上一些来供养各个器官，心脏的负担大大加重。心脏不好的人，很可能会因此而导致猝死。那么什么时候起床好呢？一般认为7点后起床比较合适。如果醒得较早，可以闭着眼睛躺在床上。清晨阳气刚刚升起，静卧可以养阳，使神志安定。阳气足，人体就可以免受疾病的侵袭。除了静卧，我们还可以在床上做些小运动。

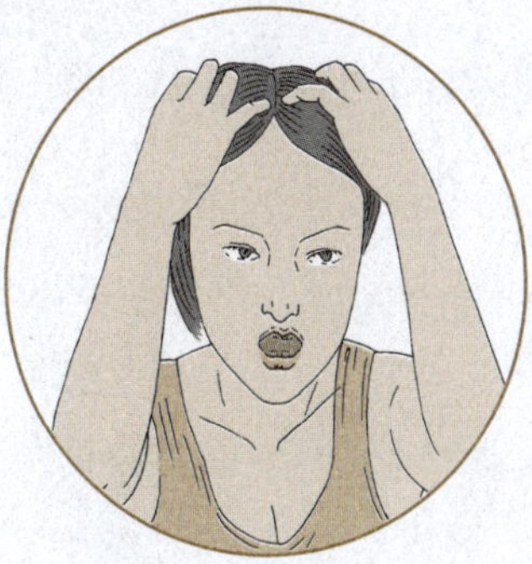

干梳头

张开手指做梳状，由前向后梳理头发，既可以促进头部气血的循环，又可以达到护发防脱的目的。

轻揉耳轮

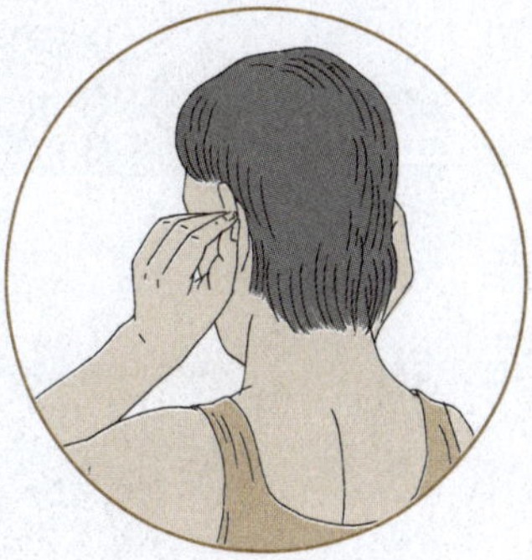

用双手轻揉左右耳轮，至发热时为止，也可用拍打的方法，双手距耳郭10～15厘米，每次拍100次，力度要轻柔，不可过猛。耳朵上布满全身的穴位，可以促进耳部气血循环，还可活跃肾气，使听力正常。

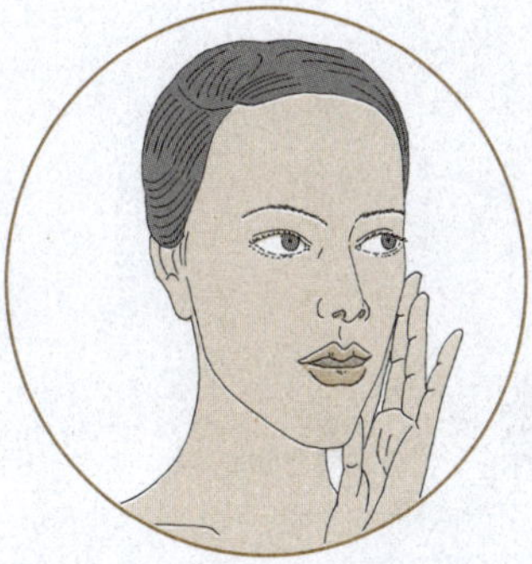

转眼睛

眼睛做顺时针、逆时针转动约1分钟，可锻炼眼肌，使双目明亮有神。

叩齿

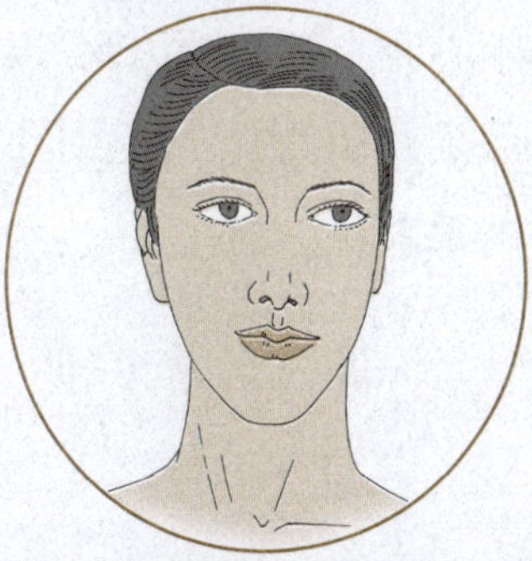

凝神静心，口唇紧闭，全身放松，上下齿有节律地互相轻叩，大约做100下，可以起到固齿生津的效果。

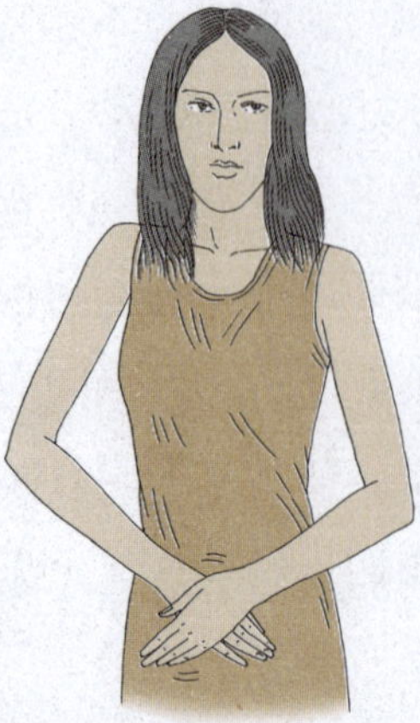

按摩肚脐

将双手手掌重叠在一起，按顺时针方向轻轻按摩肚脐3分钟。肚脐是神厥穴的位置，周围还有关元、气海、丹田、中脘等各穴位，此方法可起到提神补气之功效。

收腹提肛

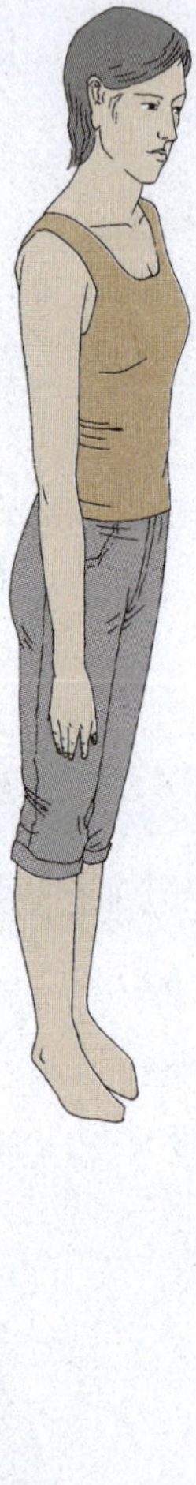

反复收腹，使肛门上提，可起到防治痔疮的效果。

左右翻身

躺在床上向左、向右翻身1分钟，可锻炼脊柱大关节和腰部肌肉。

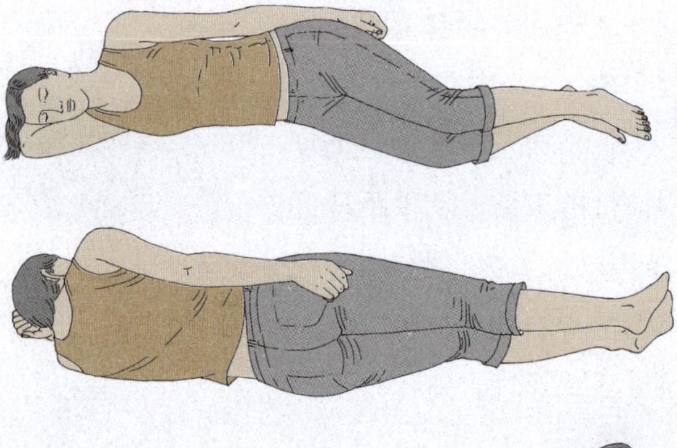

摩搓足心

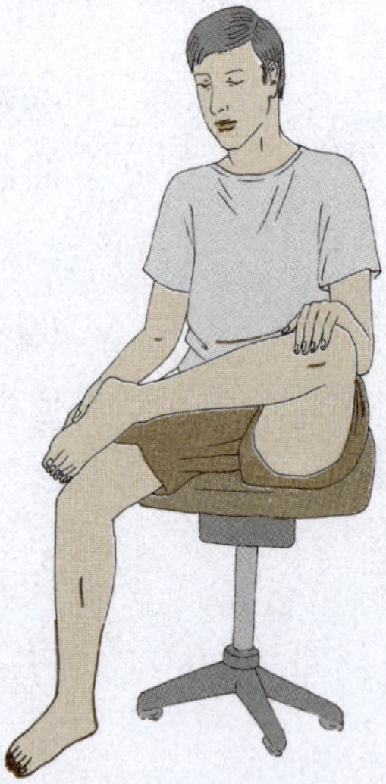

足心为肾经涌泉穴的位置，手心为劳宫穴的位置，以手心按摩足心100次，可起到补肾强心的效果。

5.夏季不可贪凉，不能图一时之快

肺很娇嫩，内寒，外寒都会影响到肺的功能。做到保暖就是养肺。

炎热的夏季，就希望能下一场大雨，睡个安心觉。感觉热，把门窗都打开，但还是不能入睡，于是干脆将空调或风扇打开。这下人倒是凉快地睡着了，可我们的身体却吃不消了。第二天，就会感到浑身乏力、骨节酸痛，这就表明肺受寒了。《黄帝内经》说："肺主宣发肃降，肺是水上之源，肺开窍于鼻，肺主皮毛，诸气郁，皆属于肺，在志为忧悲，在液为涕，在体合皮毛，在窍为鼻。"大概意思是说，肺有宣发和肃降的作用，当忧郁悲愤时，向上宣发，鼻是肺呼吸的通道，悲痛就会转化鼻涕，宣发出来。肺是内脏里最为娇气的一个器官，又为五脏六腑之盖。当外寒从口鼻皮毛而入时，肺首当其冲，则先受损。

夜里室内保持温暖，才能养阴护阳。俗话说"万物生成靠太阳"，就是万物之生由乎阳，万物之死亦由乎阳，阳气为生命之本。人的生长、津液的生成，皆赖于阳气，所以"阳强则寿，阳衰则夭"。养生定要养阳。人睡着时，气血流通相对缓慢，体温也会慢慢地降下来，此时阳气会在体表形成一种保护层，阻止邪气的侵犯。一般而言，当人睡着时这层阳气是不会受到破坏的。但是，如果晚上打开空调，人体为了抵御寒气，消耗体内大量的阳气，这层保护层就会受到破坏。身体失去了保护的屏障，寒气随之侵入肌肤。当外邪从口鼻皮毛入侵时，肺为五脏六腑之盖，首先受损的就是肺。肺叶又很娇嫩，受不得任何伤害的，否则功能就会出现异常。肺失肃降的话，肺气上逆就易导致咳嗽。咳嗽时间长了，痰就会很多，导致肺气虚。肺气虚更无法抵御外邪的侵袭，肺病就会治不了根。肺出了故障，也会连带脾、肾及心等器官，正所谓是"百病丛生"。

夏天贪凉易引起肺寒

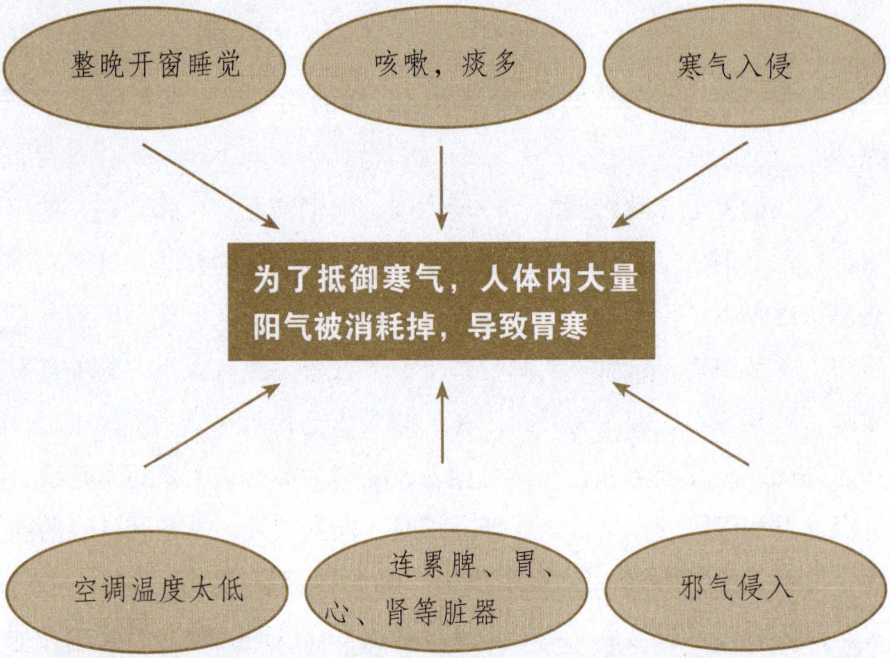

所以，我们要保护好肺，不使其受到任何伤害。晚上睡觉最好也不要开空调。开空调，对肺脏的伤害是很大的。

《黄帝内经》讲，人要顺应天时，不能违背自然规律。夏天人就应该把毛孔张开，把体内的热量散发出来。热散发出来了，人就不会生病。但是，空调散出来的冷气，使毛孔全部紧闭，热气全部积在体内。等离开有空调的环境，毛孔又都马上张开。一进一出，一关一闭，就会毁伤皮毛气机，久而久之，就会引发皮肤病。冬天也最好不要开空调，温差太大，皮肤一样会出毛病。肺主皮毛，开冷气时，皮肤会最先受到感应，体表气血的运行和汗液的排泄也会受到影响，不利于肺气的宣化功能。如果天气太热，可以先将空调打开一会儿，睡前将空调关掉。另外，洗澡，同样起到养肺的功效。因为皮毛为肺的屏障，洗浴可促进气血的循环，使肺与皮肤的气血流畅，从而达到润肺、养肺的目的。

“天开于子，地辟于丑，人生于寅”，这虽是道家的思想，但是其中却藏着许多的天地万物运化的道理。天、地、人是相应相生的，要顺应天地的变化，才能做到“天人合一”。人们常说，人出生是应着哭声而来的。为什么呢？因为一哭肺叶就张开了，就可以呼吸。如果不哭，肺叶就不能宣开，则于呼吸不利。所以哭声也是肺的声音，哭可以帮助婴儿强健肺。

经常练习呼吸吐纳也可以起到养肺的功效。在“健身六字诀”中，“呬”（“嘶”）音与肺相对应。发这个音时，上下齿对齐，中间略微留一狭缝，然后将舌尖抵在齿缝中间。当然，仅口形正确是不够的，还要注意呼吸方式。需采用腹式呼吸法，鼻吸口呼。鼻吸气时，胸腔扩张，腹部内收，吸气直达小腹（即丹田），同时舌抵上腭；呼气时正好与此相反，胸腔内收，腹腔扩张，舌头随之放平。经常练习此方法可泄出肺之浊气、调理肺脏的功能。

另外，夏天体内偏寒，阳气都在皮毛上，而天气太热，不少人喜食冷饮，寒气从体内影响肺的功能，同样有害于肺。所以，平时少吃一些冷饮及寒凉性食物。“肺恶寒”，保暖才能护肺。

常练习呼吸吐纳，调理肺脏

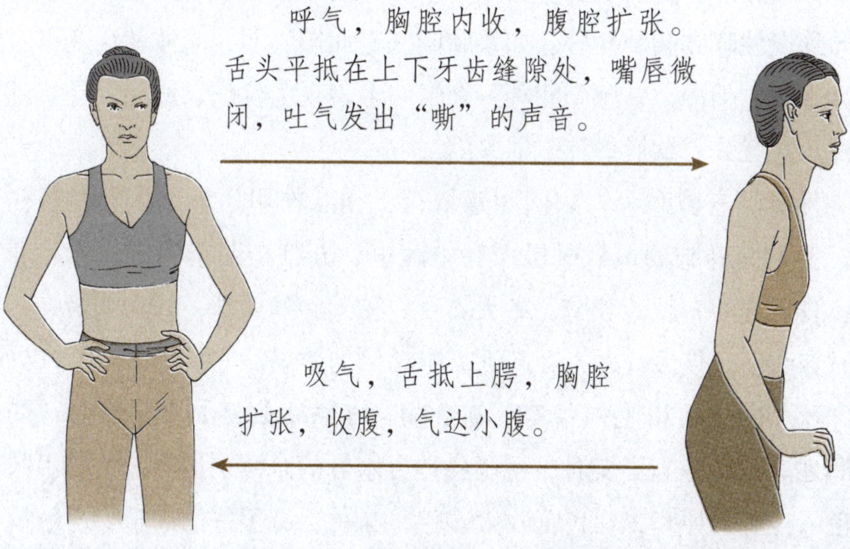
呼气，胸腔内收，腹腔扩张。
舌头平抵在上下牙齿缝隙处，嘴唇微闭，吐气发出“嘶”的声音。
吸气，舌抵上腭，胸腔扩张，收腹，气达小腹。

6.白色食品助养肺

《黄帝内经·阴阳应象大论》说："西方生燥，燥生金，金生辛，辛生肺，肺生皮毛，皮毛生肾，肺主鼻。其在天为燥，在地为金，在体为皮毛，在藏为肺，在色为白，在音为商，在声为哭，在变动为咳，在窍为鼻，在味为辛，在志为忧。忧伤肺，喜胜忧；热伤皮毛，寒胜热；辛伤皮毛，苦胜辛。"五脏应四时，五脏入五色。肺脏对应秋季，对应白色，所以，秋天气候干燥，多吃白色的食品有助于润肺。

秋季有一个节气叫"白露"，在这段时间里白天气候十分干燥，夜晚露水却一天比一天重。气候干燥，气温逐渐下降，人体表皮的水分容易流失，体内津液受到损耗，就会出现皮肤干燥、脱皮等症状。肺主皮毛，皮毛相当于肺与外界相通的通道，皮毛失养，肺当然也会受到影响。

肺气与秋气相通，秋天肺气旺盛，其制约和收敛的功效最强。入秋后，人体的气血运行衰落，要顺应秋天而收敛。如果不收，肺就会受到干燥气候的伤害，易患肺热病。肺气过盛，面色枯槁，胸背和四肢都会疼痛，易引发上呼吸道感染、鼻塞和打喷嚏等症状，严重的会导致慢性哮喘和肺气肿。如果肺阴气重而阳气弱，人体就会变得黝黑、虚弱、怕冷，常感到疲惫，在情绪上表现为忧伤、悲愁，易扰乱精神。这就是"秋燥伤肺"的原因。

凡事都有弊和利，它们相互依存，相互作用。虽然秋天容易伤肺，但也是养肺的最好时机。在中医里，五脏与四季相应，春天养肝，夏天养心，秋天养肺，冬天养肾。秋天肺气最旺，肺功能最强，此时养肺便是借天养之，会起到事半功倍的效果。

秋燥时还可以吃一些养肺的食物。《黄帝内经》中记载："燥者润之。"就是当干燥时，就用各种含水分的东西来滋润。按照中医五色入五脏的原理，白色食物大多性平味甘，有很好的润肺除燥的效

肺与四时、五行、五味等的关系

	肝	宜忌
四时	秋	秋天容易肺燥，但也是养肺的最好时机。人们应该早睡早起，同时注意收敛神气，保持肺气通畅
五行	金	金的特点为干燥，这与肺脏有相似之处。肺主管人体中的干燥功能，它通过呼吸和调节皮毛将体内大量的水分排出体外，使水分转化为蒸气挥发。这种办法和大自然中将水分蒸发的方式雷同
五味	辛	辛味的食物有发汗、理气、调理气血、疏通经络的作用，经常食用，可预防风寒感冒，如生姜、胡椒、辣椒、葱、蒜、韭菜、花椒等
五色	白	白色食物具有补气、滋阴、养肺的作用，如银耳、百合、白萝卜等
五体	皮毛	肺有宣发的功能。人体的皮毛需要肺气来滋养。肺气宣发使卫气和血气输布全身，以温养皮毛，使得皮毛润泽光亮。皮毛健康无恙便能发挥保卫身体、抵御外邪侵袭的屏障作用
五志	忧	人在悲伤忧愁时，可导致肺气抑郁，耗散气阴，出现感冒、咳嗽等症状。中医认为，肺主皮毛，过度的忧伤还容易产生皮肤病，如荨麻疹、斑秃、牛皮癣等。所以养肺要注意放松身心，保持豁达开朗的心态
五谷	黍	肺合于黍。黄黍，北方称为黄米，煮熟后有黏性，可以酿酒、做糕等。黄米营养价值很高，具有滋阴利肺的功效

果。其中，银耳的滋补效果最好，中医认为，其有麦冬之润而无其寒，有玉竹之甘而无其腻，可谓滋阴润肺的上等佳品。

润肺方法

方一　银耳5克（泡发，摘去蒂头后撕成片状），大枣10枚，雪梨1个（去皮切块），莲子50克，冰糖适量。将银耳、大枣、雪梨、莲子一起放入锅中，加水适量，武火煮开，然后改为文火煨至熟透，加入冰糖，待其熔化后即可食用。

银耳、雪梨、莲子均可润肺，大枣可以养胃和脾、益气生津、润心肺、补五脏。

方二 鲜百合50克，蜂蜜30克。煎汤服食。

方三 生梨2只，川贝母10克。加水炖服。

“方二”“方三”对肺燥久咳、慢性支气管炎效果极佳。

7.肺经锻炼有法

手太阴肺经起始于中焦胃脘部，向下行，联属于与本经相表里的脏腑——大肠，然后自大肠返回，循行环绕胃的上口，向上穿过横膈膜，联属于本经所属的脏腑——肺脏，再从气管横切走并由腋窝部出于体表，沿着上臂的内侧，在手少阴心经与手厥阴心包经的前面下行，至肘部内侧，再沿着前臂内侧，桡骨的下缘，入寸口动脉处，前行至鱼际部，沿手鱼际部边缘，出拇指尖端。另一条支脉，从手腕后方分出，沿着食指桡侧直行至食指的前端，与手阳明大肠经相接。

肺经的气血在早晨的3～5点（寅时）最旺，而这是我们感觉最困的时候，一般此时正在熟睡，所以肺经的调养也要放到白天来进行。

如果家里有人患了咽炎，最好用三棱针在商阳、少商这两个穴位处气扎针放血，挤出五六滴血即可。少商穴位于拇指指甲的外缘，这正是肺经终止的部位。商阳穴位于食指指甲外缘，大肠经也起于此。在这个地方放血对治疗咽炎有一定的效果。

排体内浊气：揉云门穴

云门穴位于肩膀的锁骨旁边有个窝的中心点上。最简单的方法，穿背心时，两手叉腰，就能看到这个窝。“云门”就是气宣发的地方，爱生气的人，气就会憋在那里，宣发不出去，于是循着肺经走到四肢，就会感到四肢烦热、心里堵闷、掌心发热。这时揉云门穴，就会打嗝，气

手太阴肺经

手太阴肺经是调节肺脏最主要的经络，经常按摩肺经上的一些穴位，可以防治各种各样的病痛。

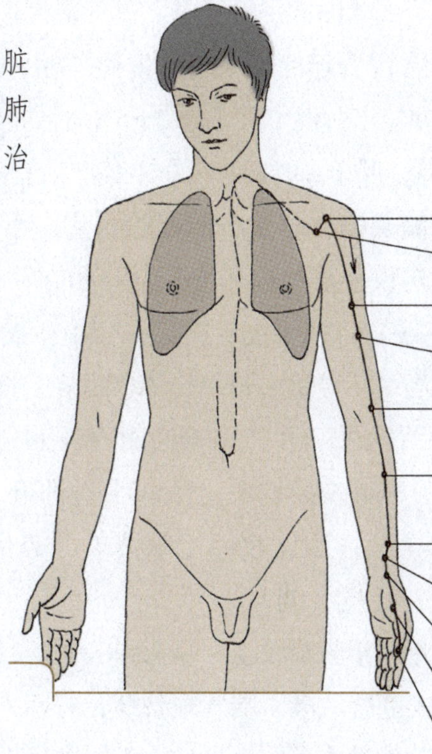

也就出去了。

调治中气不足、心绞痛、咳喘：揉中府穴

中府穴在云门穴下边1寸处。如果经常觉得气不够使，喘不上气来，或者是大便时无力，吃点儿东西就胀气，这是脾肺之气不足。同时出现咳嗽、哮喘、堵闷、上气不接下气等症状，此时就要多揉中府穴。

治疗肺气不足：揉侠白穴

“侠”挟也，指穴位的功能作用。“白”是白色，肺之色。侠白意义就是指肺经气血在此分清降浊。心跳过速，经常感到恐惧，肋间神经痛都可以常揉此穴。侠白穴位于肺经通过的大臂上，靠近肘内部。

调节身体虚实，补肾：揉尺泽穴

尺泽穴位于肘横纹中，肱二头肌腱桡侧凹陷处。《黄帝内经》认为肺属金，肾属水，金生水。肺气足了能补肾，所以，常揉这个穴可补肾。人老有火，想吃凉的，而两脚却很冰，就是火气走到上边去了，形成上实下虚之证，多揉尺泽穴就可以把火转化到肾经里。因为“火”也是人体内的一种能量，是气血制造出来的，不能一味地泻。

治疗感冒引起的嗓子痛、发烧不出汗、痔疮：揉孔最穴

孔最穴位于肘横纹，尺泽穴下5寸处。身体里所有与毛孔有关的问题它都可以管。嗓子痛时揉两三分钟疼痛就能减轻或者消失。

治疗偏头痛、落枕、前列腺疾病、小孩尿床：按揉列缺穴

列缺穴位于前臂桡侧缘（同拇指在一条线上），手腕横纹往后1.5寸处，或者将两手虎口交叉，食指所点处，就是此穴。此穴为人体四总穴之一，善治头颈部的诸多病症。按揉此穴时，一手从小指方向抓住另一手的手腕，其他四指扣住手腕背部，然后用拇指指尖去按揉列缺穴，两手交换着来，每侧3分钟即可。

心跳异常、期前收缩（早搏）、心房颤动、静脉曲张、脉管炎等疾病：按揉太渊穴

太渊穴位于腕横纹上，靠拇指一侧。其功能就是理气补气和调心率。有些人老爱咳嗽，喘气很费劲；有些人走几步路，爬会儿山，甚至稍微一动就满头大汗；有的人觉得憋气、烦闷、胸部胀满，这些症状都可以用这个穴位来补气理气。太渊为八会穴中的脉会，是全身血脉的交会之地。而心主血脉，所以此穴还善治“心病”，如心痛、心悸、心律失常、期前收缩、早搏等症。

心里有火、夜间咳嗽、烦热睡不着：揉鱼际穴

鱼际穴位于拇指下方有一块像鱼肚子的地方，按此处会有痛感。此穴位处肌肉较厚，所以刺激穴位的时候得用点儿力，最好的方法就是手握空拳，用食指的第二关节用力揉。两只手换着来，每次揉3分钟。可以治疗咳嗽、咽喉痛、嗓子哑、发热、头痛等，也可预防乳腺炎、呼吸时胸背痛、手指肿及胳膊痛等。

第四章

卯时

《黄帝内经》："大肠者，传导之官，变化出焉。""传导之官"是掌管运输的。大肠是专门运输我们体内的糟粕，将人体内的垃圾清理出去。大肠除了"传化糟粕"外，还有"主津"的功效。大肠吸收小肠下注的食物残渣和剩余水分中的水液，最后将残渣变为粪便排出。大肠吸收是津液中微少部分，所以称为"津"。津液维持着肠道的水液平衡，相当于肠道的润滑剂。肠道津液正常，人才能正常排便。

卯时

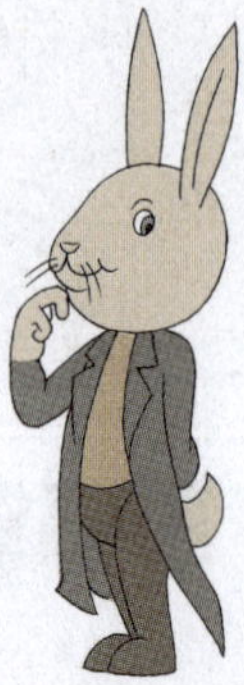

5:00 ~ 7:00

卯时又称日出、破晓、旭日。夜昼断然分开，天空开始放亮，太阳冉冉升起，迎接朝阳，打开家门，把积累的垃圾毒素排出去。我们的身体也是如此，正常排泄，开始崭新的一天。

1.朝阳初升，大肠经当令，专职运输

日出，即是天门开，相应地户也要开。大肠作为传导之官，正是发挥作用的时候。

在古诗文中，“日出”这个词使用率极高。最初在《诗经》中“日出有曜，羔裘如膏”“吾日出而作，日入而息”等。“日出”是指太阳升出地平线之时，就是每天早晨5 ~ 7点。天门开了，那地户也要开。地户指的就是肛门。地户开就是要排泄所积存的垃圾。此时大肠经当令。在十二生肖里对应的是兔。

养过兔子的人都清楚，兔子胆很小，平常动作很缓慢，遇到惊吓时动作极快；天暖的时候外表呈灰色，天冷变成白色；兔子不停地啃食东西；兔子还爱干净，不喜欢泥泞。而这也正是大肠的特点。大肠随阳多少而变化，阳火盛就燥，反之湿气就盛一些；大肠喜燥而恶湿。“白天拉硬屎”，说的是兔子，也是大肠。白天阳多阴少，以阳

朝阳初升，大肠经当令，专职运输

卯时，太阳刚刚从地平线升起来，大肠经接替肺经开始工作了。它是清理运输体内的垃圾、糟粕的专职运输员。

天门开，地户也要开

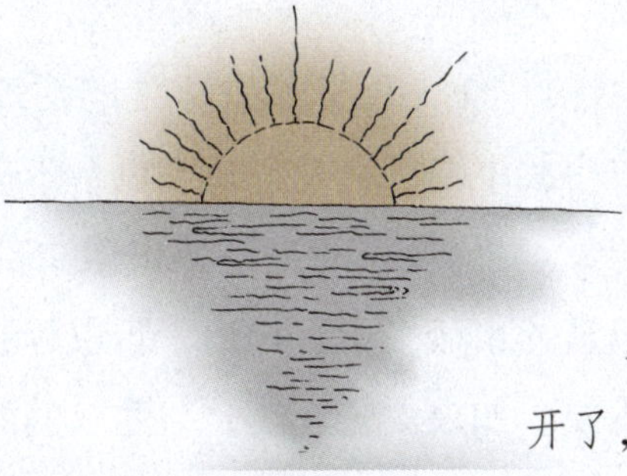

每天早晨5~7点天门开了，地户也要开。

大肠经清理运输体内的糟粕

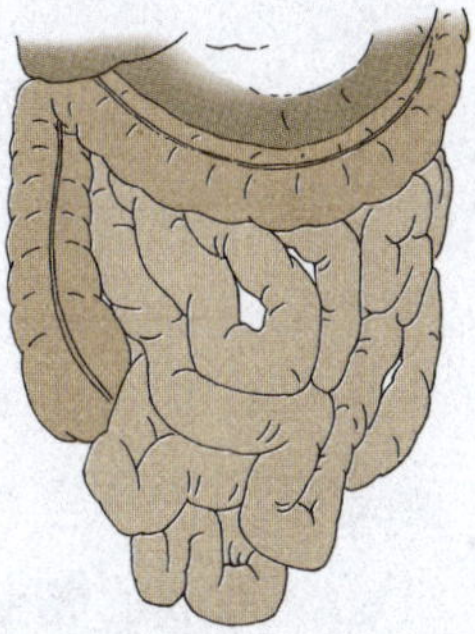

太阳从地平线升起，天门开了，人体也要打开地户，排泄所积存的垃圾了。

的运化功能为主，阳明燥火旺一些，津得过度，大便就会干；晚上阴多阳少，以阴的收敛吸收的功能为主，阳明燥火不足，津得不够，大便就偏稀。这能直接反映人身体每天的状况，是身体的晴雨表。

卯时，大肠经当令，它的功能便是传化糟粕，及时将人体内的垃圾清理出体外。每天按时排便，就可以减轻大肠经的负担，达到润肠排毒的养生效果。

《黄帝内经》："大肠者，传导之官，变化出焉。""传导之官"是掌管运输的。大肠是专门运输我们体内的糟粕，将人体内的垃圾清理出去。当食物摄入体内后，小肠将其进行消化并升清降浊，营养物质经过脾的运化而布散全身，供养脏腑；残渣则下降到大肠。大肠再将残渣中的部分水液吸收。这样经过燥化后的糟粕便成为大便，通过地户（也就是肛门），将其排出体外。所以，古代大肠又有"监仓之官"和"传导之府"之称。

大肠除了"传化糟粕"外，还有"主津"的功效。大肠是人体内最后一道关卡，吸收小肠下注的食物残渣和剩余水分中的水液，最后将残渣变为粪便排出。大肠吸收的是津液中微少部分，所以称为"津"。津液维持着肠道的水液平衡，相当于肠道的润滑剂。肠道津液正常，人才能正常排便。如果大肠有热，"津"的能力过强，大肠

大肠的分工

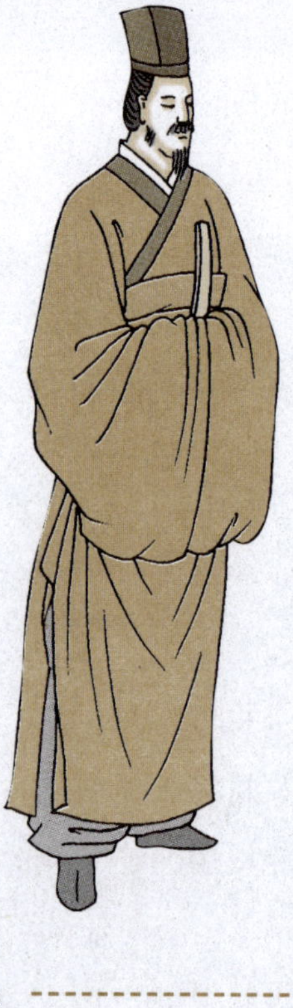

监仓之官，传导之府

●"传导之官"是掌管运输的。大肠专门运输我们体内的糟粕，将人体内的垃圾清理出去。当食物摄入体内后，小肠将其进行消化并升清降浊，营养物质经过脾的运化而布散全身，供养脏腑；残渣则下降到大肠。大肠再将残渣中的部分水液吸收。这样经过燥化后的糟粕便成为大便，通过地户排出体外。

●大肠除了"传化糟粕"外，还有"主津"的功效。大肠是人体内最后一道关卡，吸收小肠下注的食物残渣和剩余水分中的水液，最后将残渣变为粪便排出。

●大肠吸收的是津液中微少部分，所以称为"津"。津液维持着肠道的水液平衡，相当于肠道的润滑剂。肠道津液正常，人才能正常排便。

内本应留存的液体也会被吸收，肠道缺少津液的润滑就会干涩，从而造成排便困难。相反，如果“津”的功能过弱，肠道内残留的水液过多，人就会拉肚子。

2.一杯温水，一天的开始，洗肠排毒

解决便秘，从一杯水开始。早晨空腹喝一杯水，有生清降火的功能，能促进身体清理垃圾，保持一天的清爽。

《黄帝内经》认为：“大肠者，传导之官，变化出焉。”“传”有传递的意思，“导”即为疏通。大概的意思是专门负责传递和疏通，把身体里凝聚的糟粕排出去。为了配合大肠经的工作，我们必须按时排便，排出糟粕。

中医认为，大肠与肺是相表里的关系。当排便不通畅的时候，常憋着一口气在使劲。如果大便细或者有其他问题，实际是“气”出了问题。这个气就是肺气。现在一提起便秘，大家一般都把它和排毒的概念放在一起，其实便秘的真正危险在于它有可能造成心脏病的突发。所以中医问诊非常强调问大小便，实际上是在问心肺的功能。

大肠经出了毛病，自然会连累肺。肺主皮毛，我们的脸上就会冒出许多小痘痘，面色也会变得黯淡无光。为了不让我们的“颜面无光”，一定要照顾好大肠经。即每天在大肠经最活跃的时候，按时排便。

排便时间不规律的人，每天清晨起床，第一件事就是排大便。如果没有便意，不妨在马桶上坐一会儿，时间长了也会形成一种条件反射。对于有排便困难的，起床后第一件事是喝杯白开水，可冲洗肠胃、清理体内毒素、促进排便功能。早上空腹喝水有利于生清降火，生清是指促进大肠的清理功能。

有些人清晨饮水时，喜欢在水里加点儿盐，认为这样有利于人体

健康。事实却恰恰相反。因为人在整夜的睡眠中滴水未进，而呼吸、排汗、泌尿等活动却并未停止，这都需要消耗大量水分。所以清晨人的血压往往是最高的。如果此时饮用淡盐水，很可能会造成血液进一步的浓缩。特别是心血管病病人，起床后血液黏稠度最高，此时再喝淡盐水，无异于雪上加霜。

如果实在不喜欢白水寡淡的味道，可以在里面加些蜂蜜。蜂蜜本身就有润肠通便的功效，且营养丰富，可以及时补充晚上消耗的能量，对身体是有益的。

大肠排便不畅引发的症状及解决办法

排便不畅所引发的症状

- 大便干结，排便困难，排便间隔时间延长，伴有口臭口苦，心烦易怒，腹胀纳呆，每于情绪不好时便秘加重。
- 导致其他脏腑不适。肺主皮毛，脸上会冒出许多小痘痘，面色黯淡无光。
  影响心脏功能，可能会引起心脏病突发。

缓解和治疗办法

- 排便无规律者，可以早上起来就去洗手间坐马桶，时间长了也会形成一种条件反射。
- 排便感觉有困难的人可以早起喝一杯白开水或者蜂蜜水。
- 排便时伴有火辣疼痛感的人，饮食上忌吃太油腻的和易上火的东西，多吃些纤维质含量高的水果和蔬菜。

六种食物可有效改善便秘

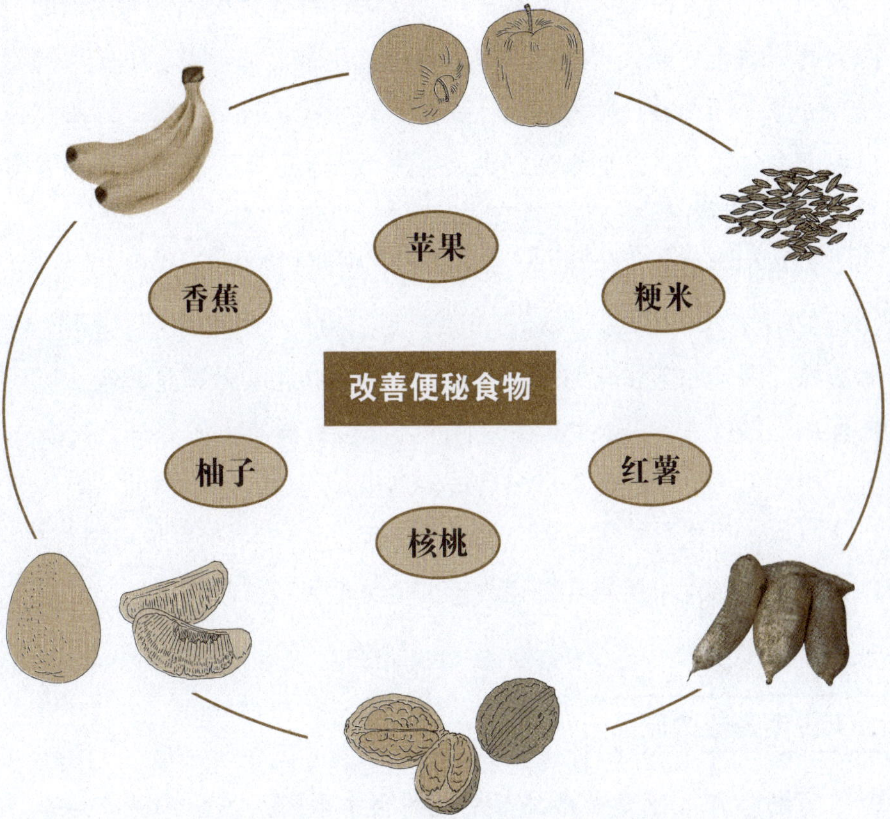

3.解决晨泻，要补脾肾

五更泄，是因为命门火衰，阳气生发不起来造成的。治标必先治本。所以，护好大肠经，一定要先从调理脾肾开始。

泻与水有关。即使一天只排便一次，但是大便如水状或泥状，就称之为腹泻。

晨泻，又称“鸡鸣泄”“五更泄”。就是每天天一亮就开始拉肚子，就像鸡每天在五更打鸣一样。虽“一泻千里”之后肚子舒服很多，但长此以往，就会出现手脚冰冷、腰膝酸软、神疲乏力等一系列症状。中医认为，五更泄主要的原因是肾阳虚造成，命门火衰导致大肠经不能提升。肾为先天之本，脾为后天之本。脾主运化，其功能的正常发挥有赖于命门之火的温养。命门就是两肾间之动气，这种动气又叫原气。明代医家张景岳称命门之火为“灶底之火”，为生命的根源。脾胃属土，而火生土，所以命门之火正常，则可以滋生脾胃的阳气。如果命门火衰，脾失健运，就会出现腹泻。五更时分人体阳气还没有完全生发起来，如果命门火衰，阳气发不起来，就会造成虚者愈虚的状况，往往会在五更时腹泻。

五更泄是脾肾阳气不足，只要提升脾肾的阳气就是治本。提升脾肾的阳气，可每天按摩足三里穴。足三里位于外膝眼下4横指、胫骨边缘。用掌心盖住膝盖骨，五指朝下，中指指尖处即是此穴。可用拇指用力按揉此穴5分钟左右，刺激强度以有酸胀、发热感为佳。也可采用艾灸法，即将艾条点燃后缓慢地沿足三里穴上下移动，以皮肤微烫但不致灼伤为宜，每周2次或3次，每次灸15～20分钟，这样坚持1～2个月，肠胃功能便可得到改善。《灵枢》：“阳气不足，阴气有

五更泄形成的原因

肾虚、阳气不足是造成五更泄的根本原因，护好大肠经，远离腹泻，一定要先从调理脾肾开始。

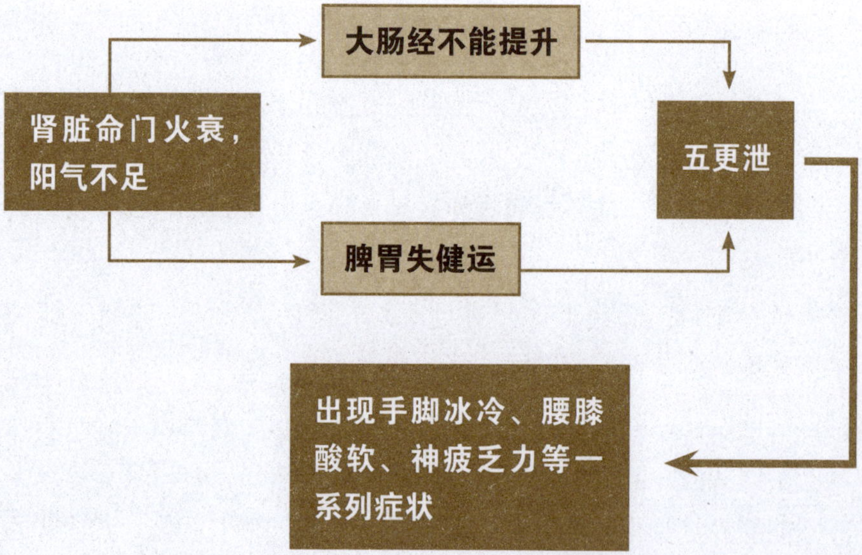

余，则寒中肠鸣腹痛。阴阳俱有余，若俱不足，则有寒有热，皆调于足三里。”可见，常刺激足三里可起到固肾益精、温脾助阳、益寿延年的功效。

除了按摩足三里穴外，还可以用食疗的办法，多食一些温热的食物。如当归羊肉汤。《金匮要略》记载，当归有养血补血之效；生姜能温中散寒，发汗解表；羊肉性温，可温中补虚，对气血亏损、阳气不足者有很好的补益效果。但是对平常爱上火，或正在感冒发热、咽喉疼痛的人却不适宜。

当归羊肉汤

当归3~5克，生姜30克，羊肉500克。将羊肉放入沸水锅内焯去血水后洗净，将筋膜除去后切成小块；生姜切成薄片。将当归、羊肉、姜片一起放入锅中，加入适量清水、料酒及盐，大火煮开后再用小火煨2小时，然后加放适量味精，撒上葱花，吃肉喝汤。

艾灸足三里

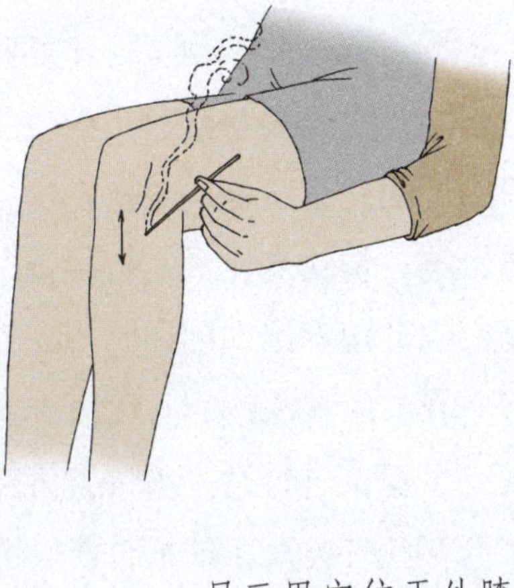

将点燃的艾条沿足三里穴缓慢上下移动，感觉微烫但不致灼伤为宜。此法可以改善肠胃功能。

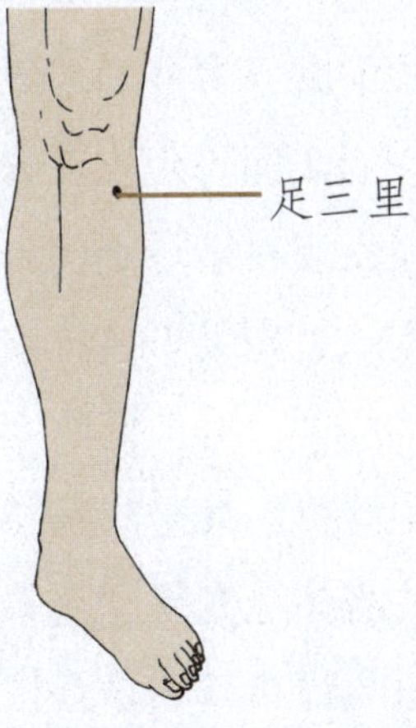

足三里穴位于外膝眼下4横指、胫骨边缘，对此穴加以按摩和针灸能固肾益精，温脾助阳。用于治疗五更泄疗效好。

4.肠道问题影响人的情绪

可能很多人想不到，其实肠道也是影响心理情绪的重要因素。曾经有过一个很著名的实验，一位英国科学家找来50位自闭症儿童，对他们的身体状况进行检查，发现其中的47名儿童都有不同程度的肠道炎症。这场实验引发了科学界特别是医学界的轰动，很多科学家对此产生了极大的兴趣，纷纷致力于该领域的研究，想借助科学的办法来找到自闭症与肠道疾病之间存在的关联。后来一位当时有名的神经学专家找到了答案。他的孩子也得了自闭症，而且久治都没有痊愈，肠道也不好。为了改善他的肠道问题，给他服用益生菌，一段时间之后，肠道问题改善了，自闭症竟然奇迹地消失了。可见肠道问题也是导致孩子自闭、情绪消极、不愿意也外界沟通的一个重要原因。

反过来说，情绪的变化也容易引发肠道问题。很多人都会有这样的体验:在炎炎夏日，闷热的天气会使人情绪变得烦躁，爱发脾气，没有耐性，心境低落，对任何事情都难以提起兴致，食欲下降，不想吃东西，这种情绪持续时间久了，肠道问题就产生了，比如腹泻、腹痛、肠鸣、肠炎等。因为夏季气温高，人容易急躁，人的自主神经系统容易出现紊乱。自主神经主管人的消化系统和内分泌系统，它受中枢神经支配，同时也受人的情绪影响。情绪变化大，自主神经系统出故障，消化吸收就会受影响，肠道也会跟着出现问题。不少人还会出现失眠、多梦的现象。所以保持平静、乐观豁达的心境很重要。

美国哥伦比亚解剖系教授麦克杰森也进行过一项调查研究，惊奇地发现在被调查的肠炎病人中，有70%的病人在孩童时期经历过家庭变故，如父母离异和亲人过世等伤痛，这些悲痛的记忆一直埋藏在孩子心中，对他们的心理造成了不良的影响，不少孩子由此形成了孤僻的性格，甚至出现自闭。不健康的心理犹如背着沉重的包袱，让他们的身体也变得沉重不堪，肠道病症便由此滋生并久治不愈。所以，肠道与情绪其实是互相影响的。肠道健康了，就像打开了一扇窗，常看

肠道问题与自闭症的关系

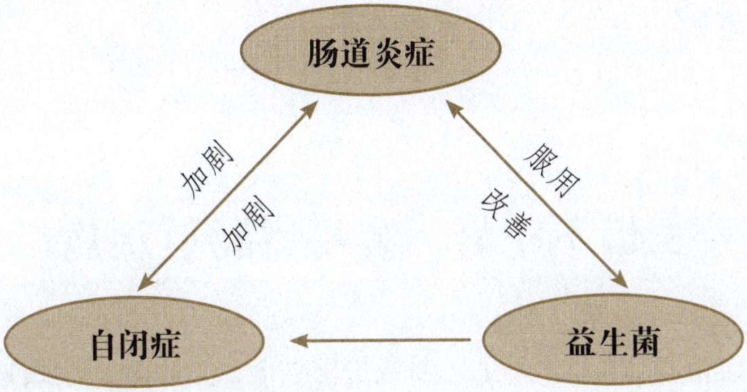

情绪变化容易引发肠道问题

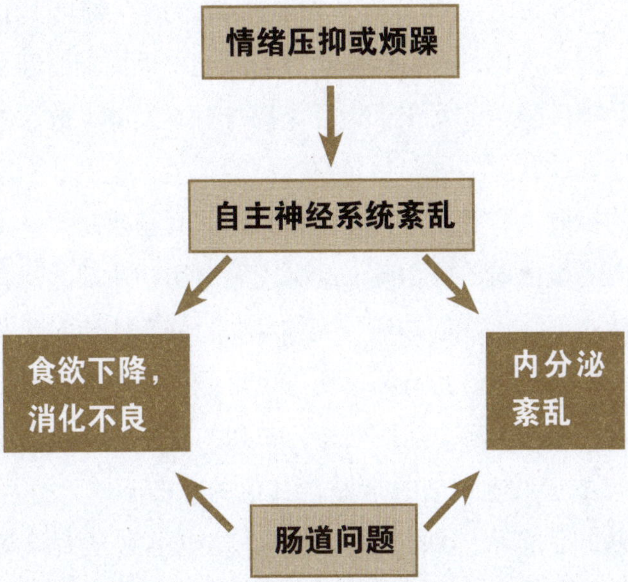

到窗外美景，人的心境自然就平静，人的所思所想也会朝着健康、积极的方向发展，心理问题自然就没有了。相反，住在一个四面是墙，没有窗户的屋子里，人就会变得焦躁不安，悲观失望，久之，人的心理就像这小房屋一样阴暗潮湿。

我们讲养生、养肠，说到底，最重要的还是要有一个健康向上的心态。人常说“笑一笑，十年少”，经常笑口常开的人，不仅外观上比同龄人年轻，而且他的身体功能衰老的速度也比常人要慢得多。可见，保持乐观豁达的心态多么重要。要养好肠，不光要吃好、睡好、拉好，最重要的还是要心态好！

5.饭不吃好，容易得肠道疾病

俗话说“病从口入”，不单我们要吃得卫生健康，还要注意平衡膳食，注意精细搭配、充分咀嚼。平时主食和副食比例失调，吃饭速度太快，也能导致很多肠道疾病，如大肠癌、直肠癌等。

现在，我们的生活水平在不断地提高，摆在餐桌上的菜肴也越来越丰盛。但是人们却变得越来越挑了，吃得也更加精细了。有很多人，特别是很多爱美的女孩子为了保持身材不发胖，故意不吃主食，光吃菜。这些饮食习惯很容易导致疾病的产生。据肛肠专家说，长期忽视主食的摄取，脂肪摄入过多，容易造成大肠癌高发。主食摄入太少，人体内的蛋白质、矿物质、维生素等有用物质缺乏，会导致人体自身免疫功能下降。我们知道，人体70%的免疫功能配置在肠道内，如果免疫系统瘫痪了，肠道问题便滋生了。而且不吃主食，人体缺少大量的膳食纤维，极容易造成便秘，长期的便秘有可能诱发大肠癌。

有的人主食只吃精细的米面，其他的一概不吃，这样也不好。主食过于精细，则人体缺乏膳食纤维，这也不利于大肠健康。近年来，患大肠癌的人越来越多，一定程度上就是因为膳食纤维摄取不足所引发的。过去的人生活条件很艰苦，饮食也没有现在讲究，五谷杂粮什么都吃，反倒健康长寿。这就说明吃得杂、吃得粗对健康是有益的。平时除了面粉、大米外，适当地吃些玉米、小米、紫米、高粱、燕麦、荞麦、麦麸、黄豆、青豆、赤豆、绿豆等，可增加体内的粗纤维，有利于肠道的蠕动，促进营养食物的消化、吸收。肛肠专家指出，不光是这些，像一些根茎类的食物也含有丰富的膳食纤维，而且

主食摄取太少，不利于健康

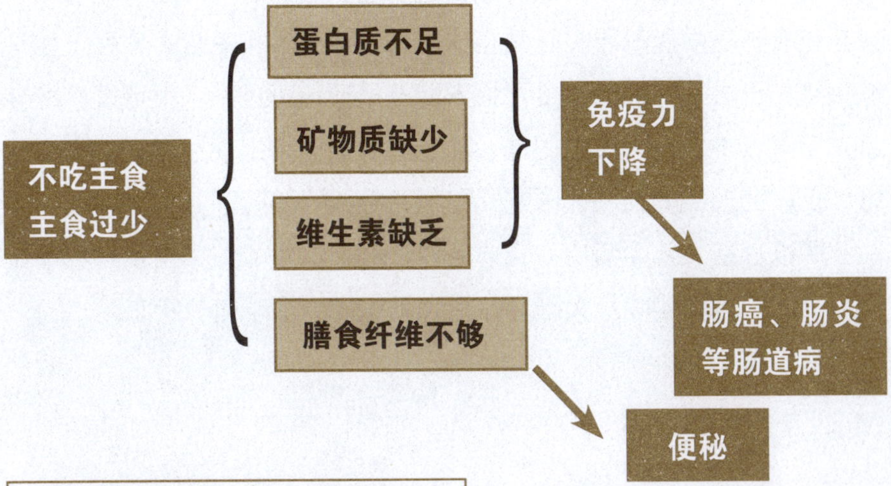

吃饭速度过快，滋生健康隐患

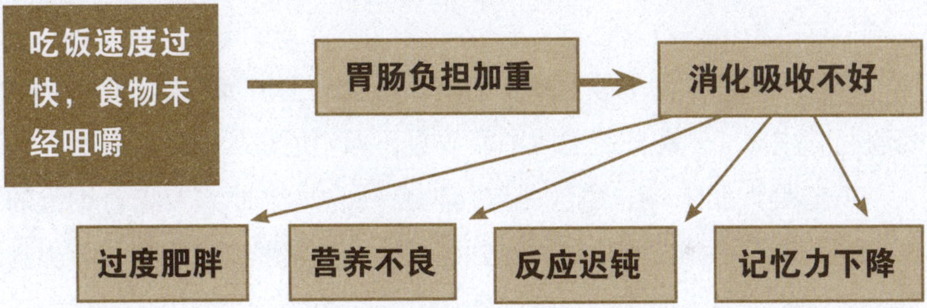

维生素含量也不低，更有保腹、通便、提高机体免疫力的功效，像土豆、红薯、芋头等。不过，粗粮的摄取也要有一定的度，根据各人的喜好和身体状况，可以掺和主食吃。特别是对于老年人来说，建议粗粮不宜过多，占主食的1/3为宜。

除了要注意膳食的均衡，吃饭的速度也很关键，吃饭速度过快也不利于养肠。食物还没有经过充分地咀嚼就直接进入胃肠，会增加胃肠的负担，不但不利于食物的消化、吸收，长此以往，还会产生很多健康隐患，比如说肠道疾病、肥胖、营养不良、记忆力下降、反应迟钝等。现在，青少年中普遍存在吃饭过快的现象，尤其是早餐和午餐。对于这一现象，相关部门做了一项调查，在长春、北京、上海、广州、兰州和成都等全国六大城市抽取了2500名中小学生进行调查，调查结果显示，这些学生大多数都存在吃饭过快、边看电视边吃饭，甚至还有不吃早饭等不良习惯。这个结果让有关专家忧心忡忡。如果继续这样下去，吃饭的不良习惯不能及早地纠正过来，很可能直接导致儿童营养不良或者过度肥胖，甚至还可能间接出现注意力不集中、思维反应变迟钝等问题，影响其智力和身体的健康。

所以，在日常生活中一定要养成良好的饮食习惯，主食精粗粮要搭配合理，这样才能最大限度地把大肠疾病扼杀于萌芽状态。

6.大肠有问题容易引发痔疮

大肠出现问题易导致便秘，而便秘也会滋生很多的健康隐患，痔疮就是其中之一。患痔疮的人并不鲜见，那痔疮是如何形成的呢？

痔疮是大肠末端，也就是肛门的疾病。这个地方聚集着大量的血管，其中有一些血管血液回流到肝脏的能力很弱，这个部位就很容易出现血液不畅、瘀滞的情况。特别是在排便的时候，由于人需要用力，这时候腹部内的压力增加，大量血液流到肛肠部，又不能回流回去，肛门处血液瘀积的情况会更重。特别是便秘病人更加容易出现痔疮。便秘的人排便困难，不断地用力，肛门部位承受的压力大，肛门处的血管中就会积存大量血块，出现静脉瘤，即痔疮。

痔疮最常见的症状就是肛门附近痒、疼痛，便血等。痔疮不及早治疗，听之任之，可导致内痔脱出和人体缺铁性贫血。由于静脉血回流不畅，人一使力，动脉血便大量聚集在肛门处，导致痔核体积增大、变硬，甚至不能送回肛门内，病人往往感觉痛苦不堪。长时间的便血还会使人体出现缺铁性贫血。动脉血每便血6～8毫升，就会丢失3～4毫克的铁。虽然痔疮便血造成的缺铁性症状在早期症状不明显，可是时间长了，失血过多，人就容易出现面色苍白、倦怠无力、食欲

对痔疮有预防作用的食物推荐

猪、羊等动物大肠

经现代科学研究证明，食用动物的大肠，有止血、止痛、消肿的良好作用。

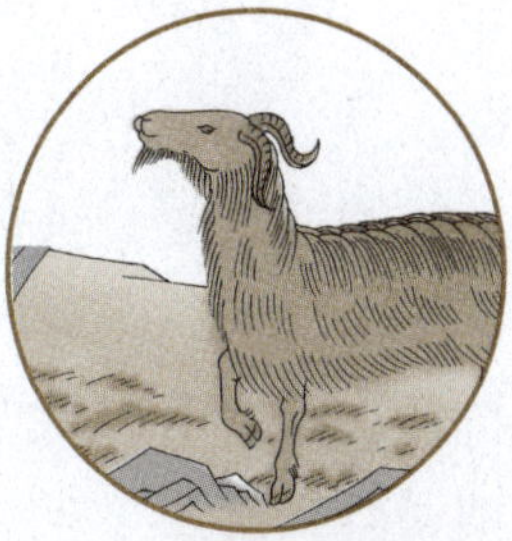

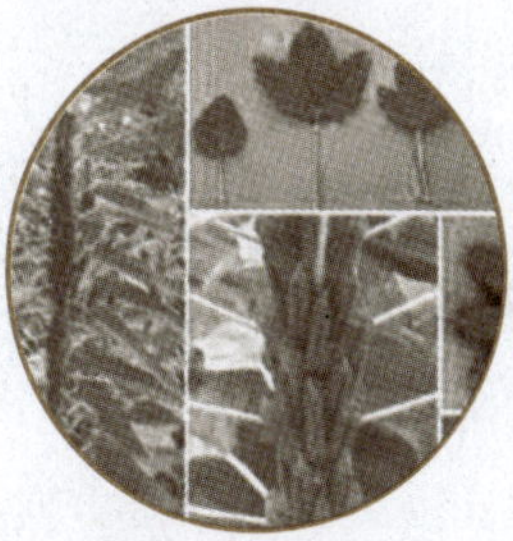

黑芝麻

对于患痔疮兼有便秘者，长期服用，具有润肠通便，减轻痔疮出血、脱出的作用。

蜂蜜

对患痔疮者可起到补益和润肠通便的作用。

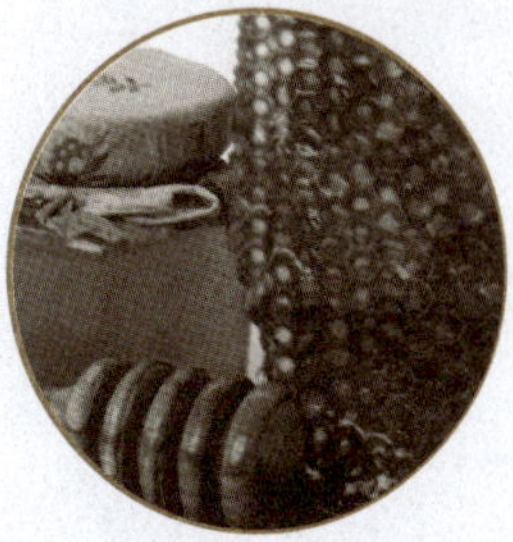

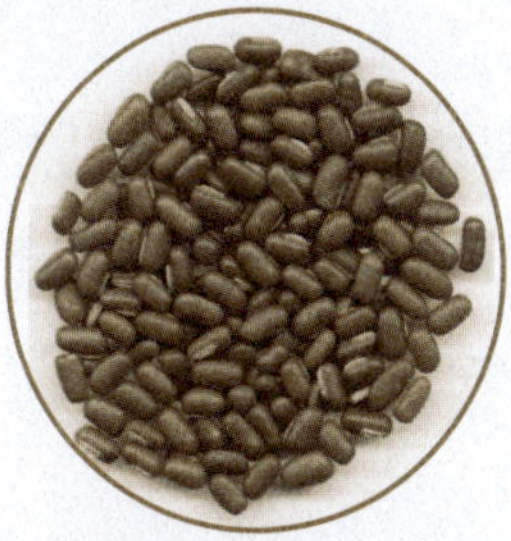

赤小豆

与当归合煎，可治疗痔疮便血、肿痛。单独一味或与大米同煎成粥是防治痔疮的优良食品。

槐花

新鲜槐花可以做凉菜、包饺子，具有凉血、止血消痔的功效。亦可代茶饮。

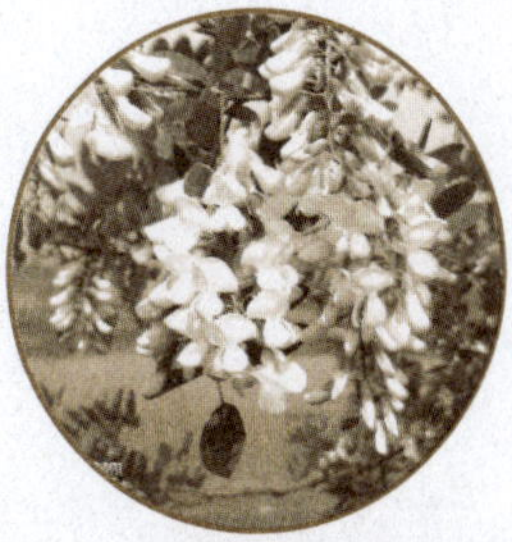

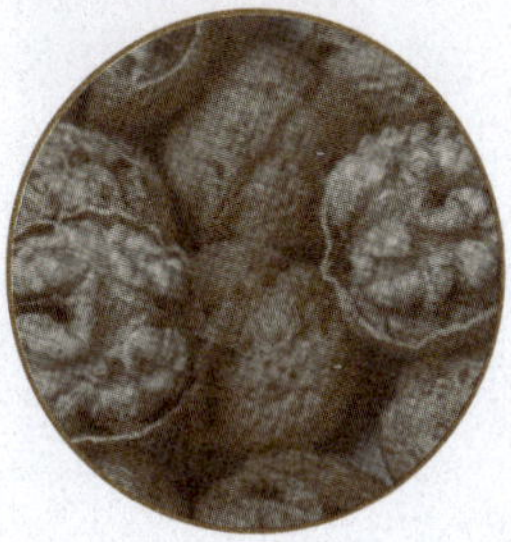

核桃仁

可润肠通便补虚，减轻痔疮脱出、便血症状。

缺乏、心悸、浮肿、烦躁不安、情绪不宁等症状。所以，痔疮病人最好是初期发现的时候及早就诊，以免发展至严重。

痔疮的形成与大肠是紧密相关的，平时要多注意肠道的保养。特别是便秘问题，一定要及早解决，这可是造成痔疮的“帮凶”。在日常生活中，多注意观察排出的粪便，如果出现大便稀薄、变细变形、排便次数增多、大便带黯红色血丝或血块，或出现不明原因的腹痛、消瘦、贫血等表现时，应及早到医院找专科医生就诊。

饮食是预防痔疮、减轻症状、减少复发的重要因素，所以我们平时在饮食上也要多加注意。便秘的人容易得痔疮，平时多吃些润肠通便的食物，如银耳、百合、韭菜、茭白、芹菜、菠菜以及酸奶、蜂蜜、芝麻、松子、核桃等含有丰富纤维素的食品，可以促进肠胃蠕动，润肠通便。痔疮病人特别注意要少吃或不吃含辛辣刺激性的食物，如辣椒、芥末、姜、辣椒、生姜、八角茴香、蒜、葱及白酒、黄酒等，因为这些食物对直肠、肛门的黏膜皮肤会造成刺激，加重痔出血、脱出的症状。饮食不宜过多、过饱，以免因大便干燥、排出困难而加重痔疮，增加治疗难度。

除了饮食上要注意外，痔疮病人在生活上也要注意加强锻炼，这样有助于身体的血液循环。还要养成定时排便的习惯。大便时间不宜过长，常注意保持肛门周围清洁等，这些有助于病情的治疗和恢复。

7.锻炼大肠经有法

手阳明大肠经简称大肠经，起于商阳穴，止于迎香穴，左右各21穴，连接了口、牙齿、鼻、肺、大肠、上肢等部位。平常可以通过拍打大肠经和掐揉谷合穴来锻炼大肠经。经常拍打大肠经可以治疗牙痛、咽喉肿痛、上肢麻木、腹痛肠鸣、便秘腹泻等病症。

润肠治便秘减肥粥食谱

葵菜粥

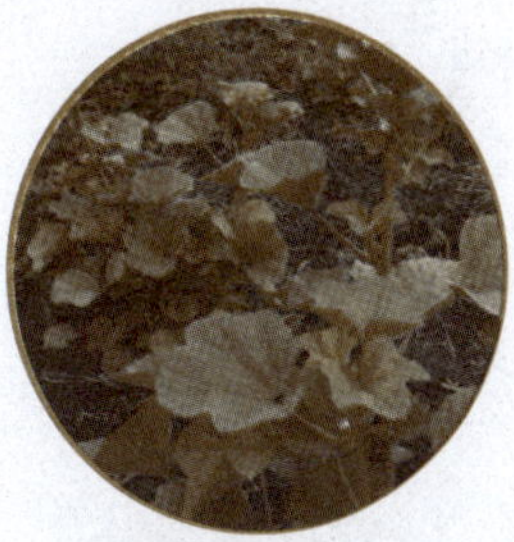

鲜葵菜100克，大米50克。将葵菜洗净，切细备用。大米淘净，放入锅中，加清水适量煮粥，待熟时调入葵菜，再煮一二沸服食。每日1剂，连续3～5天。可清热润肠，凉血解毒。

郁李仁粥

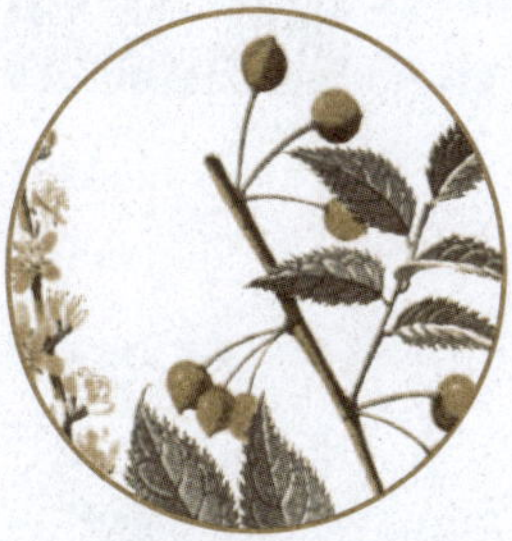

郁李仁10克，大米100克。将郁李仁择净，捣碎，放入锅中，加清水适量，浸泡5～10分钟，水煎取汁，加大米煮为稀粥即成。每日1剂，连续2～3天。可润肠通便，利水消肿。

麻子仁粥

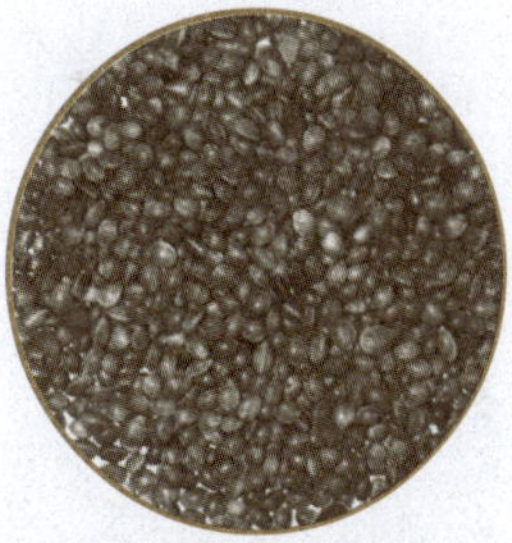

火麻仁20克，大米100克，白糖适量。将火麻仁择净，放入锅中，加清水适量，浸泡5～10分钟，水煎取汁，加大米煮粥，待熟时调入白糖，再煮一二沸即成。每日1剂，连续3～5天。可润肠通便，滋养补虚。

香蕉粥

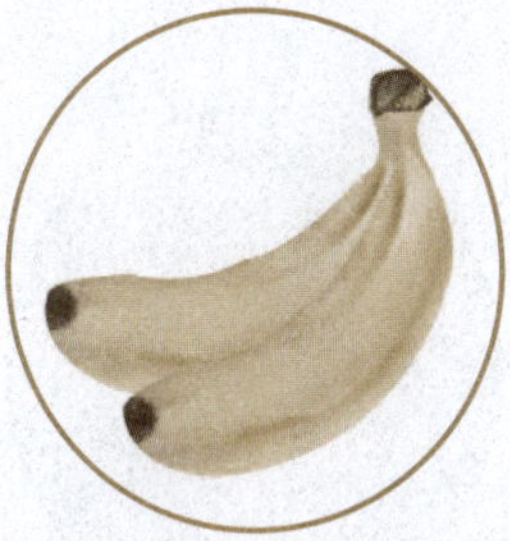

香蕉2个，大米50克，白糖适量。将香蕉去皮，择净，捣泥备用。取大米淘净，放入锅中，加清水适量煮粥，待熟时调入香蕉、白糖，再煮一二沸即成。每日1剂，连续3～5天。可清热润肠，润肺止咳。

蜂蜜粥

大米50克，蜂蜜适量。将大米淘净，放入锅中，加清水适量煮粥，待熟时调入蜂蜜，再煮一二沸即成。每日1剂，连续3～5天。可补中缓急，润肺止咳，润肠通便。

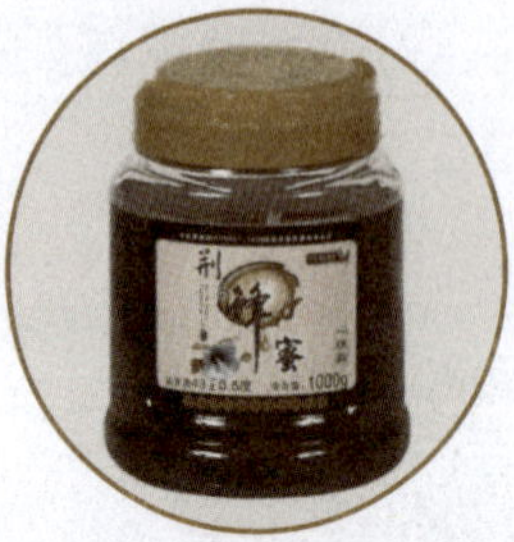

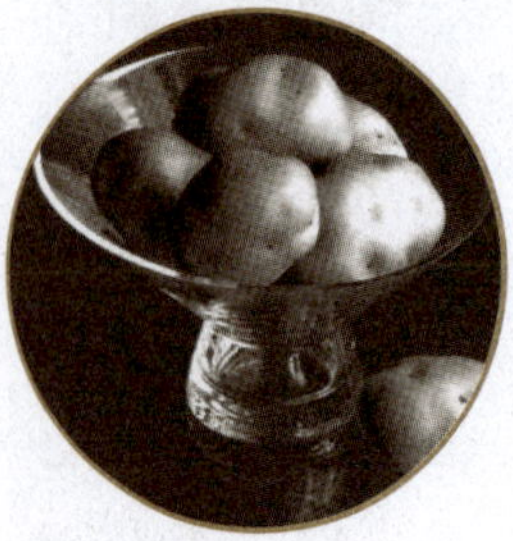

土豆粥

土豆100克，大米50克。将土豆去皮，洗净，切丁，与大米同放入锅中，加清水适量煮粥服食。每日1剂，连续3～5天。可益气健脾，解毒通便。

麻油拌菠菜

新鲜菠菜250克，食盐、麻油少许。将菠菜洗净，待锅中水煮沸，放入食盐，再把菠菜放入沸水中烫约3分钟取出，加入麻油拌匀即成。常食有效。

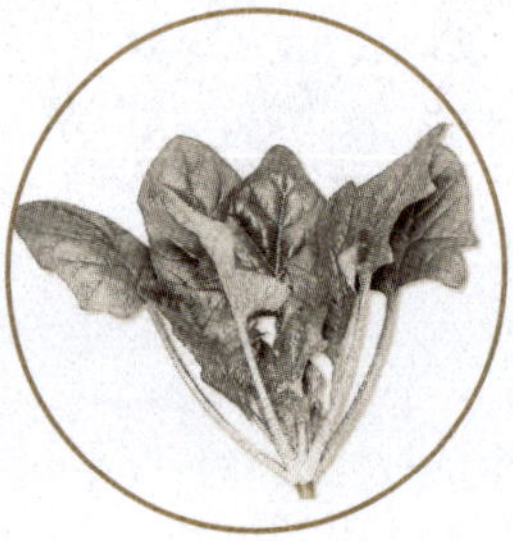

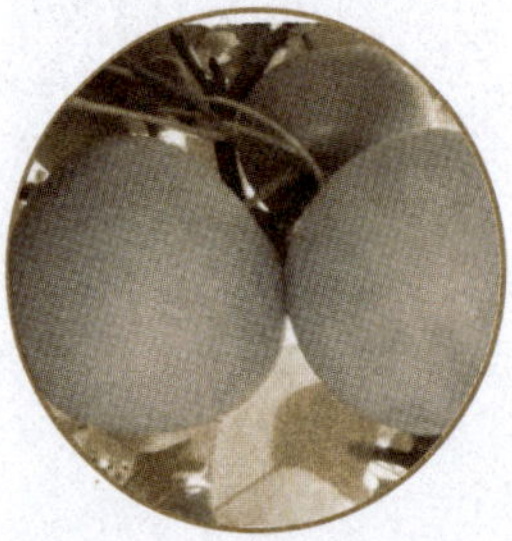

北杏炖雪梨

北杏10克，雪梨1个，白砂糖30～50克。将北杏、雪梨、白砂糖同放碗中，加适量清水，隔水蒸熟（1小时）即食。喝汤吃梨，常食有效。

无花果蜜糖粥

大米50克洗净，放入锅中，加水适量，待粥沸后放入无花果30克即成。喝粥时调入蜂蜜。

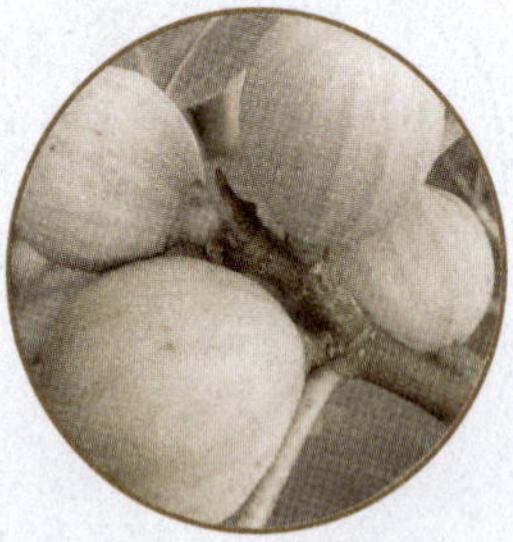

方法

右手握空心拳，手臂弯曲，伸向左侧，左手自然下垂。用右手从手腕开始往上拍打，经过肘部，直到肩。然后换左手拍打右臂。左右各6分钟即可。拍打时注意手法不能太重。每天坚持1次，可保持大肠经气血旺盛，肠道畅通，从而减少便秘和腹泻的可能。另外，经常拍打，还能舒缓手臂的疲劳和疼痛，缓解紧张，放松身心。长时间坐着操作电脑的白领和开车的司机，工作劳累一天后，会觉得手臂酸麻无力，甚至可能感觉疼痛，经常拍拍大肠经可以很好地改善这种状况，从而更好地投入到工作中去。何乐而不为呢？

大肠经在手上还有一个很重要的穴位，就是合谷穴。合谷穴的取

手阳明大肠经

手阳明大肠经简称大肠经，起于商阳穴，止于迎香穴，连接了口、牙齿、鼻、肺、大肠、上肢等部位。

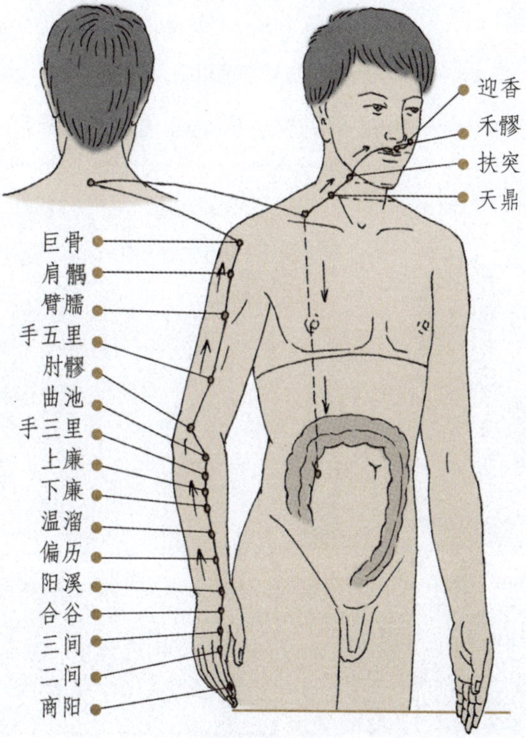

穴方法:用一只手的拇指第一个关节正对另一手手掌虎口边，拇指向下按压，指尖所指处就是合谷穴。根据经络理论以及实践证明，只要按摩合谷穴，就可以使合谷穴所属的大肠经脉循行之处的组织和器官的疾病减轻或消除，可以保障健康。由于大肠经从手走头，按摩合谷穴凡是头面上的病，如头痛、发热、口干、鼻出血、脖子肿、咽喉病以及其他五官疾病都可以得到缓解和治疗。在按摩时，两手可交替按摩，以拇指屈曲垂直按在合谷穴上，做一紧一松的按压，频率为每2秒钟1次，即每分钟30次左右。按压的力量需要有一定的强度，穴位下面以出现酸、麻、胀的感觉，即有“得气”现象为宜。此方法不仅能够预防和治疗面部的眼、耳、鼻、口腔、咽喉的疾病，如咽喉肿痛、感冒鼻塞、咳喘等，而且还对便秘、腹泻、呕吐甚至难产等诸多病症疗效甚好。需要注意的是，大肠经的保养和锻炼有时间性，最好是早上的5～7点，因为这个时候的大肠经气血最旺，锻炼效果最佳。

锻炼大肠经

按揉合谷穴可以有效缓解和治疗头痛、发热、口干、鼻出血、脖子肿、咽喉病、便秘、腹泻、呕吐等病症。

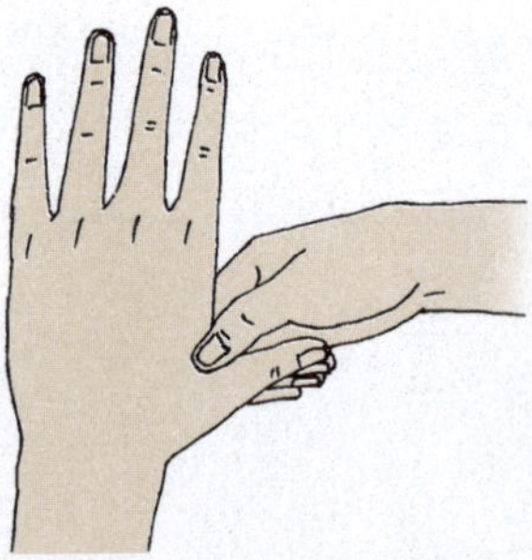

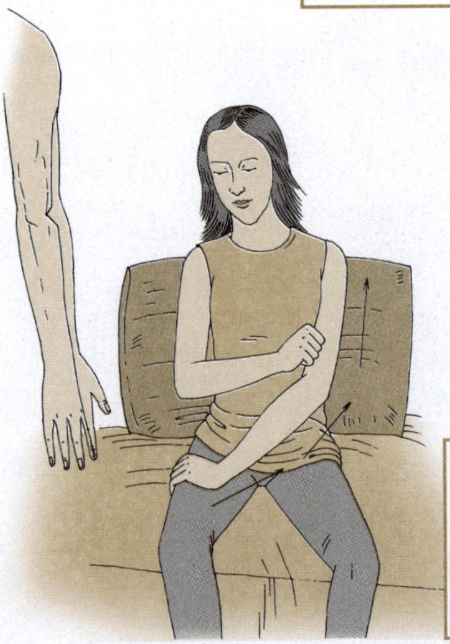

拍打大肠经可以治疗牙痛、咽喉肿痛、上肢麻木、腹痛肠鸣、便秘腹泻等病症。

第五章

辰时

《黄帝内经》认为：“人以胃气为本。”《素问·五脏别论篇》指出：“胃者，水谷之海，六腑之大源也。”意思是说，胃是储存饮食的器官，有“水谷之海”之称，是生成营养物质供给五脏六腑运行的源泉，是人赖以生存的根本。可见胃对于人体来说是相当重要的。

辰时

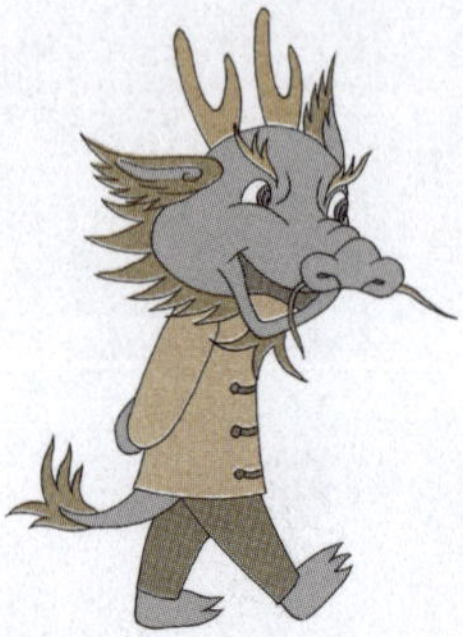

7:00 ~ 9:00

辰时又称食时、早时。顾名思义，是吃早饭的时间，是天地阳气最旺、脾胃活动最强之时。经过了一夜消耗，必须要补充营养。所以早饭一定要吃饱，并且要营养均衡。

1.阴气极盛，胃经当令，及时补充

辰时，是指早上7 ~ 9点这段时间。此时太阳已经升起来了，温暖的阳光照射着大地，人感觉特别舒服。辰时在十二生肖中对应的是龙，“生龙活虎”“龙腾虎跃”都是形容龙的。将它与辰时对应，说明此时人应当“生龙”一样活跃。但是经过一夜的消耗，胃里的食物早已消化殆尽，正在唱着“空城计”呢，怎么能生动起来呢？所以当务之急就是吃东西，补充能量。此时恰好是胃经当令，食物经胃的吸收和消化，很快就能转化成人体所需的能量了。这就是为什么吃完早饭后，人立刻感觉精神抖擞的原因了。

《黄帝内经》认为：“人以胃气为本。”《素问·五脏别论篇》指出：“胃者，水谷之海，六腑之大源也。”其意思是说，胃是储存饮食的器官，有“水谷之海”之称，是生成营养物质供给五脏六腑活

阳气极盛，胃经当令，及时补充

辰时，天地阳气最旺，胃经当经，脾胃活动最强。经过了一夜的消耗，必须要补充营养。

不吃早餐，百害而无一利

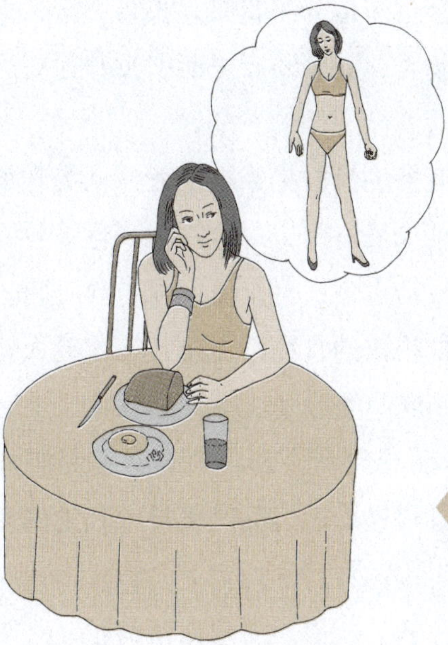

不吃早餐会导致人体的消化系统紊乱，从而产生胃炎和胃溃疡甚至胃癌等，还可能间接导致其他疾病。

《黄帝内经》认为："人以胃气为本。"其意是指胃是人赖以生存的根本。可见胃对于人体来说，是相当重要的。

不可忽视的早餐

辰时，脾胃对食物的消化吸收能力极强，能迅速把吸收的能量转化成精血输送到全身。

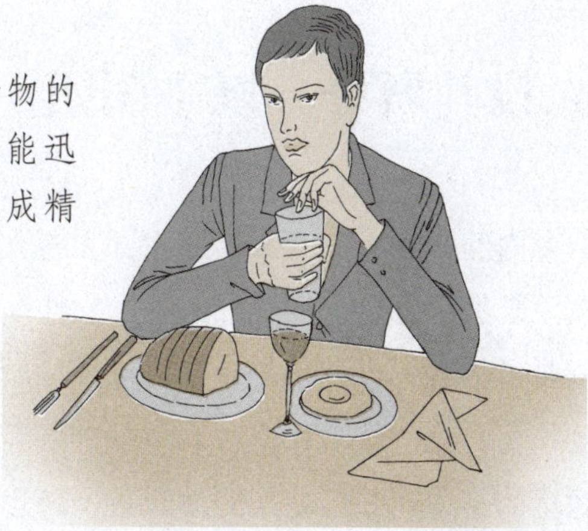

动的源泉，是人赖以生存的根本。可见胃对于人体来说是相当重要的。

随着生活节奏的加快，很多人为了节约时间，便养成了不吃早餐的不良习惯，很快便得了胃病，经常要忍受胃痛的折磨。我们常说“身体是革命的本钱”，有一个健康的身体才能更好地工作。所以，我们要顺应人体规律，在特定的时间里做特定的事情。在吃饭的时间要吃饭，否则，胃经无事可做，就会过多地分泌胃酸，长久下来，人就很容易得胃溃疡、胃炎、十二指肠炎，甚至还有可能引发其他更严重的病变。

有很多爱美的女孩，为了保持苗条的身材拒绝吃早餐，认为吃早餐会使身体变胖，这是一种误解。因为辰时脾胃对食物的消化吸收能力极强，能迅速把吸收的能量转化成精血输送到全身，以供养脏腑。此时适量地进食，胃经完全有能力把摄取的食物消化掉并转化成人体所需的能量，而不是储存成脂肪。不吃早餐或毫无规律的饮食，更有可能导致人体的消化系统紊乱，从而导致胃炎和胃溃疡甚至是胃癌等。除了胃部疾病，不吃早餐或者吃得过少还可能间接导致其他的疾病，如心脑血管病、肝胆疾病等。

由此看来，不吃早餐百害而无一利。所以，要想保持健康，必须从重视早餐开始!

2.投其所好，以平阴阳，营养搭配

《黄帝内经》载：“有胃气则生，无胃气则死。”表明了吃早饭的重要性。既然早餐要吃，那怎么吃，吃什么好呢?

我们要了解胃，投其所好，知己知彼。所以得知道胃喜欢什么，容易吸收什么，我们就吃什么。其中一个判断法，就是吃下去的食物不会引起胃的不适，并且能很好地吸收，转化成人体所需的能量，像

不吃早餐的危害——胃炎

胃炎是胃黏膜上皮遭到各种致病因子的反复侵袭而引起的慢性胃黏膜炎性病变。病人胃部常有疼痛和饱胀感，每次进食量不多，却觉得过饱而不适，常伴有嗳气、反酸、胃灼热、恶心、呕吐、食欲缺乏、消化不良等现象。由于进食少、消化不良，可产生营养不良、消瘦、贫血和虚弱。

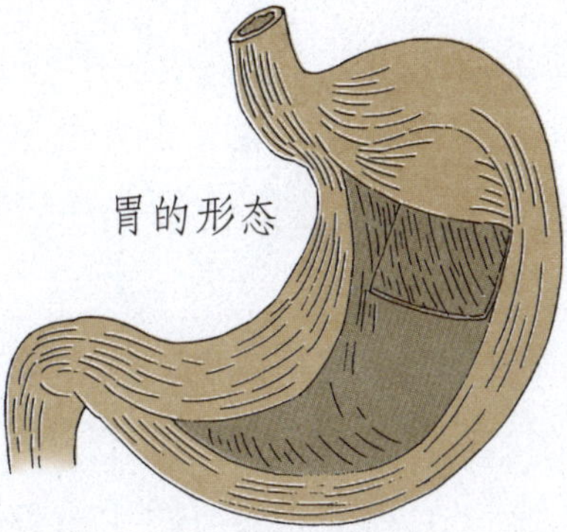
胃的形态

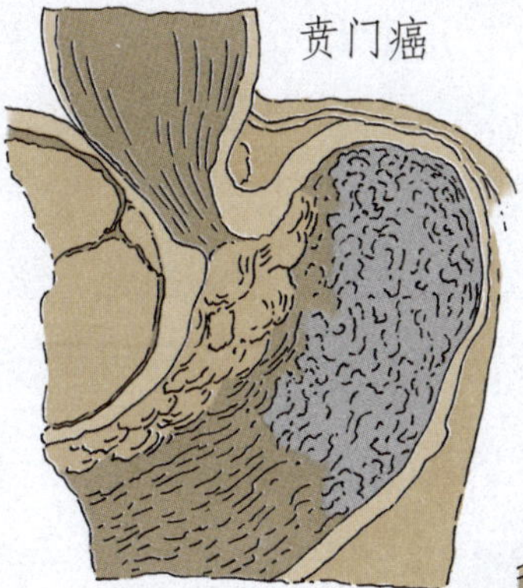
贲门癌

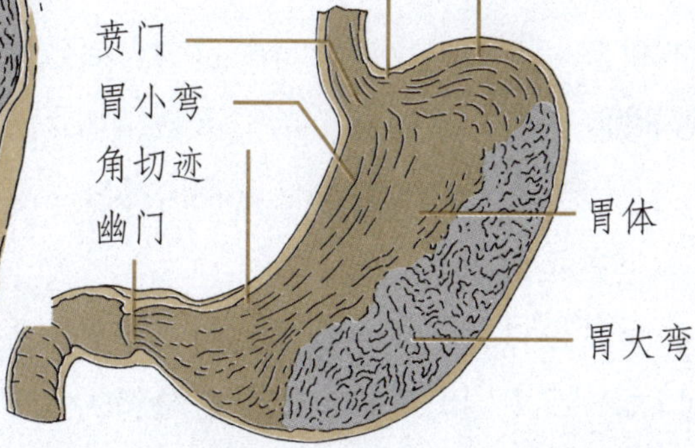

胃的结构

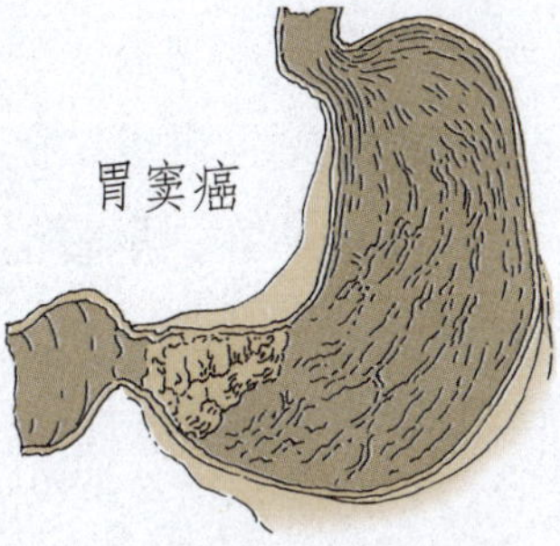
胃窦癌

胃癌是我国常见的恶性肿瘤之一，在我国发病率居各类肿瘤的首位。早期胃癌多无症状或仅有轻微症状。当临床症状明显时，病变已属晚期。因此，要十分警惕胃癌的早期症状，以免延误诊治。

一些温热的食物。其中特别值得一提的就是粥了。清粥配小菜，既营养又开胃，是再理想不过的早餐了。中国人早已养成了早起喝粥的习惯，已形成了中国独特的粥文化。粥不仅能充饥，更是一道非常理想的食疗药方。我们知道，白米熬煮温度超过60℃就会产生糊化作用，因此非常容易消化，不会引起胃的不适。另外，它还有调养肠胃、增强食欲、防止便秘、预防感冒和延年益寿的功效。所以早餐喝粥是非常不错的选择。

早餐宜忌

早餐不宜吃太凉的食物，像一些冰凉的果汁饮料，甚至凉水，否则容易引起胃寒。足阳明胃经工作于辰时，此时阳气最盛，多气多血，气血遇冷则会凝滞。太寒的食物会导致胃经气血不畅，可能会引起胃痉挛，导致胃不适。长时间下来，导致肠胃功能下降，营养跟不上，人看起来面色枯黄，精神不振，瘦弱。正常情况下，胃部会分泌黏液保护胃壁，分泌消化液及胃酸来帮助消化。所谓的胃寒是因气不够所致，气不足指胃功能低下、胃部肌肉弹性不够，影响蠕动及分泌液的供应。因为消化液及胃酸过少，以致胃口呆滞、食欲缺乏，整天感到腹胀口淡，有时甚至烦闷欲呕。如果感觉有以上的症状出现，那可能是因为进食太多寒凉性食物的缘故了。

早餐搭配

早餐也可以尽量丰富些，但要注意营养的搭配。如果清粥无味，可以加一些不同的配料。像补血健脾的大枣，美白润肤的薏苡仁，益气补血的当归，清心解暑的荷叶等。不同的搭配，口味不一样，营养价值也不尽相同。除了粥里加作料，也可以再配一些其他的食物。像可口的蔬菜、荷包蛋，或者是一份瘦肉、一个水果等。

现代人生活水平在不断地提高，如何营养又健康地饮食也引起越来越多人的关注和思考。养生是一门学问，养生无处不在，早餐也包含着丰富的养生知识，健康的生活从重视早餐开始吧！

宜食清粥小菜

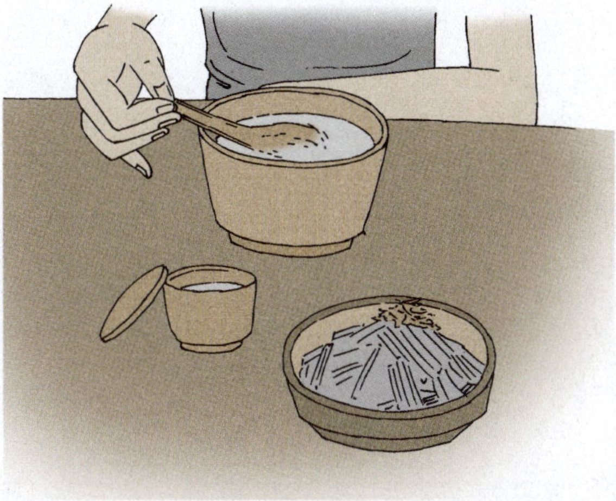

中国传统的早餐，清粥配小菜，既营养又开胃。

早餐不宜吃凉的东西

太寒的食物会导致胃经气血不畅，可能会引起胃痉挛，导致胃不适。

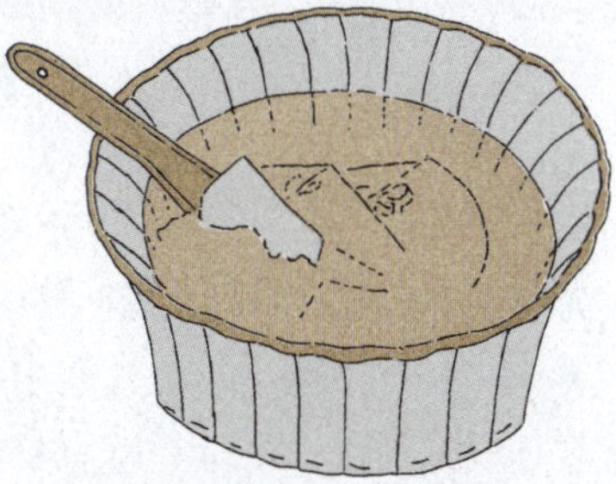

不同人群的营养早餐食谱

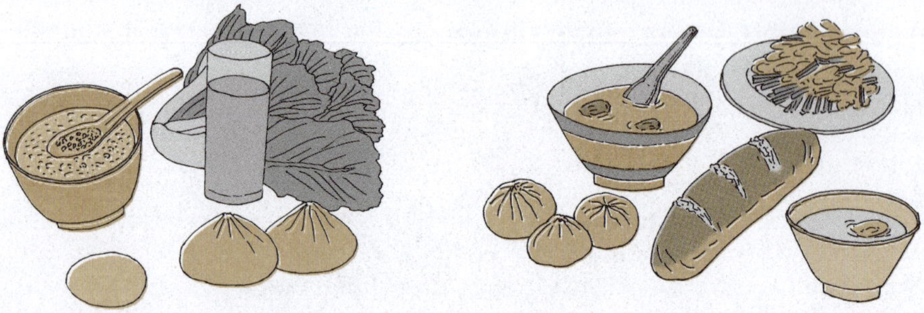

幼儿早餐

幼儿正值生长发育的旺盛时期，应当注重补充丰富的蛋白质（蛋白质食品）和钙（钙食品），尽量少吃含糖较高的食物，以防引起龋齿和肥胖。如果在条件许可的情况下，幼儿的早餐通常以1杯牛奶、1个鸡蛋和1个小面包为佳。

青少年早餐

青少年时期身体发育较快，是肌肉和骨骼生长的重要时期，需要足够的钙、维生素C、维生素A （维生素食品）等营养成分，尤其是要保证充足的热量供应。青少年比较合理的早餐是1杯牛奶、适量的新鲜水果（水果食品）或蔬菜（蔬菜食品）、100克干点（面包、馒头、大饼或饼干等含糖类较高的食品）。

中年人早餐

为了减缓中年人衰退的过程，除了要保持乐观的情绪和进行必要的体育锻炼之外，合理地搭配膳食也非常重要。中年人的饮食，既要含有丰富的蛋白质、维生素、钙、磷等，还应保证低热量、低脂肪，适当地控制糖类的摄入量。中年人较理想的早餐是1个鸡蛋、1碗豆浆或1碗粥、少量干点（馒头、大饼、饼干和面包均可）。

老年人的早餐

老年人的新陈代谢已经较中年时期有了很明显的衰退，所以必需的营养成分非但不能减少，还需适当增加，尤其是要保证钙的供应，以防止老年人的骨质疏松。老年人的早餐除了供应牛奶和豆浆以外，还可多吃粥、面条、肉松和花生酱、芝麻酱等既容易消化又含有丰富营养及含钙质丰富的食物。

孕妇早餐

妇女怀孕期间，孕妇和胎儿都需要足够的热量和营养，早餐更应该讲究些。营养学家指出，孕妇应多吃些含铁丰富的食物，不要挑食或偏食，以防发生缺铁性贫血，而危及孕妇和胎儿的健康。孕妇的早餐至少要吃1个鸡蛋，1杯牛奶加麦片，并且要注意吃些新鲜的水果，以保证维生素和其他营养的需要。

3.拍拍打打话美丽

胃经舒畅，气血充盈，是美丽的保障。要想保持美丽的容颜，要时常敲打胃经。

美丽与否与胃经息息相关。爱美之心人皆有之，这一天性在女性身上更是发挥得淋漓尽致。为了使自己达到年轻美丽的目的，可谓八仙过海，各显神通，不少女性都有自己独到的见解和做法。但是却很少有人知道，美丽与否，还与我们身体内的胃经密切相关。众所周知，想要更漂亮，除了外在的保养，内在的调理更为重要。内在调理就包括对胃经的调理。脾胃功能好，胃经舒畅，才能保证脏腑气血充足、旺盛。女子只有气血足，精气旺，才会面色红润，光彩照人。“面若桃花”是古时候形容女孩子漂亮经常用到的一个词，除了赞美女子外在的容貌美之外，我想更重要的应该是她由内而外散发出的生机和活力，这才是摄人心魄之美。“面若桃花”从侧面也说明女子的胃经畅通，气血充足，身体非常健康。

要找到胃经的位置并不难。它起于鼻，交会鼻根处，向下沿鼻外侧，进入上齿槽，出来夹口旁，环绕口唇，向下交会于颏唇沟，向两侧至下颌角，向上经耳前、颧弓，沿发际，至额颅中部。它外行的主干，从锁骨上窝向下，经乳中等穴，向下经夹脐两旁，进入气街。

足阳明胃经

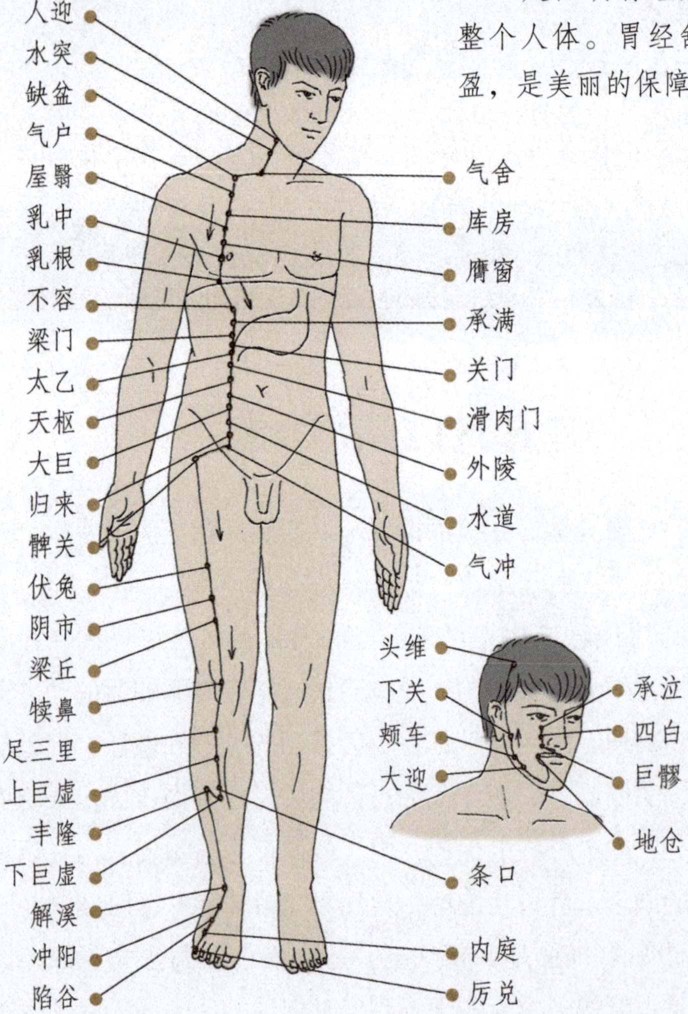

足阳明胃经从头到足贯穿整个人体。胃经舒畅，气血充盈，是美丽的保障。

胃经有4条支脉，第一条从下颌角前，经颈动脉部，沿喉咙，进入缺盆，通过膈肌，属于胃，络于脾；第二条从胃口向下，沿腹里，在腹股沟动脉处与外行的主干相会合，由此下行，经髋关节前，沿腿外侧，上足背，进入第三趾内侧趾缝，出次趾末端；第三条从膝下3寸处分出，向下进入第三趾外侧趾缝，出第三趾末端；第四条从足背分出，进大趾趾缝，出大趾末端，接足太阴脾经。从图上可看出，胃经从头到足贯穿整个人体，只要保证它通畅无阻，气血自然就旺盛。气血充足，人自然就健康漂亮。

那么如何来调理胃经呢？这里有一个很简便的方法介绍给大家，既不用花太多钱也不会浪费许多宝贵的时间，那就是利用闲暇时间多拍打足阳明胃经。我们从面部开始，用双手十指指腹，轻轻向下按压。颈部可用手掌轻轻拍打。颈部以下到腿部则可以改为捶打。力度可以逐渐加强，但不能太用力，视身体承受能力而定。

按摩脸部，敲打腿部

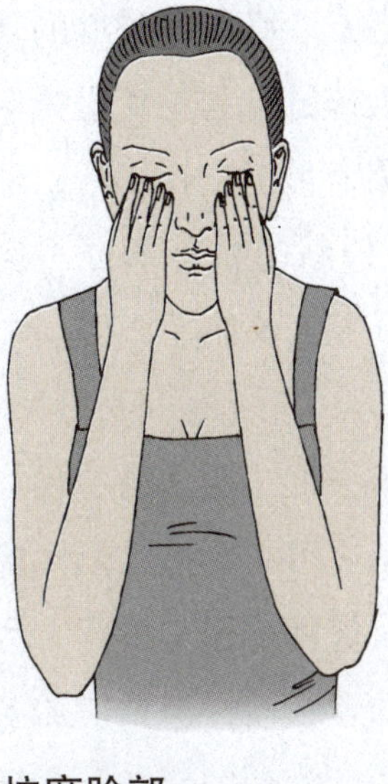

按摩脸部

双手干揉脸部，可以疏通经过脸上的这一段胃经。

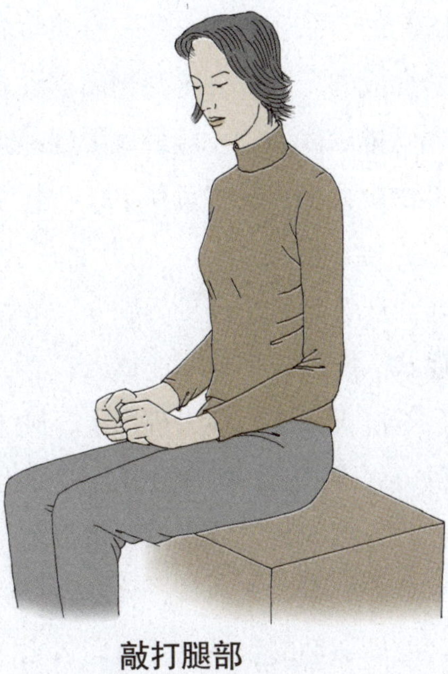

敲打腿部

有助于疏通胃经，保持气血畅通。

想要美丽，有很多诀窍，简单实用的方法更值得采用。希望以上介绍的方法能使您更健康美丽！

4.早起无精打采，肝火太旺

《黄帝内经》上说："怒伤肝，喜伤心，思伤脾，悲伤肺，恐伤肾。"愤怒的情绪会伤到肝脏，肝火太旺又将会影响脾胃，引起食欲缺乏、精神萎靡。可以通过饮食调理并辅助穴位按摩以降肝火。

脾胃和肝脏均属于人体的消化器官，两者关系非常密切，就像亲兄弟一样，只有和睦相处，通力合作，才能保证食物在人体内正常地消化、吸收和代谢。我们知道，胃的主要功能是储存吸收食物，肝则是消化系统里的一道过滤屏障，所有经胃消化的食物营养进入血液都要经过肝脏过滤，把食物里含有的毒素过滤掉。像一些油炸、辛辣、腌制的食品，包括一些带有化学农药及添加剂处理的食物，甚至是化学合成的药物等，这些物品都含有大量的毒素，必须经过肝的处理后才可排出体外，才能最大限度地减少其对人体的危害。胃里摄取的有毒物质太多，肝超负荷工作，长期过度劳累，最终支撑不住，引起肝脏充血，肝火上升。肝火太旺最直接的反应就是精神不振、食欲下降，严重者可出现头昏脑涨、心情烦躁、易怒、失眠、阳痿、早泄等症状。所以，一定不能掉以轻心。

肝火太旺，很大程度上反映出我们胃里摄取了太多的有毒物质。所以要降肝火，首先要从调理饮食开始。早餐可以喝粥，粥性温、味甘，如糯米粥、紫米粥，可以加一些大枣，健脾养胃又护肝。另外要尽量少吃或不吃油炸、腌制及刺激性太强的食物。经过化学加工，如含有添加剂的食品也要避而远之。喷洒过化学农药的蔬菜、水果一定要清洗干净再吃。

中医很讲究穴位疗法，通过按摩穴位，可以打通经脉，促进血液循环，从而达到祛病治病的效果。我们也可按摩阳陵泉穴来降肝火。阳陵泉穴位于人体的膝盖斜下方，小腿外侧之腓骨小头稍前凹陷处，以拇指用力按压，持续按摩3分钟。此法对降肝火疗效很好。

要想肝不上火，就得多注意脾胃的保养。这样才能吃什么都香，身体倍儿棒。

按压阳陵泉穴

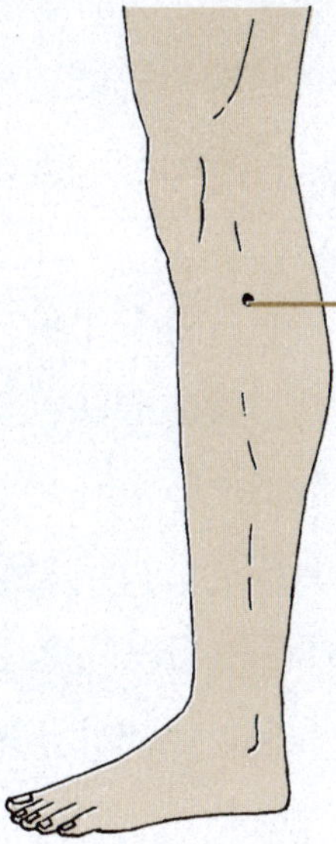

拇指用力按压3分钟。坚持按摩可以有效降肝火。

阳陵泉穴位于人体的膝盖斜下方，小腿外侧之腓骨小头稍前凹陷处。

5.足三里的秘密

俗话说“三十而立”。就年龄上来讲，30岁正是一个人逐渐走向成熟，并开始努力奋斗、开创事业的黄金时期。从生理上来讲，30岁以前，人的生理功能逐渐成熟，30岁达到一个顶峰。但“盛极必衰”，此时也预示着衰老的开始。表现之一就是足阳明胃经中的阳明之气由全盛开始减弱，人的疾病也悄然而至。但如果能抑制住阳明燥金之气，自然就可以延缓人的衰老及疾病的到来。

《黄帝内经》认为，通过按摩、针灸足三里可以达到延缓机体衰老、增加人体寿命的目的。有句古话说："若要安，三里常不干。"意思是说，想要健康长寿，就要经常在三里穴处做艾灸。即用艾绒直接放在足三里穴上点燃，在艾炷快要燃尽又感觉很烫的时候，继续把它留在穴位处，造成穴位处烫伤，并且保持它化脓不干的状态。听起来好像很恐怖，但是也不是没有一点儿医学道理的。足三里是足阳明胃经的合穴，通过艾灸可以把热气通过此穴位传达到体内，消除部分的阳燥之气，以达到祛病的目的。为了避免烫伤，还可以采取相对温和的隔物灸法。就是在艾条与皮肤间垫上姜片等物，此法较前面的方法效果要相对弱一些。但如果多做几次，也能达到同样的功效。

除了做艾灸，我们还可以通过按摩足三里穴来达到保养健身、延年益寿的目的。足三里是四总穴之一。"拍打足三里，胜吃老母鸡"。因此，平常可以多拍打足三里。足三里的位置在犊鼻穴（即外膝眼）下3寸，胫骨前脊外1横指处。操作方法：坐在凳子上，四指并拢弯曲，按放在小腿外侧，用拇指指端按放在足三里穴处，做点按活动，一按一松，连做36次。两侧交替进行。或者坐着，小腿向前伸，使腿与凳保持约120°，食指按放在足三里穴上，将中指放在食指上加压，两指一起用力，按揉足三里穴，连做1分钟，左腿按揉完了再换右腿。每天坚持做，效果良好。

不过要注意的是，做艾灸和按摩足三里时，最好是选择辰时（7~9点），这个时候气血流注胃经，胃里血气充足，胃经活动最旺，艾灸或按摩足三里穴会事半功倍。上班族早上没时间做艾灸，可以利用坐公交车的时间进行穴位按摩。

想要身体健康，益寿延年，不必天天喝鸡汤，灸疗、按摩足三里，帮您轻松来实现！

足三里

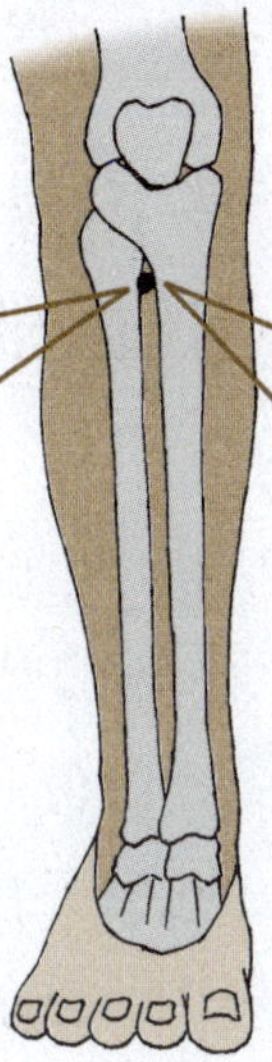

艾灸足三里的滋补效果是最好的，胜吃老母鸡。

足三里的位置在外膝眼下3寸（约4横指），胫骨前脊外1横指处。

艾灸足三里

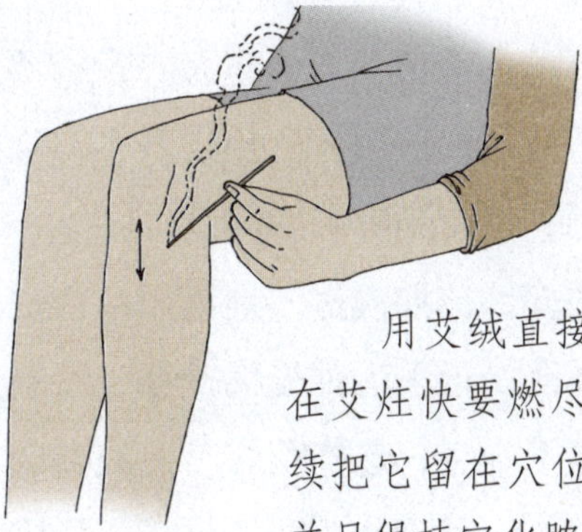

用艾绒直接放在足三里穴上点燃，在艾炷快要燃尽又感觉很烫的时候，继续把它留在穴位处，造成穴位处烫伤，并且保持它化脓不干的状态。

按揉足三里

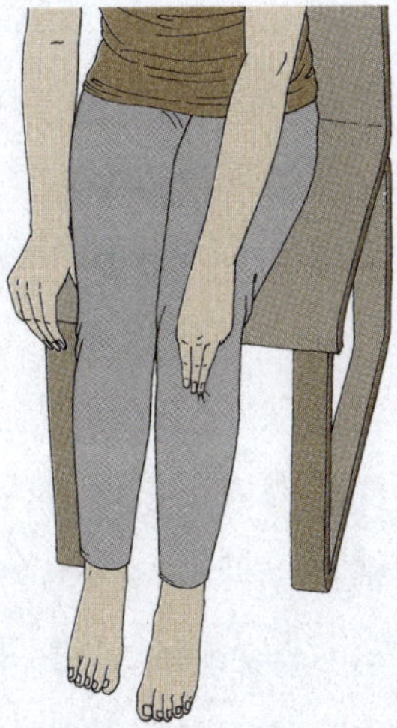

坐势，小腿向前伸，使腿与凳保持约120°，食指及中指按在足三里穴位上，两指一起用力，按揉足三里穴。

6.长青春痘是因体内积存的热气太旺而引起的

青春痘也叫痤疮、粉刺。人群中，除儿童外，有50%～70%的人不同程度地出现过这种疾患。尤其处于青春期的青少年，更为普遍。青春痘多长在面部及胸、背、肩等部位，而面部最为常见。通常是圆锥形的小红疙瘩，有的有黑头，化脓了有白点，有的会痛、痒。出现青春痘的原因在哪里呢？从中医学的观点来分析，青春痘多是由于体内积存的热气太旺而引起的，体热太旺往往与胃寒有关。

青春痘与胃有什么关系呢？胸、肩背及脸，特别是鼻、嘴唇周围这些地方，是易出现青春痘的部位，胃经正好经过这些部位。如果胃经出现异常，会通过这些部位反映出来。出现青春痘从侧面可以反映出胃肠功能所出现的问题，也就是胃寒的问题。

造成胃寒的原因有很多，比如说过多地食用冷饮。现在的饮料品种繁多，各种口味应有尽有，很多人都爱喝饮料，特别是冷饮，不光炎热的夏天喝，冬天也离不开它，这样就容易造成胃寒。一般而言，我们体内的温度是恒定的，一旦身体遭寒气侵袭，身体就会本能地用内部的热量来抵御寒气，这种热是燥火。就像攻城一样，一个想全力攻打进去占领它，另一个则想要努力守住城墙把外寇赶走。一个采用冷水攻，另一方想靠火守，结果城是守住了，但由于燥火太旺，不停地往外攻，皮肤就成为它的出口，形成痤疮（青春痘）。

青春痘为什么爱长在年轻人脸上，而中老年人却很少出现呢？这是因为年轻人年轻气盛，血气方刚，气血在人体中上下蹿动，胃里一有寒气，就会被体内的燥阳之气快速裹挟着往上蹿，四处寻找着突破口，脸部皮肤便成了最好的通道，青春痘便产生了。

长期精神压抑、紧张也会造成胃寒，导致脸上容易长青春痘。这也是为什么有些人过了青春期，脸上的痘痘还没有消退的原因。平时

引起痤疮的原因

肺经风热证

颜面潮红，粉刺焮热、瘙痒或有脓疱，苔薄黄，舌红，脉细数等。

脾胃湿热证

皮疹红肿瘙痒，常伴有大便不畅，消化不良，腹胀，苔黄腻，脉滑数等。

肝气郁结证

多见于女子，皮疹反复发作，与月经周期有明显关系。

肝肾阴虚证

多见于30岁以上的成年人，皮疹色红不鲜，常见面色晦暗，色素沉着，神疲乏力，苔薄白，脉濡滑等。

皮肤是五脏的镜子。痘痘的产生主要与五脏六腑关系密切，与脏腑功能失调息息相关。

工作、生活压力太大，精神负担重，很容易影响食欲，食物的消化吸收能力也在下降，长期如此，胃寒便出现了，而自身为了抵御寒气，体内的燥火包挟着寒气往上蹿，能过脸孔部皮肤这个出口宣泄出去，皮肤上便出现一个个此起彼伏的小红土丘了。

胃寒会导致痤疮，要防治应首先调整饮食习惯，少喝冷饮，多吃富含纤维的蔬菜水果，如菠菜、胡萝卜、西红柿、地瓜等。要多喝水，记住每天要喝足够量的水！年轻人要学会自我调节，放松心情；要注意劳逸结合，保持精神愉快，保证每天8小时的睡眠，拒绝熬夜。这些对痘痘治疗十分有益。肠胃不好者，要养成定时排便的习惯，每天晨起即喝杯白开水，早餐喝杯牛奶，促使大肠菌产生乳酸，促进肠蠕动。平时多注意面部的清洁，做好隔离和防晒工作等。

7.胃热的人易出现口臭

很多人都面临口臭的尴尬，不仅自己觉得难受，也会让别人感觉厌恶。虽然算不上是致命的疾病，但也不能小看它。它不但会使人不敢近距离与他人交往，甚至影响正常的人际、情感交流，还会对自己的心理产生一定的伤害，形成自卑的心理，让人“有口难言”。

在中医学上来讲，口臭多与胃热有关。胃热的人往往还会伴随便秘、胃痛、消化不良、烦躁等症状。由于胃热引起的胃肠疾病，更加剧了口臭，如胃癌、肠癌等，食物堆积太多，发生内容物潴留，不能及时排空，内容物异常发酵，产生特别的气味。这些气味反流入口

● 消痘小秘诀

养生小提示

1.用茶叶水（温热的）涂在痘印处，茶水最好用绿茶水，因为绿茶有消炎的作用。

2.每天早晨用温水洗脸，里面加一些白醋，可以消炎、镇痛还能美白。常用温水洗脸，因为冷水不易去除油脂，热水促进皮脂分泌。不要用刺激性肥皂，做好保湿工作，使皮肤油水平衡。

3.多喝水（每天至少8杯），多吃蔬菜水果，少吃脂肪、糖类和辛辣等刺激性食物，保持大便通畅。

4.早上起来空腹喝一杯蜂蜜水，然后早晚吃皮肤血毒丸，配喝蜂蜜水效果更佳。

5.多吃富含维生素C食物，如士多啤梨、奇异果、提子、西柚。 避免吃刺激及深色素的食物，例如咖啡、奶茶、木瓜。建议由内到外治疗会比较有效。可试用粗盐在面上轻轻打转地磨，约2分钟，洗去。再按平日方法抹上爽肤水即可。

6.因痘瘢需要比较长的时间和耐心，充足的睡眠，不要经常熬夜，不吃辛辣、有刺激性的食物。

7.不要用手挤压痘痘，以免引起化脓发炎，脓疮破溃后形成瘢痕和色素沉着，影响美观。

腔，则会出现口腔异味，口臭便产生了。

如何来防治口臭呢？平时多注意口腔清洁只是一方面，还要从根源处入手。所以，治口臭还得要消除胃热。我们可以借助一些重要的穴位来消除胃热，像劳宫、金津、玉液、内庭这几处穴位都有清除胃热、治疗口臭的功效，经常按摩它们，口气会慢慢变得清新起来。

内庭是胃经的荥穴，在足背的第2、3趾趾缝间。荥主身热。按摩内庭有消除胃热的功效。所以治疗口臭不能忽视了内庭。

金津、玉液是经外奇穴，它们在口腔内，舌下系带左右两侧的静脉上，左为金津，右为玉液。从名字就知道它们的功能，既治疗口干口渴，又治疗口臭。

劳宫穴是手掌上的重要穴位。人主要通过手来劳动，这个穴位又在手掌中心，所以称为劳宫。它在手掌心第2、第3掌骨之间，屈指握拳时中指尖指向的地方就是劳宫穴。劳宫属于手厥阴心包经上一个重要的荥穴。“荥主身热”，劳宫清热泻火的能力是很强的，在临床上，我们常用它来治疗由于身热或者内热引起的口疮、口臭效果特别显著。

出现口臭困扰，可以对劳宫、内庭进行按摩。每个穴位用拇指指腹揉按5分钟，根据症状可一天按摩2次或3次，坚持1周左右，口臭就能得到很好地缓解。金津、玉液两穴分布在口腔里，不方便按摩，可以在按摩劳宫、内庭后用三棱针对金津、玉液两个穴位针刺放血，每个穴位放两三滴，每日1次或者隔日1次，效果很好。

口臭急救方

养生小提示

为了不令自己终日“有口难言”，以下介绍几个针对性口臭应急方，都能有效地助你清除口内异味。

口气清新剂——除烟臭：针对口腔中含有分解食物造成过多的微生物及代谢物所引致的臭味，或是因轻度鼻窦炎鼻后溢液造成的异味，或因吸烟导致的口臭等。当感到口存异味时，先喝几口清水，喷上口气清新剂后闭嘴数秒，可令口腔保持数小时清新。

高浓度薄荷糖——除浓烈食物味口臭：专门针对吃过洋葱、蒜、咖喱等富挥发性气味的食物引致的口臭，能迅速令口腔恢复清新，但持久性只有半小时。

饮柠檬水——除口干造成的口臭：饮清水可令口腔经常保持湿润。在水中加1片柠檬，能刺激唾液分泌，减少因鼻塞、口干或口腔内残余食物引致的厌氧细菌所造成的口臭。

胃热验方

养生小提示

胃热多由偏食辛辣厚味，胃火素旺，或邪热犯胃，或气郁化火所致。火热内炽，胃腑脉络气血壅滞，故脘部灼热疼痛；热邪伤津，则口渴喜冷饮；火能消谷，则消谷善饥；若肝火犯胃，则吞酸嘈杂；火邪循经上炎，则口臭、牙龈肿痛、鼻出血等；阳明热或伤津，则便秘溲赤，舌红苔黄，脉滑数。

1.温病热哕　胃有伏热，令人胸满，引起气逆。气逆发声称为哕。用白茅根、葛根各半斤，加水三升煎成一升半。每服一杯，温水送下。哕止即停服。

2.胃热吐食　用蝉蜕五十个（去泥）、滑石一两，共研为末，水一碗，加蜜调服，每服二钱。此方名“清膈散”。

3.胃脘火痛　用大栀子七枚（或九枚）炒焦，加水一碗，煎至七成，加入生姜汁饮下，痛立止。如此病是复发，还要加服玄明粉一钱，才能止痛。

4.胃热牙痛 用升麻煎汤，热漱并咽下。在方中加生地黄亦可。

第六章

巳时

《黄帝内经》将脾胃形容成“仓廪之官”。我们的脾胃就像是管理粮仓的官员一样负责接纳食物，消化、吸收后再运送到其他地方。食物经脾胃消化、吸收后转化为水谷精微，并将水谷精微传输到全身，为五脏六腑及各组织器官提供源源不断的营养。脾为“后天之本”“气血生化之源”。脾还统摄血液在脉管中运行，脾统血的作用是通过气摄血来实现的。脾正常工作才能保证血液在人体内的循环。

巳时

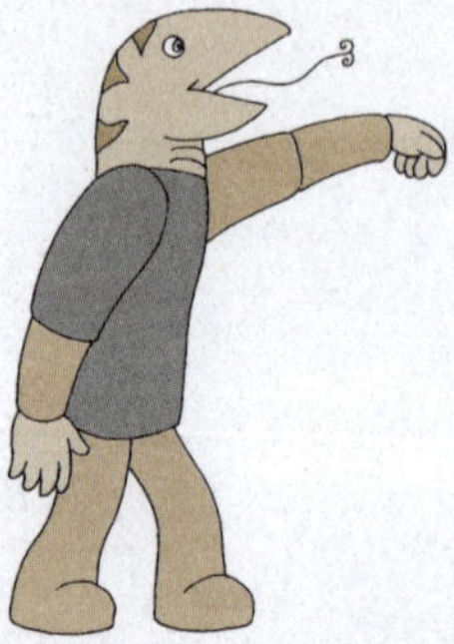

9:00 ~ 11:00

巳时又称隅中、日禺。与巳相对的生肖是蛇。这时地面阴雾之气消失，阳光明媚，蛇从洞中爬出来活动，通过与地面的摩擦来消化食物。

1.阳光明媚，脾经当令，输送营养

辰时吃早餐，食物进到胃里，巳时（9 ~ 11点）正是脾在忙碌的时间。

《黄帝内经》将脾胃形容成“仓廪之官”，在古代这可是相当重要的一个官位，整个地方的粮食进出都由他一个人来管理，权力很大。我们的脾胃就像是管理粮仓的官员一样负责接纳食物，经过消化、吸收后转化为水谷精微，并将水谷精微传输到全身，为五脏六腑及各组织器官提供源源不断的营养。脾为“后天之本”“气血生化之源”。脾还统摄血液在脉管中运行，脾统血的作用是通过气摄血来实现的。脾正常工作才能保证血液在人体内的循环。

脾气虚损，则消化、吸收和传输营养物质的功能就会失常，身体的各大器官得不到充足的能量，则会引起的一系列脾生理功能失常

阳光明媚，脾经当令，输送营养

脾为“后天之本”“气血生化之源”。脾还统摄血液在脉管中运行，脾统血的作用是通过气摄血来实现的。脾正常工作才能保证血液在人体内的循环。

仓廪之官

脾胃就像是管理粮仓的官员一样负责接纳食物，消化、吸收后再运送到其他地方。

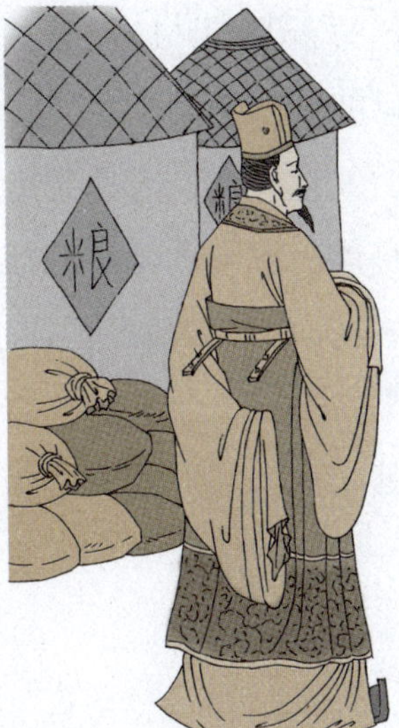

锻炼有益健脾

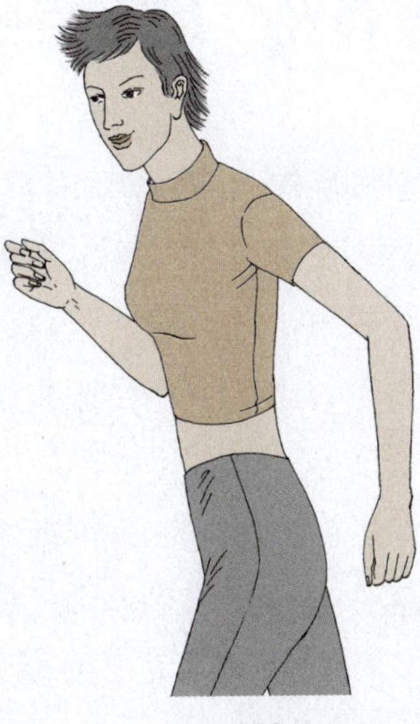

健脾必须要通过有益的锻炼才能达到健脾养生的作用。

的病理现象及病症，像厌食、情绪低落、头晕、腹胀腹泻、面容消瘦等症状，严重者还可致脱肛、内脏下垂等。此外，脾还主统血。《金匮要略》载："五脏六腑之血，全赖脾气统摄。"意思是说脾气对血液有固摄的作用，能够使血液保持在脉内运行而不外溢，防止出血的发生。如果人体的脾气虚弱，无法调节血液作用，就会出现尿血、便血、皮下出血和崩漏等症状。因此，在平时一定要加强对脾的调理和养护。脾脏开窍于口，我们还可以通过观察自己的舌头，来判断自己是否脾虚。如果舌头颜色淡，舌头边缘还发现有牙齿咬过的痕迹，则表明脾很有可能出问题了。

脾虚多因饮食失调，劳逸失度，或久病体虚所引起。像平时饮食太过单一，身体吸收不到足够的营养，或过度劳累，不注意休息，还有久坐或久病在床的人缺少适当的锻炼，"脾主全身之肌肉"，肌肉不能得到锻炼，脾当然也不会尽心尽力地工作了。

脾为五脏之一，对人体来说相当重要，平时要多加重视保养，才能健康长寿。我们常见的很多病症根源都在于脾脏，像糖尿病、过度肥胖、流口水等。

2.保养好脾经，远离糖尿病

近些年，糖尿病人群呈逐步扩大的趋势，并向年轻人群蔓延，甚至有的小孩子也得了糖尿病，而且这个病就目前的医学水平来讲还很难根治，以至于人们谈"糖尿病"色变。

造成糖尿病的原因有很多，比如饮食无规律、暴饮暴食、吃过多肥腻的食物、酗酒、过度忧郁等。我们上一章也讲到糖尿病与胃经有关，其实不光是胃经，脾经运行不畅，也容易导致糖尿病。

糖尿病最主要的表现就是吃得多、喝得多、尿得多，并且日渐消瘦。

脾的分工

仓廪之官

● 脾为五脏之一，位于中焦，膈之下，与四肢、肌肉关系密切。脾的生理功能失常会引起脾气虚损。

● 功能：消化、吸收食物中的营养成分，并转化成水谷精微；将水谷精微和水液传输到全身，为五脏六腑及各组织器官提供源源不断的营养；统摄血液运行于脉中，不使其逸出于脉外的作用。

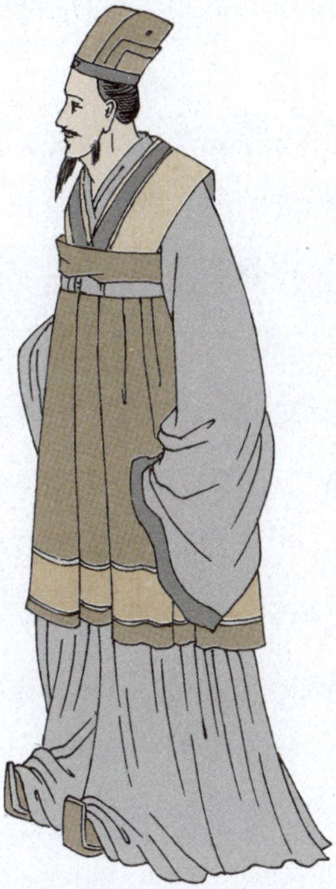

脾的功能低下主要表现在口唇部位。例如，味觉迟钝、觉得口甜或口苦等都是脾出问题的症状，其结果容易导致食欲低下。另外，口唇发红、变薄、失去光泽等也是脾功能减弱的症状。

如果运送水谷精微的功能衰退，会出现气血不足的病症，其表现症状为食欲缺乏、浑身疲惫、消瘦等。

如果运送津液的功能衰退，还会出现津液滞留、痰多和浮肿的症状。

另外，脾的功能低下还会对胃造成影响。其症状表现为腹痛、腹胀、口臭、恶心和食欲减退等。

从中医学角度来讲，糖尿病是因肝脾受寒化热而导致的。肝脾热气旺，就开始烧到肺，引发肺燥，这时候人感觉特别口干，想喝水，但喝多少还是不解渴。如果没有及时控制住这股热气，则会继续向下传到胃里，引起胃燥。这时糖尿病病人就会吃得多，因为此时人体的消化吸收能力在加快，吃进去的食物很快就消化了，很快又饿了。脾脏功能受热，同样会影响到肾脏，造成肾亏、肾虚。从而肾的固摄能力就差了，因此病人就会出现多尿。营养没有经过完全吸收，就直接通过尿液排出体外了，身体得不到足够的营养，自然就日渐消瘦了。

因此，想要远离糖尿病，平时要注意饮食的同时，还要多加强脾经的锻炼。已经患有糖尿病的人也不要太过忧虑，平时注意脾脏的保养，做到科学又有规律地饮食。平时可多吃些大豆及豆制品，这类食品除富含蛋白质、无机盐、维生素之外，在豆油中还有较多的不饱和脂肪酸，既能降低血胆固醇，又能降低血三酰甘油，所含的谷固醇也有降脂作用。莜麦面、荞麦面、燕麦片、玉米面含多种微量元素、B族维生素和食用纤维。实验证明，它们有延缓血糖升高的作用。应少吃或不吃水果，因水果中含有较多的糖类，并且主要是葡萄糖、蔗糖、淀粉，食后消化吸收的速度快，可迅速导致血糖升高，对糖尿病病人不利。多吃含膳食纤维的蔬菜，少吃盐和胆固醇含量高的食物，如油炸食品等。除了饮食注意之外，还应该坚持适度的锻炼，比如散步，打太极拳等，既有益于身心放松，又有助于保持身体。还有按照医生的嘱咐，按时吃一些降血糖的药物，定时去医院做检查。

3.养好脾，窈窕美丽不是梦

随着生活水平不断提高，饮食越来越丰富，越来越讲究营养了。但同时肥胖人群也在不断壮大，实在令人担忧。肥胖不仅影响健康，而且还有损形象。为了变得窈窕，很多人便开始了与肥胖的拉锯战，不断地尝试各种减肥药、减肥茶、瘦身衣，结果不是收效甚微，就是产生了相反的效果。减肥的心情可以理解，但是方法一定要科学，最根本的还是要从我们的身体入手，从医学上找方法。

中医认为，肥胖与脾脏有关。体内水液代谢失常可引起肥胖。我们知道，脾胃为“后天之本”“气血生化之源”，脾主运化，体内的精微水液通过脾脏传送到五脏六腑，为人体吸收或及时排出。一旦脾

肝脾受寒易引起糖尿病

肝脾受寒而化热易引起糖尿病。肝、脾的热气传导到肺、胃和肾脏从而会出现糖尿病患者常见的“三多”现象。

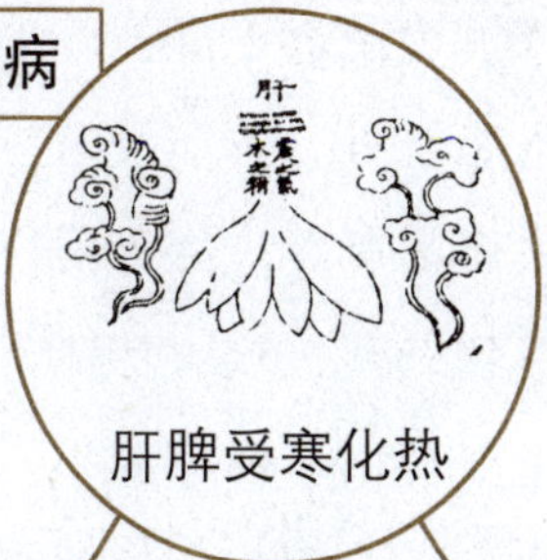

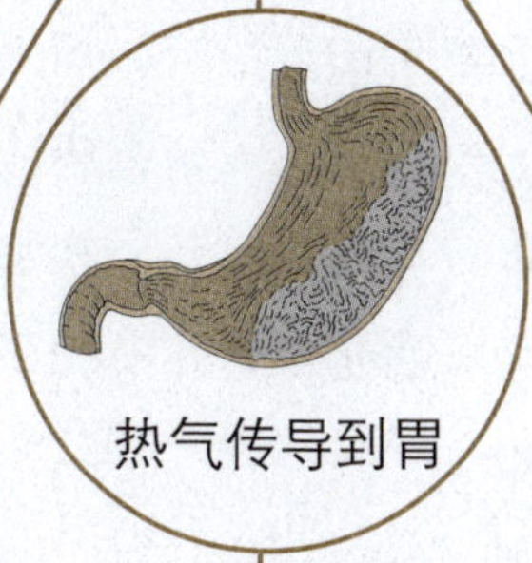

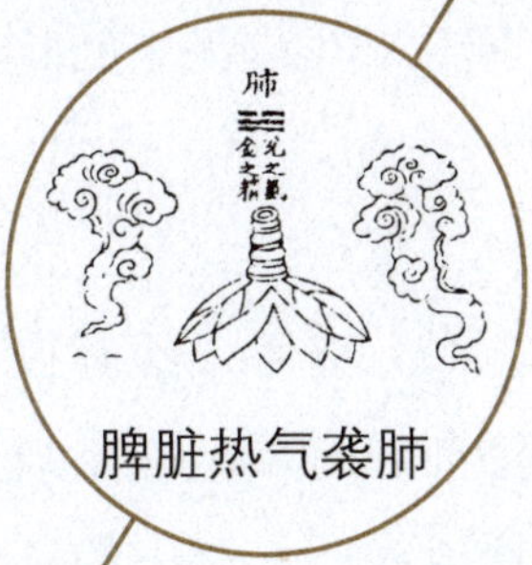

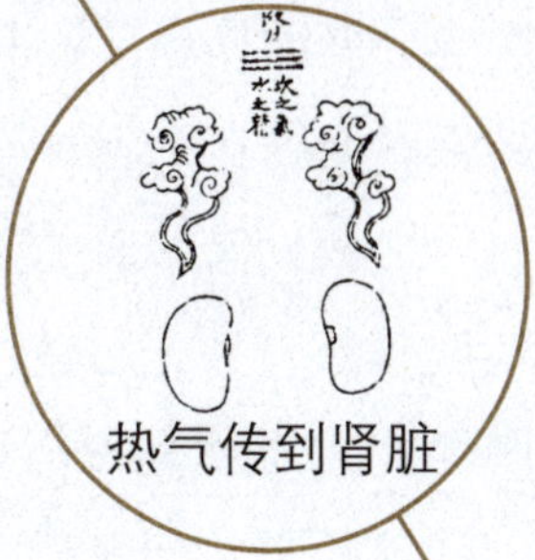

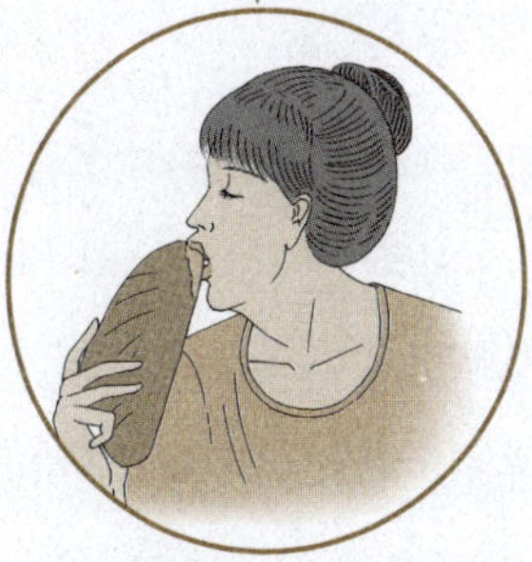

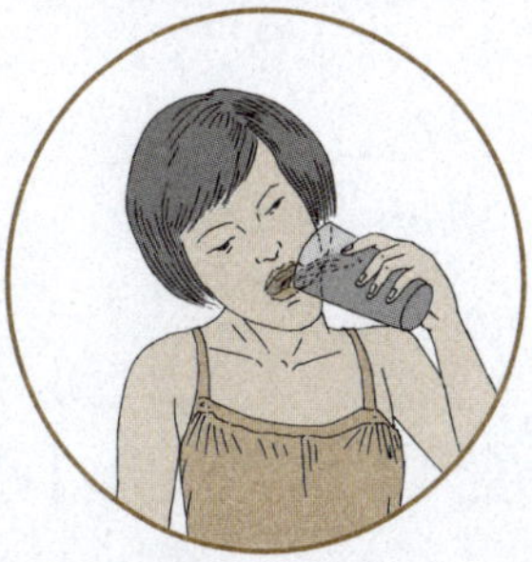

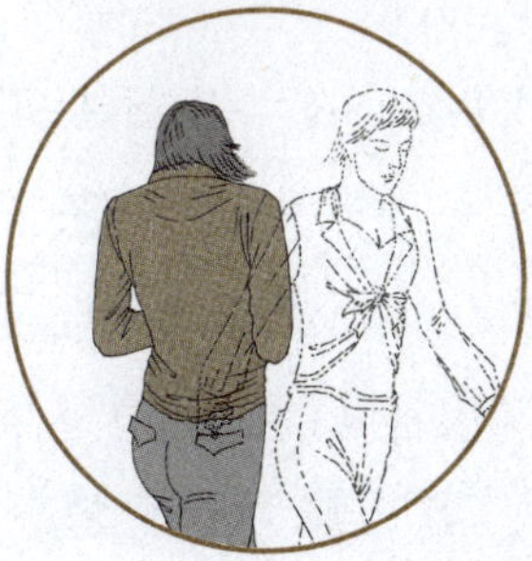

处于虚弱状态，水液输送能力就会下降，不能及时传达到全身，水湿等废物就容易淤积在皮下脂肪处，不能及时排出，就形成了虚胖。特别是对于中年人来说，更容易肥胖。因为他们的脾脏功能已经在逐渐减退，对肥腻、高营养食物的转化吸收功能慢慢减弱，水谷精微无法输布全身，痰湿脂浊积聚在体内，再加上不爱运动，出现肥胖的概率也就提高了。相对于中年人，有的人是从幼年开始就很胖，这也跟脾虚体质有关。因为小孩子体质比较虚弱，如果持续感染，比如说接触有细菌的动物、吃了不干净的东西等，造成体内血亏损，导致脾脏功能下降，形成了脾虚体质。“脾主肌”，脾脏功能受损了，我们的肌肉也会变得松弛了，看起来就显得肥胖臃肿了。所以归根结底，肥胖的根本原因在于脾。

那我们怎么通过养脾来克制肥胖的发生呢？《黄帝内经》主张顺应自然规律来养生。“年有十二月，日有十二时，五脏六腑有神明”。意思就是说，五脏六腑的保养应当注意季节和时辰。一年当中，“长夏应于脾”；一天当中，巳时最佳。所以在一年当中的夏季，一天当中的巳时是健脾的最佳锻炼时机。脾本身“喜燥恶湿”，所以要注意尽量远离潮湿的环境，以免温邪困脾。饮食上可以多食用一些健脾利湿的食品，比如说大枣、豆类食品，也可以多喝粥。夏天喝粥，养胃又健脾。

4.流口水不是小事

你是否有睡觉流口水的经历呢？是不是不以为然呢？小心了，如果是经常的话，你得好好关照一下你的脾脏了。

《黄帝内经》中就有“脾在液为涎”的记载，“涎”就是我们所说的口水，意思是说流口水是脾的问题。这如何理解呢？中医认为，脾主肌肉，脾开窍于口，涎为脾之液。大意是说脾统领着全身的肌

体内水液代谢失常可引起肥胖

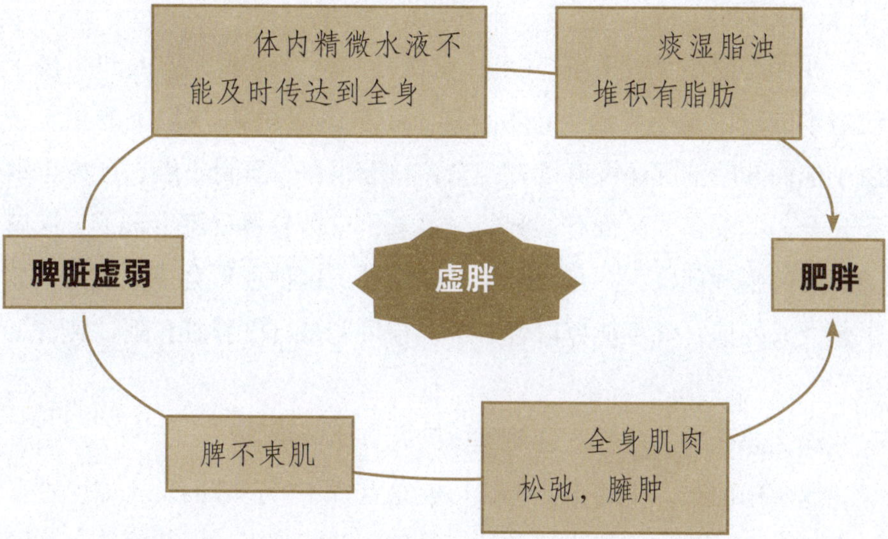

减肥拉锯战

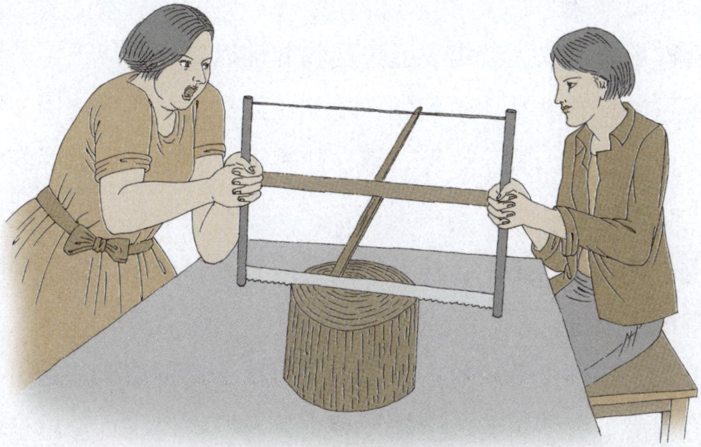

为了变得窈窕，很多人便开始了与肥胖的拉锯战，不断地尝试各种减肥药、减肥茶、瘦身衣，结果不是收效甚微，就是产生了相反的效果。

肉，脾功能好坏可以通过人的口部看出来，流口水正是脾虚的表现。脾脏虚的人，面部肌肉容易松弛，因此睡着后会张开口，口水就很容易流出来了。

我们经常看到小孩流口水，觉得挺可爱。那么，大人和小孩子流口水的原因是一样的吗？不一样。小孩，特别是2岁以下的孩子，由于他们的唾液腺还没有发育完全，口腔很浅，容量不够，牙齿也没有长全，唾液多了又没有“闸门”拦着，口水自然就流出来了。这属于正常的生理现象，并且随着年龄的增长，这种现象会慢慢消失。如果是大人的话，就不能掉以轻心了，很可能是自己脾脏在闹“脾气”了。

那么怎么来治疗呢？这要具体问题具体分析。

偶尔一两次，不经常，那么可能是饮食不当造成的。比如说过多地吃刺激性的食物，如辛辣食品，导致脾功能受损，引起脾热，从而使口水分泌过多。这种情况，只需调整饮食习惯，不难治疗。

睡觉姿势不当，像趴在桌子上睡、侧卧位睡觉，都容易引起流口水。如果是习惯这种睡姿的朋友，不妨试着改变一下，很快就能纠正过来。

经常性地流口水，就需要通过药物并辅以食疗来纠正了。饮食方面可以喝一些具有滋补功效的粥，比如说红枣粥，还可食用一些根茎类实物，像土豆、山药、红薯、藕、胡萝卜及其他一些健脾的食物。但切忌大吃特吃补药。有句话说得好：“欲速则不达。”一股脑儿地进补，也会让脾脏受不了，还有可能造成肾亏。所以进食补药时要适量，注意循序渐进。

流口水是一件十分尴尬的事情，要想改变这种情况，这里有一个小妙招。中医上有“舌为心之苗，脾之外候”的说法，意思是说舌头与我们的脾脏也息息相关，脾虚者可以通过活动舌头来改善。怎么做呢？双唇微张，将舌头伸出，伸到最长时，保持5秒再收回，反复做36次。伸长后也可以向左右摆动，反复做36次。做完之后，可以再将刚才分泌出的大量津液分次咽下。这套方法对治脾虚效果也很不错。

流口水与脾虚有关

脾脏虚弱

体内精微水液不能及时传达到全身

流口水

常吃刺激性的食物

像辛辣食品，易导致脾功能受损，引起脾热

睡觉姿势不当

趴在桌子上睡、侧卧睡觉，容易引起流口水

治疗流口水小偏方

养生小提示

1.益智12克，炙黄芪30克，党参20克，炒白术12克，生姜3片。

用法：先将中药放入热水瓶内，用沸水冲满，经1小时后取药汁，加红糖少许，代茶饮服。每天1剂，连服6天即止。

2.薏苡仁100克，生山楂20克（鲜的更好），水650毫升。

做法：文火煮1小时，浓缩汤汁。

服用：每天服用3次，空腹服，连服7天。

除了锻炼舌头，我们还可以施用针灸疗法来治疗流口水。

方法:颊车穴（耳垂下8分处取之），针3分；大陵穴（腕横纹中正对中指），针3分；劳宫穴（掌中央，屈无名指所指处取之），针2~3分；膻中穴（两乳之间正中线取之），横刺0.5~1寸。

舌头锻炼法

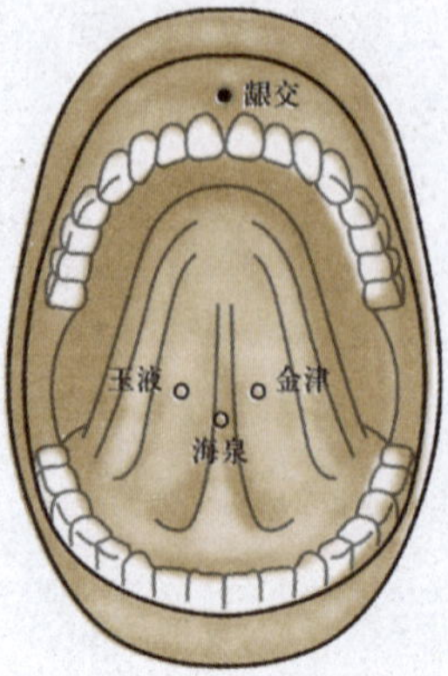

舌为心之苗，脾之外候

意思是说舌头与我们的脾脏也息息相关，脾虚者可以通过活动舌头来改善。

伸舌法

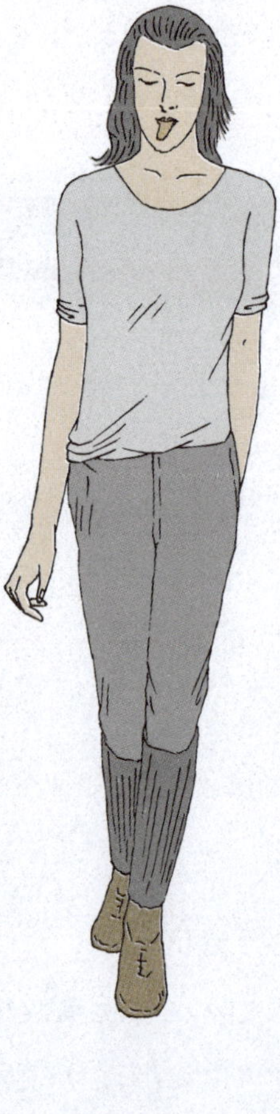

摆动法

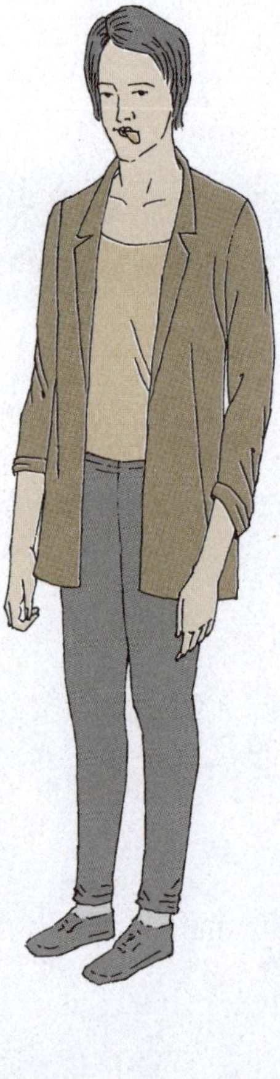

吞咽法

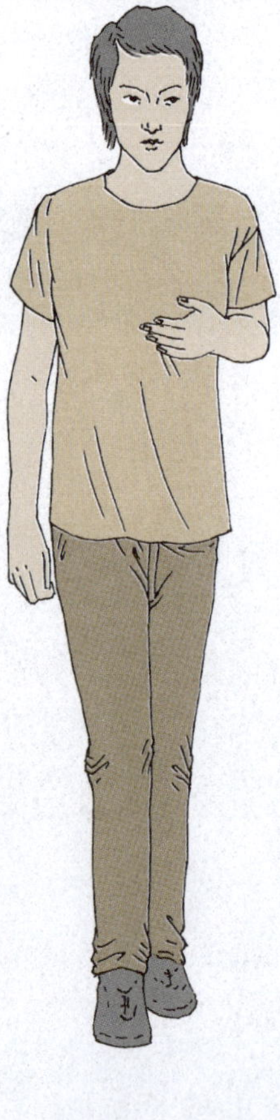

● 治疗流口水小偏方 养生小提示

赤小豆：有利水消肿、清热去湿、解毒健脾止泻的功用。

薏苡仁：性凉，味甘、淡，有健脾、利湿、清热的作用。薏苡仁历来是补脾利湿的佳品。

白茯苓：性平，味甘、淡，既能健脾胃，又能利水渗湿，适用于脾虚、湿重和皮肤湿疹者食用。

5.睡觉打鼾也是脾病

有的人睡觉爱打鼾，如果是经常性的话，那就是一种病态。医学上，打鼾称为“睡眠呼吸暂停综合征”。根据统计数据显示，打鼾以男性较为严重，男性与女性的比例是6：1。并且，男性打鼾开始得较早，在20岁以后就有可能发生；女性较男性为迟，多数发生在40岁以后。

打鼾到底是由什么原因引起的呢，原因有很多。医学界认为，打鼾很可能因为如高血压及心血管疾病、过度肥胖、糖尿病、类风湿关节炎等造成。前面我们说过，糖尿病、肥胖症都与脾脏功能失调有关。医学研究显示，睡觉打鼾也可能与脾脏功能下降有关。

“脾主全身之肌肉。”脾脏出现问题，就会出现“脾不束肌”，肌肉就容易变得松弛、无力。表现在打鼾者身上就是小舌头处的肌肉变得下垂、无力、松弛，咽部组织堵塞，使上呼吸道塌陷，当气流通过狭窄部位时，产生涡流并引起振动，从而出现鼾声。严重时呼吸道可以完全阻塞，发生呼吸暂停，甚至会在睡眠中窒息猝死。所以，经常睡觉打鼾不是小事情，一定要引起足够的重视。

脾虚是引起打鼾的重要原因

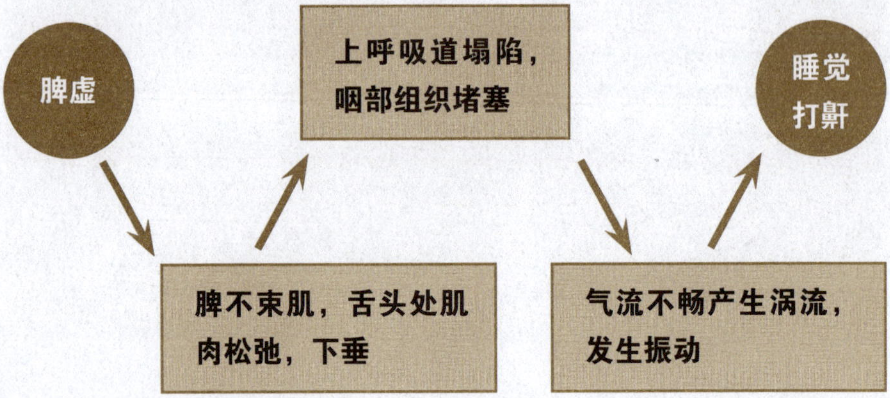

克服睡觉打鼾，要先养好脾脏

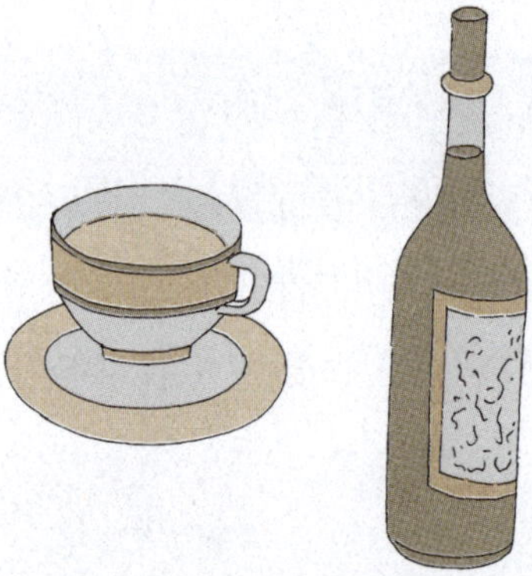

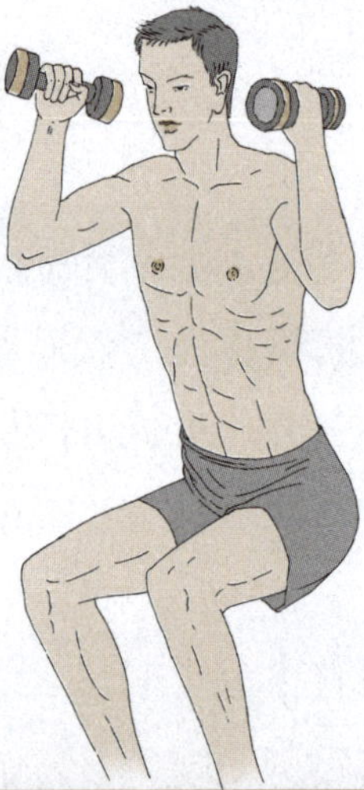

睡觉前远离有刺激性的食物，如烟、酒、咖啡等。

平常要加强体育锻炼。多做一些有益身心的活动。

注意睡觉的姿势，不宜仰卧，可侧卧。

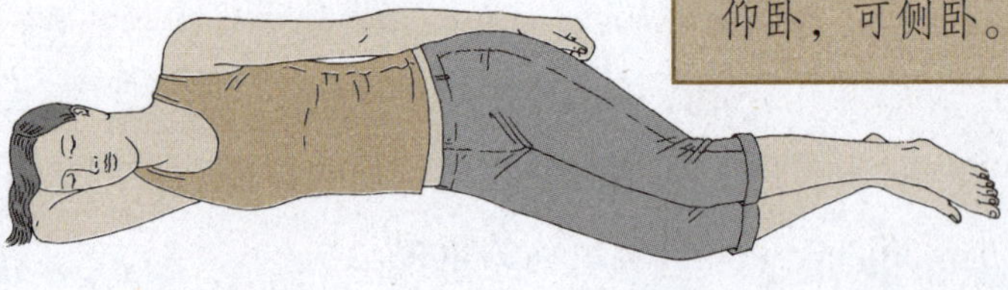

1.平时多注意脾脏的保养，可多吃一些健脾利脾的食物。

2.多加锻炼，特别是舌头的锻炼。我们在前面介绍的伸舌法和绕舌法，对治疗打鼾也有益处，通过对舌头部位肌肉的锻炼，可增强其弹性。

3.养成良好的生活习惯。睡觉宜侧卧，不宜仰卧；睡前尽量不要饮酒，不要喝浓茶、咖啡，不要服用如含乙醇的药物及镇静药、抗过敏药等，因为这些药物会使呼吸变得浅而慢，并使肌肉比平时更加松弛，导致咽部软组织更容易堵塞呼吸道。

4.通过手术和器械来治疗。此法效果显著，能快速解决烦恼。

睡觉打鼾出现的7种情况

尽管睡了一整夜，醒来仍然感到十分疲惫。

夜间反复憋醒，不自主翻动，甚至昏迷、抽搐。

醒来后头痛，且口干舌燥。

白天总是困倦或打盹儿，甚至在工作或开车时睡着。

暴躁易怒，睡醒时血压更高。

注意力不易集中或记忆力下降。

阴茎勃起功能障碍或性欲降低。

如果睡觉打鼾出现类似7种情况，就应该就医了。

6.思伤脾

《黄帝内经》认为，人有喜、怒、悲、思、恐五志，也就是五种情绪。五志和五脏心、肝、肺、肾、脾是相对应的。“脾在志为思”，脾对应的是思。思本是正常的生理活动，但过度思虑会致使气郁结不行，运化失调，从而导致疾病的产生。

杞人忧天，多愁善感，对脾脏不好。为什么呢？老是担心这个，忧心那个，遇到事情很容易情绪波动，思虑太多，从而导致食欲下降，影响到脾胃。脾气郁结，消化不良，人也变得消瘦了。在事情还没有发生之前，就开始思虑，这会加重我们大脑的负担，长此以往，会影响脾脏的健康。《红楼梦》中弱不禁风、疾病缠身的林妹妹，人见犹怜，一曲《葬花吟》更是让人掬一把泪，这么一位惹人怜爱的女孩，年纪轻轻便离开了人世，不得不令人扼腕叹息。她为什么这么快就离开人世呢，除了本身体质弱之外，更重要的便是郁郁寡欢、心里沉重的缘故。父母离散，常常让她觉得寂寞愁苦，无依无靠；寄人篱下，不得不小心翼翼处理与众长辈与姐妹们的关系；喜爱宝玉，又患得患失。终日忧虑之下，茶饭不思，病怎么会好？

“思伤脾”，那是不是遇事就不应该思考呢？绝不是。正常的“思”是必要的，要不然怎么解决工作生活中出现的问题呢？从医学上讲，不“思”还会让人变得呆滞、懒惰、身体肥胖等。思，关键是要有个度。

思虑过多的人应该怎样来健脾呢？这里介绍一味既可药用，又可作为食材的物品，那就是茯苓。茯苓药性平和，具有健脾利湿的功效。《神农本草经》就有茯苓“久服安魂养神，不饥千年”的记载。可以去药店买茯苓粉，开水冲服，或者用牛奶冲服、煮粥喝都行，后两者效果更好。

除了食疗外，最重要的还是要自己调整好心态，泰然处世，乐观豁达，这样才不会因思患病。

忧虑伤脾

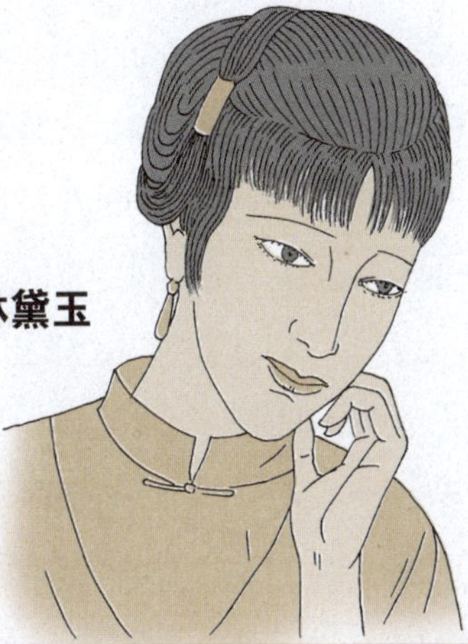

弱不禁风的林黛玉终日多愁善感，思虑太多，最终积郁成疾，早早离世。

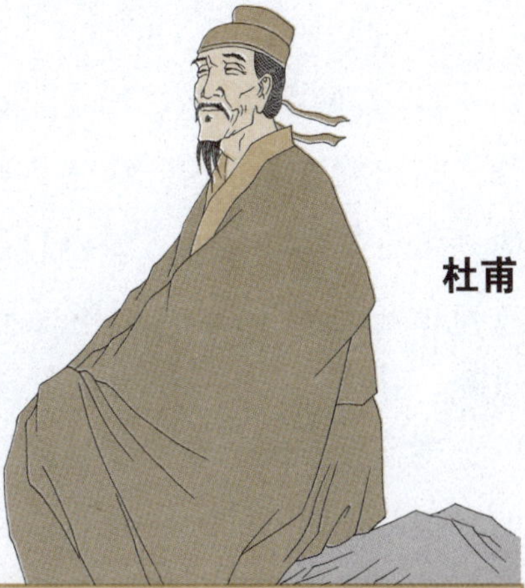

从医学角度来讲，忧愁思虑太过不值得提倡。

茯苓和茯苓粉

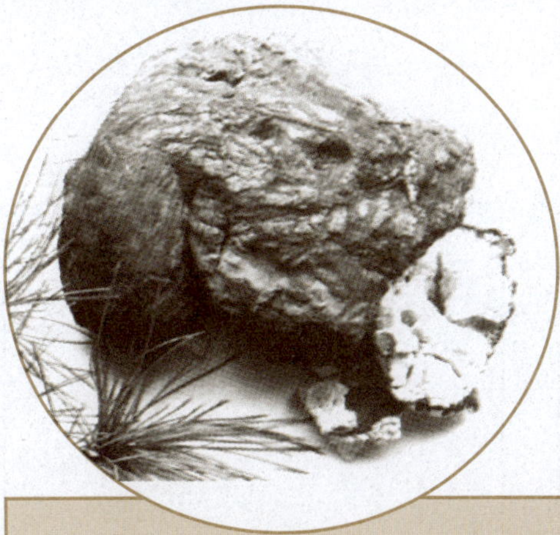

茯苓，俗称云苓、茯灵。形状像甘薯，外皮黑褐色，里面白色或粉红色，味甘、淡，性平。可利水渗湿、益脾和胃、宁心安神。

茯苓粉是中药茯苓的粉末，呈白色。味甘、淡，性平，具有利水渗湿、健脾宁心的功效。

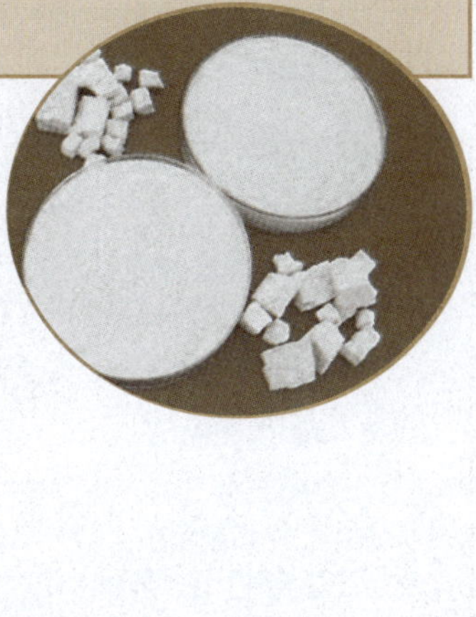

7.巳时锻炼效果好

古人做事讲究“天时，地利，人和”。“天时”即是自然规律。只有顺应事物的自然规律才能取得最大的收获。我们锻炼脾经的时间最好是选在巳时（9～11点），不宜过早，也不宜晚。因为巳时气血正好流注脾经，此时脾经是最旺盛的。过早，脾还没进入工作，过晚，脾的工作效率已大打折扣，锻炼的效果也不明显了。

现在很多医学专家推崇“足趾抓地”法，这是有一定的医学依据的。因为我们的脾经经过足大趾，胃经过足第二趾和第三趾。通过活动足趾，就能达到健脾养胃的功效。方法操作简单，易于实行。

人站立，小腿用力，足趾向足心用力，像要抓住地面一样，坚持5秒，休息一下，再开始，重复做50～100次。刚开始可以做50～60次，以后逐渐增加到100次左右。另外，还可以在床上锻炼。在床上

抓地法

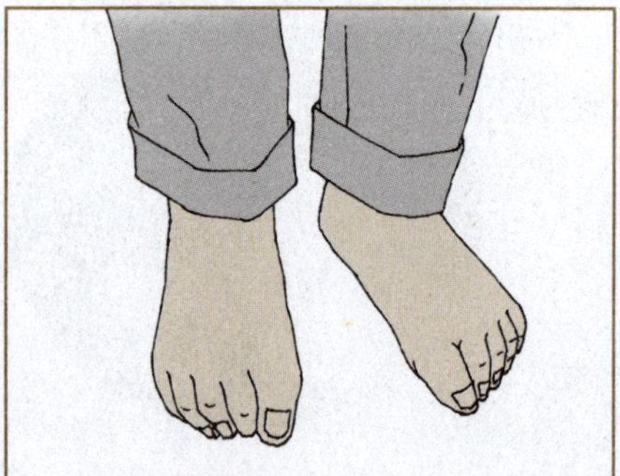

足背微隆，十趾向内弯曲，像要抓住地面一样，可以起到锻炼脾经的作用。

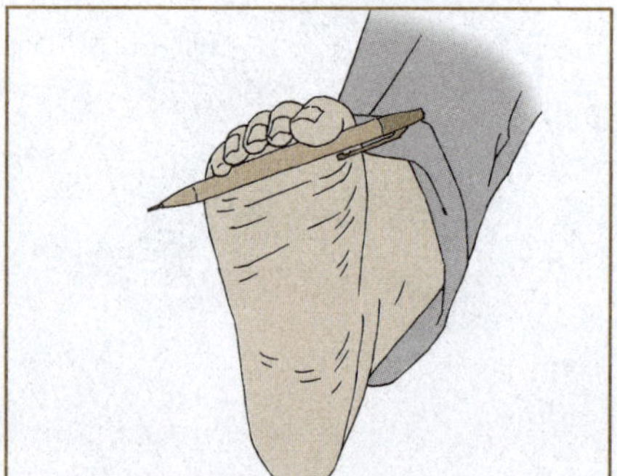

躺着，利用足趾去抓取一些小物件，能让足部的经络得到锻炼。

放一些小物件，像钥匙、笔、小球等，用足趾去抓，这样既有趣，又能让我们足部的经络得到充分的锻炼。除了以上的两个方法，我们可以对脾经进行敲打，遇到痛点多按一按，就可以起到锻炼的作用。其实方法很多，自己可以总结出适合自己最可行、最简便的方法。

对于平时忙于工作的上班族来说，没有多少时间锻炼。这里有一个很好的健脾的方法，那就是“4”字腿法。这是一种坐姿。就是将一只脚的脚踝压到另一条大腿上，看起来似乎有些不雅，但却是很舒服，身心很容易放松，更重要的是我们能通过这样的坐姿来按摩脾经。脾经正好是从大足趾的隐白穴沿着小腿内侧的中间线直上到达大腿内侧，再进入腹腔。这样的坐姿正好方便按摩。沿着脾经线路向上拍打，力度可视身体承受能力而定，腿部可稍用力。左右各约10分钟。如果有时间，可以多拍打几次。时间最好选择在9～11点。锻炼身体，随时随地都能进行，只要加强锻炼的意识，选择最适合自己的方法，永葆健康并不难实现。

“4”字法锻炼脾经

脾经从大足趾的隐白穴沿着小腿内侧的中间线直上到达大腿内侧，再进入腹腔。将一只脚的脚踝压到另一条大腿上，沿着脾经线路向上拍打。

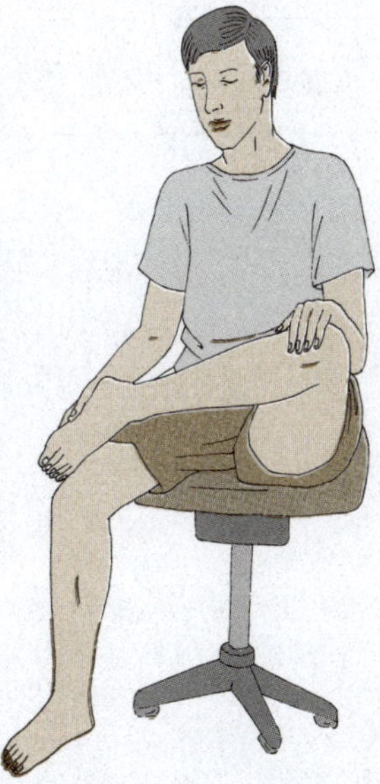

脾脏与四时、五行、五色等的关系表

	脾	宜忌
四时	长夏	长夏的气候特点是暑湿，天气多阴雨连绵，易潮湿。脾的特点是喜燥恶湿，所以这个季节，人最容易出现脾虚现象，是养脾的重要时期
五行	土	脾在五行合土。脾属太阴，喜燥而恶湿，其病易为湿困。脾属土，土生养万物离不开湿，故又有脾为湿土、太阴湿土之称
五味	甘	甘入脾。性甘的食物可以补养气血、健脾利湿、解除疲劳、调胃解毒等作用
五色	黄	黄色食物利于养脾，像南瓜、小米、玉米等。这些食物能补脾益气，促进食物的消化和营养的吸收
五体	肉	脾主肉。脾统摄全身的肉和气血。脾脏功能不佳，肌肉就容易松懈，没有弹性，导致肥胖臃肿
五志	思	思伤脾。思虑过度，脾胃就会出现问题。像平时用脑过度的人，特别是有悲观情绪的人，其脾胃功能都不会太好。要养好脾，平时保持乐观豁达的心态很重要
五谷	稷	稷合脾。稷性平和，与人体的脾气相通

脾脏保养应注意季节

《黄帝内经》认为，养生之道，应遵循天地间的自然规律，顺应阴阳四时的变化。人体五脏与四时相互对应。肝应于春，脾应于长夏，肺应于秋，肾应于冬。由此可见，长夏保养脾脏是最适宜的。

长夏是夏到了尽头，秋还没到来的那段时间。这段时间是阳气由释放转入收藏的转换过程。在这个季节里，万物生长茂盛，草长莺飞，天地阴阳之气相互交接，植物开始开花，孕育果实，到处一派生气勃勃的景象。古人认为，万物在夏季保养阳气才能适应生长的需要。就像植物，夏天的时候多积聚能量，才能在秋天结出丰硕的果实。心应于夏，此时是一年四季当中脾脏活动力最强、精力旺盛的时候，人体从大自然中汲取的精气最多。精气内藏于脾，脾内贮藏足够的阳气才能为秋冬季节的到来打好基础。

保养宜忌

夏季，人可以晚睡早起，注意不要心烦气躁，保持心情舒畅，这样体内的阳气才能够通畅无阻，人才能精神百倍。饮食上也要注意，尽量吃清淡、易消化的食物，多吃一些健脾利湿的食物，像薏苡仁、香椿、蚕豆、大头菜、荞麦等，不宜大量食用生冷及油腻食物，尤忌暴饮暴食。注意防湿，不宜居住在潮湿阴冷的环境中。多开窗，保持室内通风。

保养偏方

生蒜泥10克，糖醋少许。饭前拌食，有醒脾健胃之功，而且可预防肠道疾病。也可用山楂条20克，生姜丝5克。拌食，有消食开胃之功。还可用香菜125克，海蜇丝50克，食、盐、糖、醋少许。拌食，有芳香开胃健脾之功。另外，也可选用药粥来护脾益胃。如莲子50克，白扁豆50克，薏苡仁50克，煮食；或银耳20克，百合10克，绿豆20克，糯米100克，煮粥食；或山药50克，茯苓50克，炒焦粳米250克，煮粥食。健脾效果都不错。

8.脾经调理，小病不用愁

中医认为，脾乃后天之本和气血生化之源。所以调理脾经可以预防和治疗疾病。

足太阴脾经起于足大趾尖端的隐白穴，沿足大趾内侧赤白肉际处，上行足踝的前方，再向上经小腿肚内，沿胫骨后缘（小腿内侧的骨头），交出足厥阴肝经之前，再向上行至大腿内侧前缘，入腹内，属于脾，络于胃，再上穿过横膈膜（膈肌），入咽喉，连舌根，分散于舌头下。脾经上一共有21个穴位，其中的三阴交穴、太白穴、隐白穴、血海穴等，对调理脾脏、防治疾病相当重要。

三阴交穴

此穴位于小腿内侧，足内踝尖上3寸，胫骨内侧缘后方。

主治月经不调、痛经、赤白带下、阳痿、早泄、阴茎痛、尿闭、水肿、肌肉酸痛、腹胀、湿疹、荨麻疹等。平时可通过按摩和艾灸此穴来预防和治疗疾病。不过女性要注意，来月经时不要刺激此穴，否则可能会造成经血过多。最好是选在经期前刺激此穴。

按揉三阴交

本穴位于小腿内侧，足内踝尖上3寸，胫骨内侧缘后方。

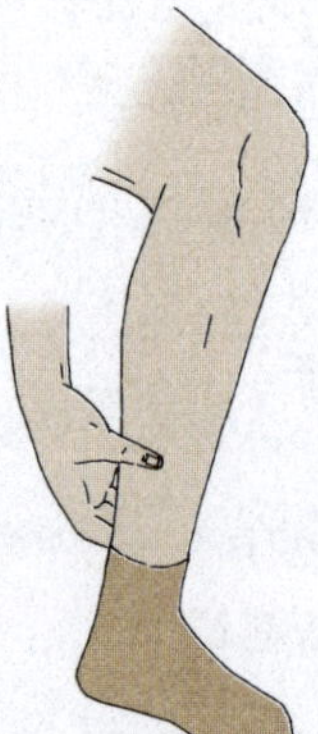

足太阴脾经

足太阴脾经起于足大趾尖端，沿足大趾内侧至足踝的前方，再向上经小腿肚内，沿胫骨后缘，再向上行至大腿内侧前缘，入腹内，属于脾，络于胃，再上穿过横膈膜（膈肌），入咽喉，连舌根，分散于舌头下。

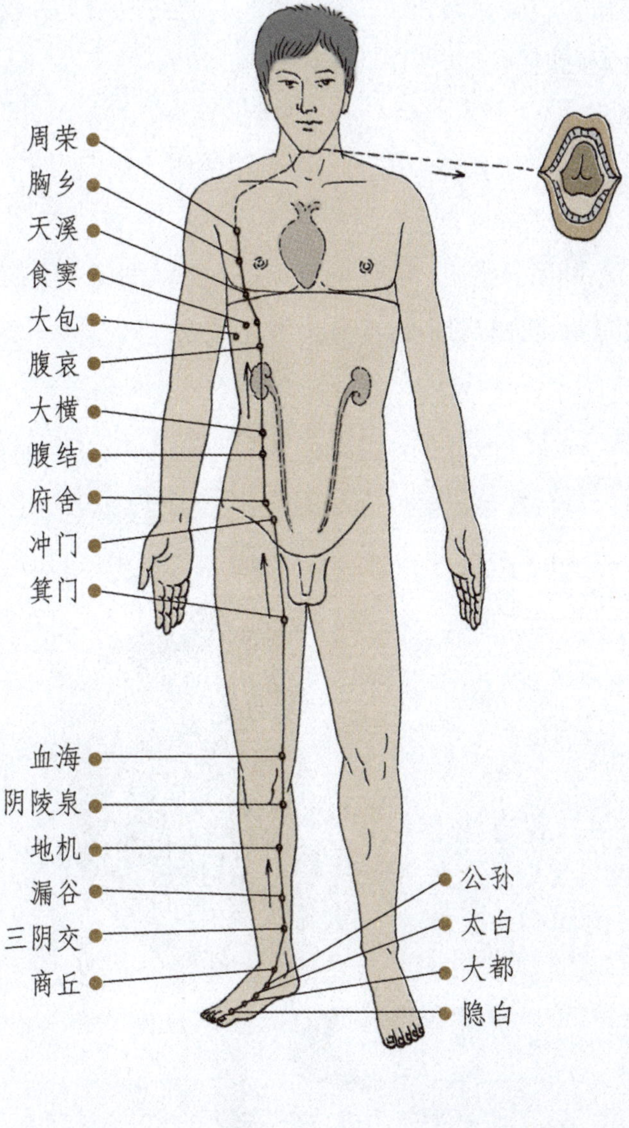

太白穴

出自于《灵枢·本输》，属足太阴脾经，位于足内侧边缘，当足大趾本节（第1跖趾关节）后下方赤白肉际凹陷处，主治胃痛、腹胀、呕吐、呃逆、肠鸣、泄泻、痢疾、便秘、脚气、痔漏等。可经常按摩或者艾灸此穴，能达到健脾祛病的效果。

隐白穴

此穴位于足大趾内侧趾甲角旁0.1寸处。主治月经过多、崩漏、便血、尿血、腹胀、癫狂、梦魇、惊风。此穴位用艾灸或敷贴效果最显著。针灸的时间应掌握在15分钟左右。

血海穴

此穴取法：屈膝坐于椅上，在大腿内侧，髌底内侧端上2寸，当股四头肌内侧头的隆起处。主治月经不调、崩漏、经闭、瘾疹、湿疹、丹毒。可用拇指用力按压此穴3～5分钟，两腿可交换进行或者同时进行。每天坚持1次即可。

按揉血海穴

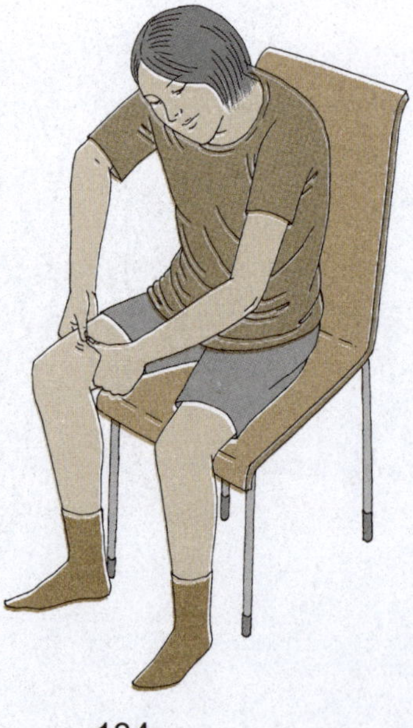

本穴在大腿内侧，髌底内侧端上2寸，当股四头肌内侧头的隆起处。

第七章

午时

《黄帝内经》认为："阳气尽则卧，阴气尽则寤。"午时睡眠是最好的养生方式。这段时间睡觉，能够养神健体。况且人体经过一个上午的劳动和工作，体力和精力消耗较大，需要休息一会儿，养精蓄锐，为我们下午的学习和工作存储精力和能量。

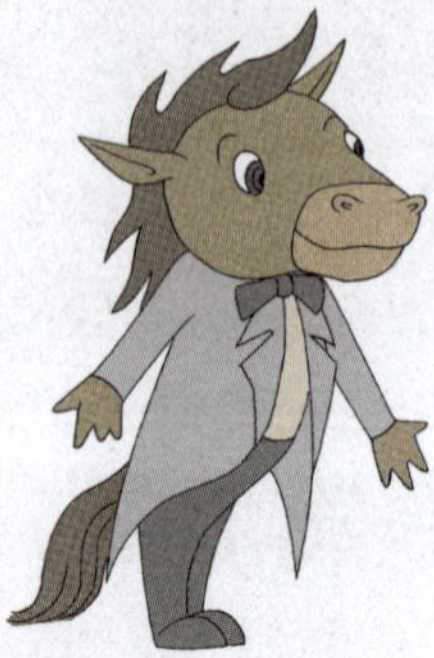

午时

11:00 ~ 13:00

午时又称日中、正午、日正。太阳照在头顶，看不到自己的影子，正是天地阴阳之气的转换点，与子时一样，最好处于休息状态，养心静气。如日中天，心经当令，与子相应。

1.如日中天，心经当令，与子相应

午时是11：00～13：00这段时间，对应的十二生肖为马。马是古代主要的交通工具，因为它善于奔跑，耐力持久，可以长时间不停歇。午时正是心经开始工作的时候。心主血脉，心脏无时无刻不在跳动，体内的血液就像马一样不停地在血脉里“奔跑”。

《黄帝内经》认为“阳气尽则卧，阴气尽则寤”。午时睡眠是最好的养生方式。这段时间睡觉，能够养神健体。况且人体经过一上午的劳动和工作，体力和精力消耗非常大，需要休息一会儿，养精蓄锐，为我们下午的学习和工作存储精力和能量。但是现在很多人因为忙于工作或学习，而忽略了午睡。到了午后，则昏昏沉沉，头脑不清，反而影响了做事的效率。所以，人体只有顺应自然的作息规律，好好睡一觉，才有保证下午精力充沛。即便睡不着也没关系，闭目养

阳气尽则卧，阴气尽则寤

《黄帝内经》认为“阳气尽则卧，阴气尽则寤”。午时睡眠是最好的养生方式。这段时间睡觉，能够养神健体。

午时不要活动

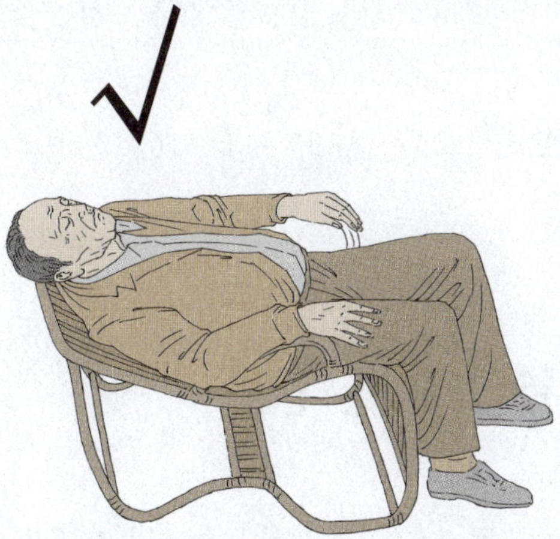

《黄帝内经》认为“阳气尽则卧，阴气尽则寤”。午时睡眠是最好的养生方式。这段时间睡觉，能够养神健体。

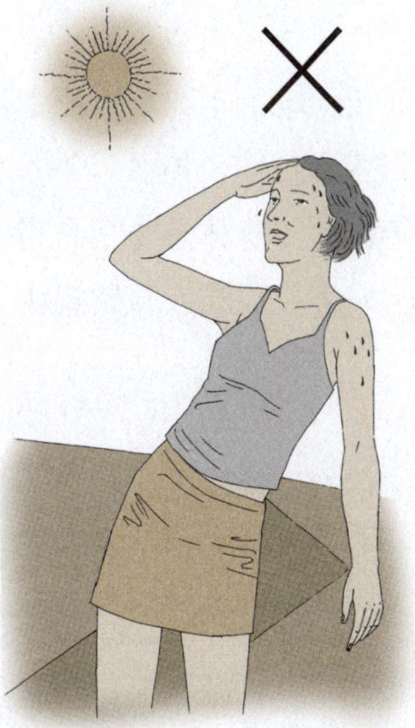

午时活动，排汗太多，容易伤阴、损血。此时最好处于睡眠状态。

午睡可以降心火

心，五行属火。午时是火气最旺盛之时，午时睡觉是最好的降火方法。反之，则会出现“火山爆发”，形成口腔溃疡，使人心绪烦躁，失眠。

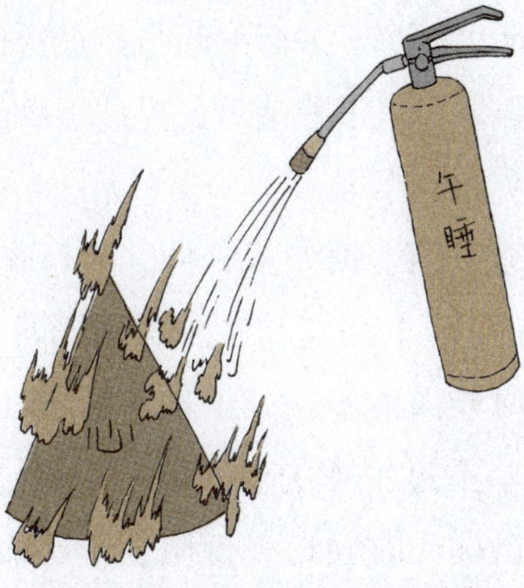

养神也好。

中医认为，五脏与五行对应，心对应于火。一天当中的午时，是火气最旺盛之时，而午时睡觉就是最好的降火方法。因为，人在休息的时候，心神安宁，脉象平稳，心火会慢慢地降下去。反之，则很容易上火，久了，就容易出现“火山爆发”，形成口腔溃疡，并且使人心绪烦躁，失眠多梦等。

午睡还可以养血。心主汗液，汗由血生。一年当中夏天最热，午时再活动的话人就会感觉很热，随之产生大量的汗液。而排汗太多，则容易伤阴、损血。午睡一会儿，则可以避免出太多的汗，可以抑汗养血，对身体是非常有利的。

养生要顺应自然规律，才能健康长寿。午时当睡，切莫忽视。

2.小憩养神，补充气血

午睡是顺应自然的作息规律，那么午休是不是也很有讲究呢？休息多久合适呢？怎么休息才好呢？

午睡有讲究。“子时大睡，午时小憩”的说法由来已久。既然都是睡觉，难道还有大小之分吗？当然。“子”即子时，正值半夜，夜深人静，此时人已进入深度睡眠。“午”即午时，属于白天，人们只需稍作休息便可。午睡时间虽然很短，却和大睡作用一样。午睡不但可以增强体力、消除疲劳、提高午后的工作效率，同时还具有增强机体防护功能的作用。

午睡时间。据专家分析，人最容易入睡的时间是在早上起床后8小时或是晚上睡觉前8小时。推算一下，大约是在中午1点钟。据说这个时候人的警觉处于自然下降期，此时午睡，身体会得到很好的休息。不过午睡的时间要有个度，控制在10分钟到1小时为宜。视个人情况，时间可自行调整。比如说，有的人身体非常健壮，精

子午觉

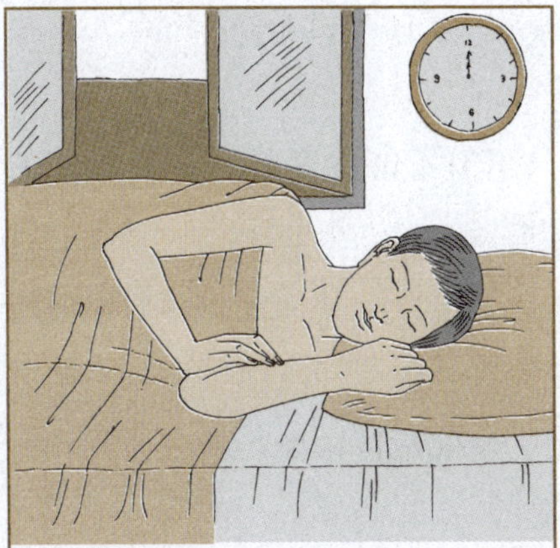

23：00～1：00

子时，正值半夜，夜深人静，此时人已进入深度睡眠，睡觉时间长。

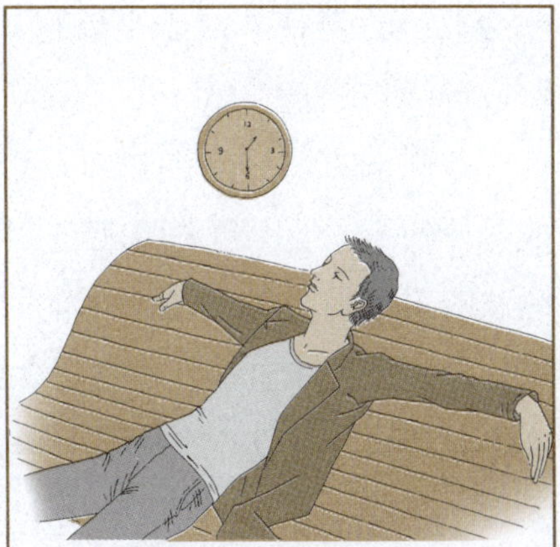

11：00～13：00

午时，人只需小睡片刻即可，作用和“大睡”一样，可养精蓄锐、消除疲劳。

午睡要注意姿势

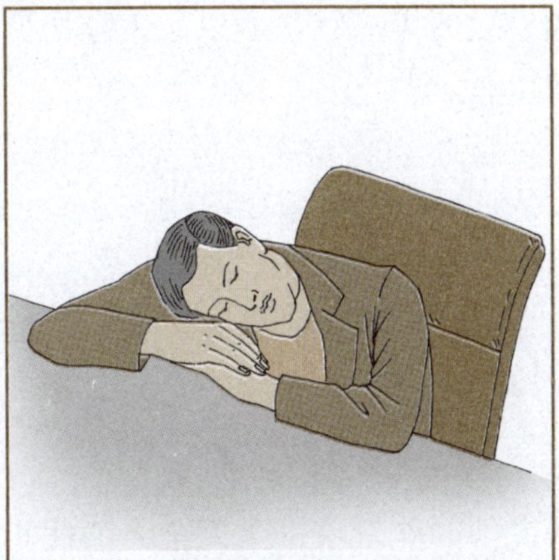

趴着睡容易压迫经脉和神经，血液流通受影响，导致大脑缺血缺氧，醒后会出现头昏眼花、乏力等症状。

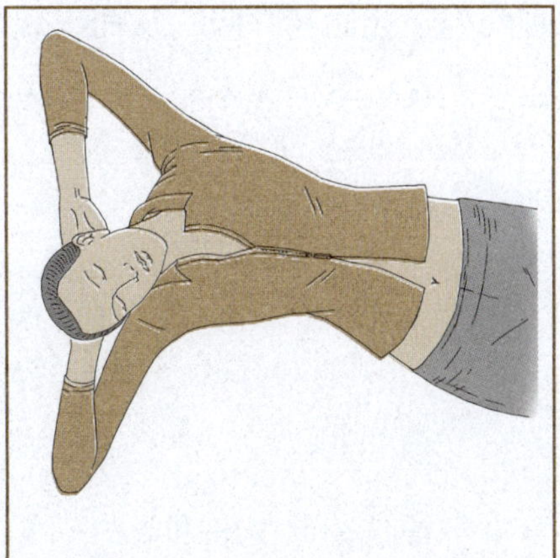

以手当枕容易造成肌肉牵拉，引发横肋膈膜移位，肺呼吸受阻，容易引发食管和呼吸道疾病。

力十分旺盛，那么不需要休息太长时间，保持在10～30分钟就足够了；如果是时间紧，最少也要休息10分钟。睡不着没关系，可以眯一会儿，养养神。对于小孩和老人来说，时间可以稍微长点儿，控制在1小时左右。

午睡的方法一定要选对，否则，不但不能休息好，还有可能造成身体的不适。上班族可能绝大部分选择趴在办公桌上睡，其实这种睡法对人体是相当有害的，因为伏案会压迫经脉和神经，阻碍血液流通，导致大脑缺血缺氧，醒后会出现头昏、眼花、乏力等症状。所以不要趴着睡，可以靠在椅子上睡会儿。如果是在家里，躺在沙发和床上是不错的选择。

午睡宜忌。午饭宜吃清淡，忌油腻，不宜吃太饱。因为油腻食物会增加血黏稠度，加重冠状动脉病变；过饱则会加重胃的消化负担。睡醒之后喝杯水，以补充血容量，稀释血液黏稠度，然后可以进行一些散步类的轻度活动。还有的人喜欢侧卧着，手枕在头下面，或者是双手高举过头，交叉枕在脑后睡觉，这也是不可取。睡觉时以手代枕，肌肉容易受到牵拉，横膈膜易产生移位，导致腹压增高，长期如此，可能会引起食管黏膜充血、水肿和溃烂，造成反流性食管炎。这种睡姿还会影响呼吸，从而出现胸闷、疲劳等症状。所以，午睡切莫以手当枕，不但睡不好，还容易招来疾病。

3.吃午餐有讲究

午餐是一天中最重要的一餐，它提供的能量占一个人全天消耗能量的40%。所以我们要吃好。

但是如何才能做到午餐吃好呢？合理安排好时间。午餐和午睡时间最好调整过来，即先午睡后吃饭。大部分人都是吃完午餐就去午睡，其实对身体非常不好。从阴阳调和的角度来讲，早上起床到上午

午餐和行睡时间对调

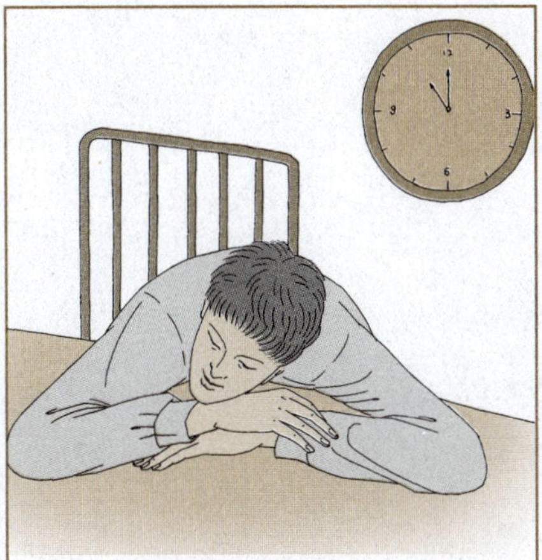

11：00～12：00

上午11：00～12：00这段时间，人会觉得非常疲倦。这个时候最容易进入睡眠状态。此时补充睡眠，身体能量就能得到最大程度的补充。如果吃完饭就午睡，影响食物消化，血液汇集在胃部，脑部供血不足，睡醒后容易感到头晕不适。

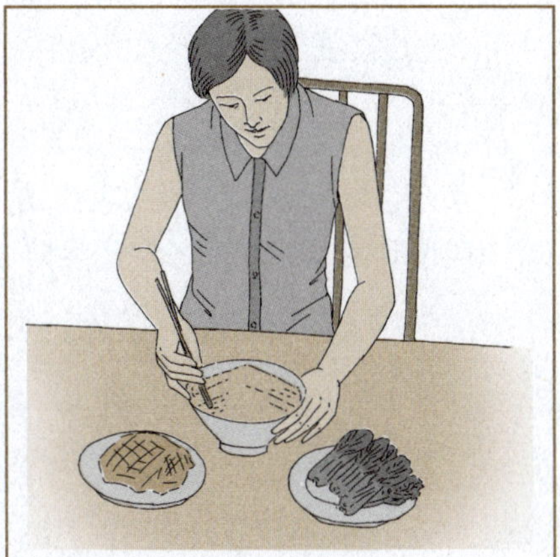

12：00～13：00

此时吃完饭已经是下午1点了，而这时小肠经接替心经工作，由小肠来继续吸收、消化和分解食物。吸收的食物能完全得到消化，精华部分被送到人体五脏六腑，糟粕刚被过滤掉，排出体外。以此保证人体正常的新陈代谢，也不容易发胖。

11点，这段时间体内的阳气不断上升，11点时达到全盛。11点之后阳气开始减弱，阴气在滋生。人经过一上午的劳作，在这个时候开始觉得非常疲倦，想睡觉。这个时候，人最容易进入睡眠状态，美美地睡上一会儿，身体能量就能得到最大程度的补充。如果吃完饭就午睡，胃里的食物还没有被消化掉，需要大量的血液供给，血液汇集在胃部，导致脑部供血不足，睡醒后容易感到头晕不适，也有可能因大脑局部供血不足而导致中风。同时也会影响胃的消化，不利于食物的吸收，容易导致消化不良或引发胃病。

午餐时间最好安排在12：30～13：00。这个时候心经工作，而下午1点开始，体内的小肠就工作了。午餐吃完，食物正好经过脾胃到达小肠，由小肠来继续吸收，消化和分解。那个时候，气血流注小肠经，小肠经的工作效率大大提高，吸收的食物能完全得到消化，精华部分被送到人体五脏六腑，糟粕刚被过滤掉，排出体外。因此，这时候吃午饭不仅可避免很多肠胃疾病，也可以保证人体正常的新陈代谢，患肥胖症的概率也会大大降低。

午餐要做到低油、低盐、低糖及高纤维。主食以米饭或面食为主，应在150~200克，以满足人体对无机盐和维生素的需要。多吃些蔬菜（200~250克）及适量肉类、蛋类、鱼类食物（50~100克）。这样营养能得到保证，又益于健康。忌吃食品营养含量低的食品，例如方便面、西式快餐等。

一周营养午餐推荐

星期一

主食：米饭。
炒菜：肉末烧豆腐，鸡蛋炒西红柿。
小菜：拌尖椒。
汤：海米白菜汤。

星期二

主食：花卷。
炒菜：红烧牛肉（牛肉、胡萝卜、土豆），香干炒芹菜。
小菜：花生芹菜叶。汤：虾皮番茄汤。

星期三

主食：炸酱面。
小菜：清炸鸡肝。
汤：面汤。

星期四

主食：红豆饭。
炒菜：鸡肉炒三丁，蒜蓉小白菜。
小菜：爆腌萝卜。
汤：紫菜葱花鸡蛋汤。

星期五

主食：烙饼。
炒菜：炒合菜，炸素丸子。
小菜：大葱蘸酱。
汤：黄玉米面粥。

星期六

主食：水饺。
小菜：肉皮冻(肉皮、青豆、胡萝卜)，盐水鸭，松仁香菇，芥末菜花。

星期日

主食：发糕。
炒菜：红烧鱼，炒茼蒿，葱头炒牛肉，蘑菇烧面筋。
小菜：蒜泥海带丝，拌三样。
汤：酸辣汤。

4.以静养心的大智慧

《黄帝内经》载："心者，君主之官也，神明出焉。"这句话的意思是说，心主管人的精神意志，是统率所有脏腑、协调全身的君主，可谓"牵一发而动全身"。所以保养好心脏至关重要。《黄帝内经》有"精神内守，病安从来"的说法。意思是说，平时保持精神安定，心境平和，疾病就没有可乘之机。强调的就是"以静养心"的大智慧。

中医讲究"静以养神"，领兵打战讲究"以静制动""以不变应万变"。养心也是一样，保持平静的心态，可以缓解病情和预防疾

精神内守，病安从来

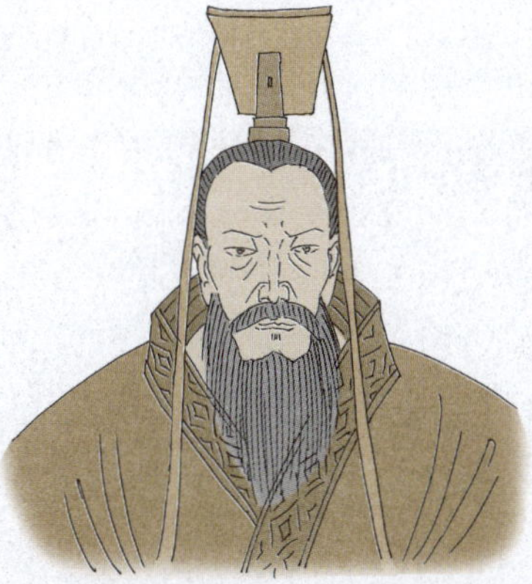

"心者，君主之官也，神明出焉。"这句话是说，心主管人的精神意志，是统率所有脏腑，协调全身的君主，可谓"牵一发而动全身"。故养好心脏至关重要。

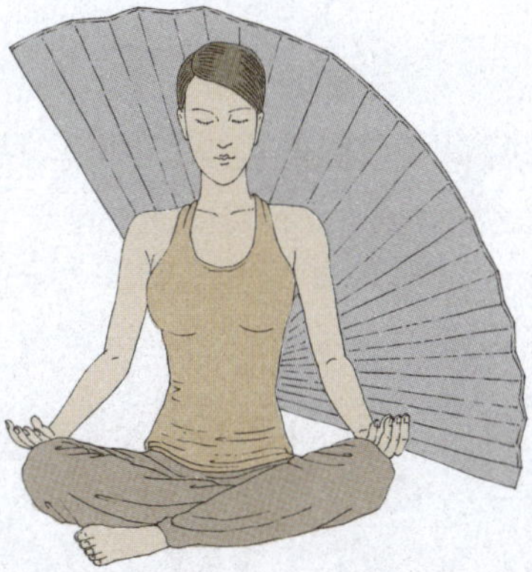

《黄帝内经》有"精神内守，病安从来"的说法。意思是说，平时保持精神安定，心境平和，疾病就没有可乘之机。强调的就是"以静养心"的大智慧。

病的发生。例如，人生病了，特别是大病初愈的时候，医生都要求病人情绪不要太激动，要好好静养，就是这个道理。因为经过一场病之后，身体的阳气损耗非常大，身体很虚弱。通过静养，体内的阳气逐渐增加，阴阳也逐步得到调和，身体对疾病的抵抗能力也在慢慢增强，十分有利于身体的快速康复。

我们常说“病由心生”，很多病的根源在于心。除了平时多加锻炼，饮食调理外，保持心态的平和更为重要。毕竟“心病还需心药医”。为什么得了癌症的人，有的知道病情后，郁郁寡欢，情绪低落，很快便死去；相反，有的人知道自已时日不多，反而以平静豁达的心态去面对每一天，结果不但没有死去，还活了很长时间，就是这个道理。

静养有多种方法

1.睡眠。睡眠中的人，身心能得到很好的放松。

2.静坐。经常盘膝而坐可以养心神。

常钓鱼可以修心养性

养生小提示

名医李时珍认为，钓鱼是一项十分有益于身心健康的活动，它有解乏、清肺、养性、顺气、增加食欲的功效。对于时间比较充足的中老年人来说，更是个不错的保养身心的好办法。

■ 要选择水质清净、草木旺盛的地方钓鱼，从水草中散发出氧气、负离子、杀菌素和芳香物质，有利于改善人体心肺功能。

■ 姿势宜多变换，可以蹲着、静坐或者站立，动静结合，既可以清心醒脑，又可以舒筋活络，增强体质。

■ 最好是选择视野比较开阔的河湖钓鱼，这样可以一边钓鱼一边欣赏大自然的美景，使身心能得到最大的放松。

■ 选择晴朗的天气去钓鱼，这样可以沐浴阳光，使全身温暖，血管扩张，促进新陈代谢，增强体质。

3.静养功。静养功有修身养性、祛病健身、延年益寿之功效。操作方法：坐着或者躺着，两脚分开与肩同宽，手放平。首先，深吸气到丹田，吸气时舌头卷上来抵到上腭，同时心中默念“我”；其次，舌头回落下来同时心中默念“松”；最后，心中默念“静”，意念守（想）着丹田处。如此反复做15～30分钟，会感觉丹田处有股充沛的气慢慢扩散开来，四肢内的血液流得很快，手掌也因气血通畅而焕发红光。整个过程精神要集中。做完之后会有通体放松的感觉。每天2次为宜。

以静养心

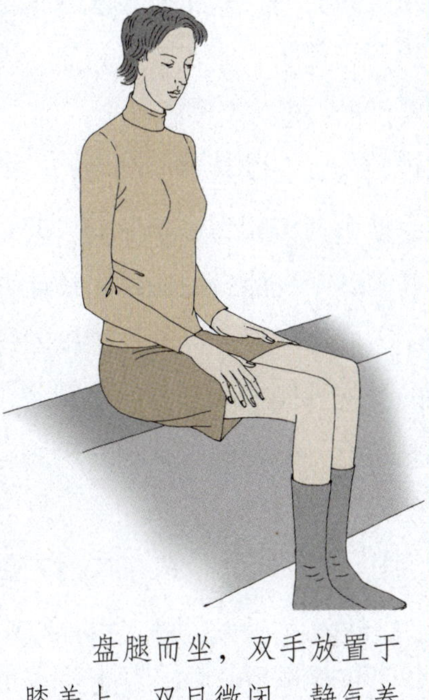

盘腿而坐，双手放置于膝盖上，双目微闭，静气养神。

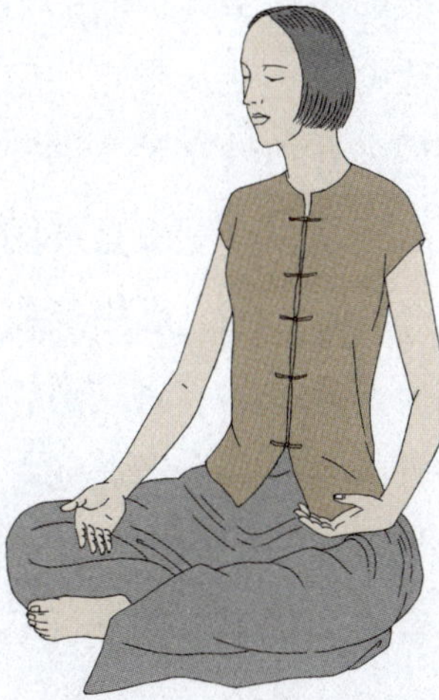

坐势，两脚分开与肩同宽，手放平。舌抵上腭，吸气于丹田；舌头回落，心中默念“松”；心中默念“静”，意念守（想）着丹田处。

5.调理心经可以治疗抑郁症

《黄帝内经》有言："心主神明。"神明是什么？就是指精神。精神出现问题，则与心经有关。如果心气和顺，那么人就会精气充沛，神采飞扬；若心气不顺，人就容易抑郁、消极。

抑郁症是一种常见的精神疾病，病人常表现为情绪低落、消极悲观、思维迟钝、自责、健忘、失眠，常怀疑自己患有各种疾病，感到全身多处不适，严重者可出现轻生的念头和行为。抑郁症的出现常常与精神压力有关。白领们常会出现这样的情况：因为工作压力的关系，常需要强迫自己在最短的时间内完成任务，如果稍有延迟，或者没有办法完成，便会产生巨大的焦虑和自责情绪，时间长了，就变得沉默寡言，情绪低落。好多名人，如亚伯拉罕·林肯、西奥多·罗斯福，影视界的玛丽莲·梦露、张国荣等，他们都曾饱受抑郁症的煎熬，有的走出了忧郁的阴影，而有的则走向极端，以死来寻求解脱。

逃避并不能从根本上解决问题，出现抑郁了，一定要正视它。既然抑郁多与情绪有关，调理情绪则需要借助心经来帮忙。

心经上面有一个重要的穴位，叫神门穴，它既是手少阴心经上的腧穴，也是原穴，经络气血多聚于此。这个穴位相当于调节心气的一个重要"开关"，将这道"开关"打开了，不仅能打通心经，还能调理心脏的气血。心经通畅，气血充足了，心情就好了，抑郁消极的情绪也就不见了。神门穴在我们的两手的手腕内侧横纹下方的小窝处，将手臂弯曲，手掌朝上，手掌小鱼际侧端有一个小圆骨，圆骨后面有一条筋，这条筋与手腕横纹处的交点处就是神门穴。

如何来操作呢？将一只手伸直，另一只手的食指按在神门穴上点压，一压一松，时间为5分钟左右，再换另一只手。每天做1次或2次，最好是中午心经当令的时候操作，不仅能调节心神，赶走抑郁。

按摩神门穴

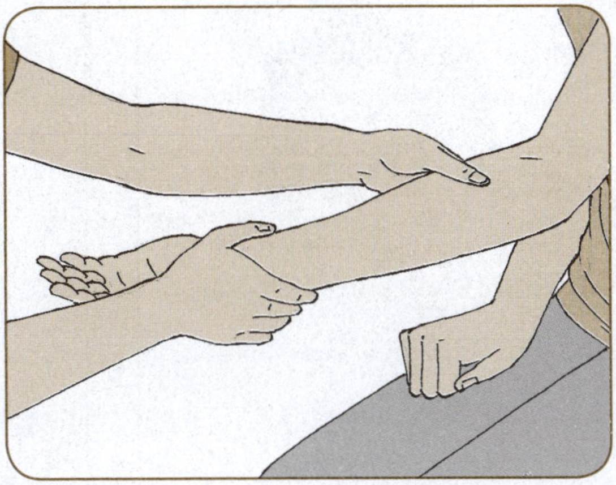

神门穴

两手的手腕内侧横纹下方的小窝处，将手臂弯曲，手掌朝上，手掌小鱼际侧端有一个小圆骨，圆骨后面有一条筋，这条筋与手腕横纹处的交点处就是神门穴。

6.“察颜观色”，知心病

中医认为：“有诸内，必形于外。”体内发生的病变，必然会反映到体表。“心主神明”，其华在于面。所以通过对面部及五官的观察，可以知心病。捕捉到心脏病病人在脸上露出的蛛丝马迹，有助于早期发现疾病先兆，使疾病得到早期治疗。

1.观气色 你可以让医生帮你看一下，或者自己在家里面对着镜子仔细观察一下。如果你脸部皮肤看起来红润有光泽，则说明你的心脏功能很好，不用担心；如果出现脸部，特别是颧部暗红，那就要小心了，这往往是风湿性心脏病的征兆；如果脸色呈深褐或暗紫，千万不能掉以轻心，这表明你可能患有慢性心力衰竭和晚期肺源性心脏病。另外还要多注意一下红血丝，心脏不好的人脸上常布满红血丝，说明这个人血液循环系统不好。

2.观五官 五官的一些反应，也可能与心脏病有关，多加观察可以及早预防和治疗。

（1）耳朵。“心脏开窍于耳”，通过观察耳部的症状可瞧出一

观气色

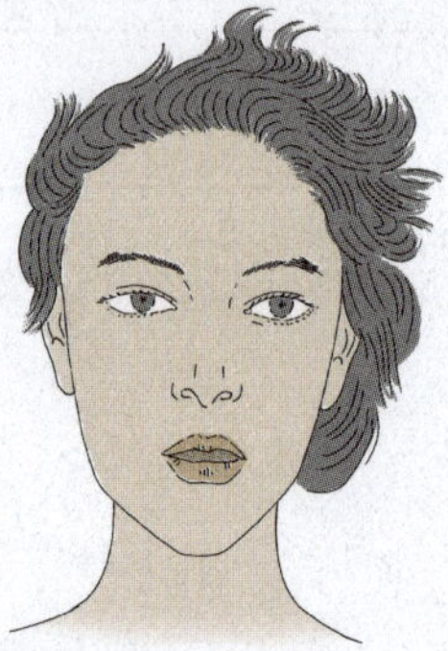

健康人面部通常是白里自然透着红，有光泽。

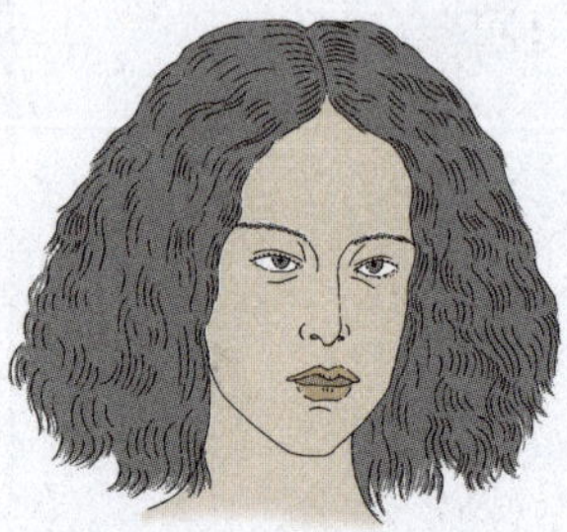

脸色呈深褐或暗紫，可能与慢性心力衰竭和晚期肺源性心脏病有关。

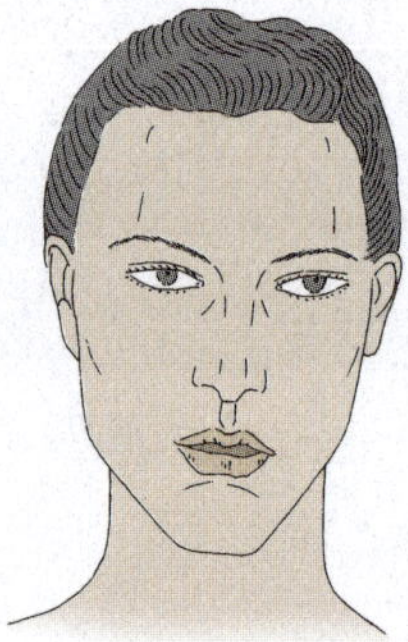

颧骨部暗红可能是风湿性心脏病的征兆。

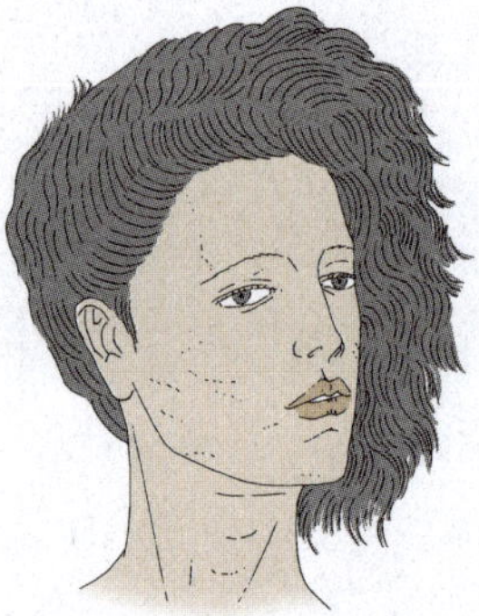

脸上布满红血丝，说明这个人血液循环系统不好。

些端倪来。根据临床经验，在很多心脏病病人的耳朵前面的皮肤上，常发现有一条连贯的皱褶，如果你也有这种症状，千万要注意了，这很有可能是你的冠状动脉正在硬化或已经硬化了，此时体内的血管将会出现一定程度的堵塞，当冠状动脉粥样硬化阻塞血管达到60%就可以出现心绞痛或心肌梗死等，容易引发各种心脑血管疾病。另外，耳痛、耳鸣也是早期心脏病产生的征兆之一。如果突然感觉耳部疼痛或伴有嗡嗡作响，一定要及早去就诊。

观耳朵

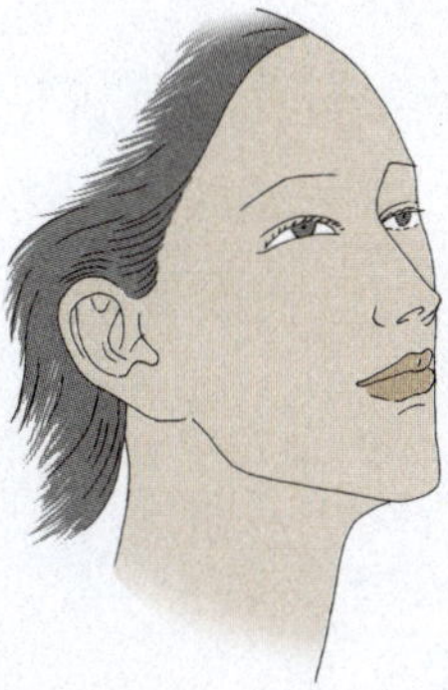

正常的耳朵前面没有皱褶。

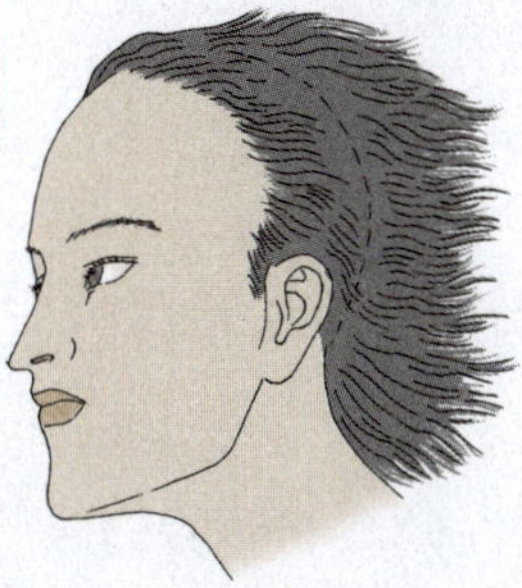

耳朵前有一条连贯的褶皱，表示冠状动脉正在硬化或已硬化了。

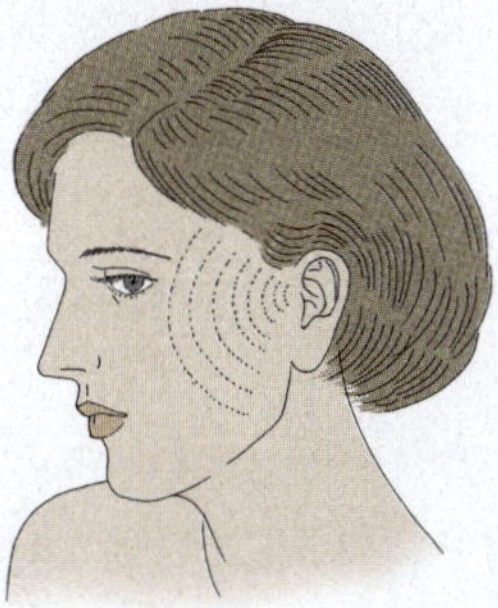

经常感觉耳痛、耳鸣，是早期心脏病产生的征兆之一。

（2）鼻子。中医认为，两眼之间的鼻梁根处为心，一些心脏问题也可以通过观察鼻子这个部位而及早发现。如果出现横纹了，就要小心了，这表示人体内心律失常或心脏不太好。另外红鼻头也是不良的征兆。排除天气因素的影响，如果发现鼻尖发肿、发红，则表示心脏病有可能加重，也要引起重视了。

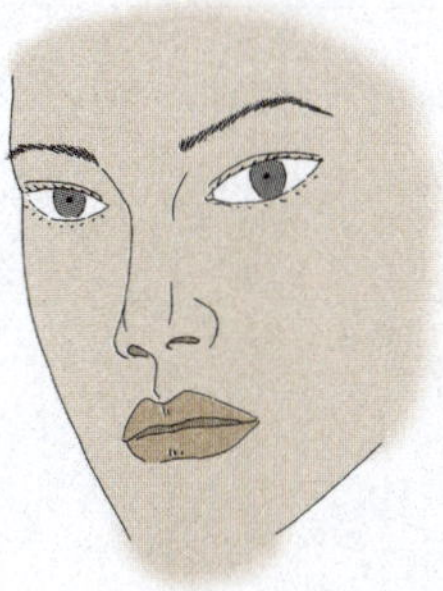

正常人的鼻子。

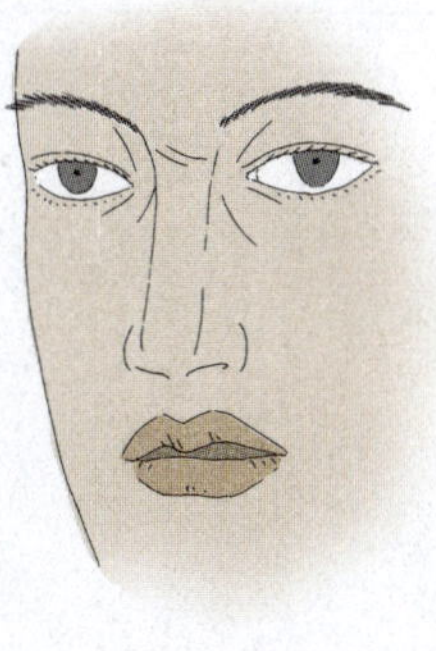

两眼间的鼻梁根处有横纹，表示体内心律失常或心脏不太好。

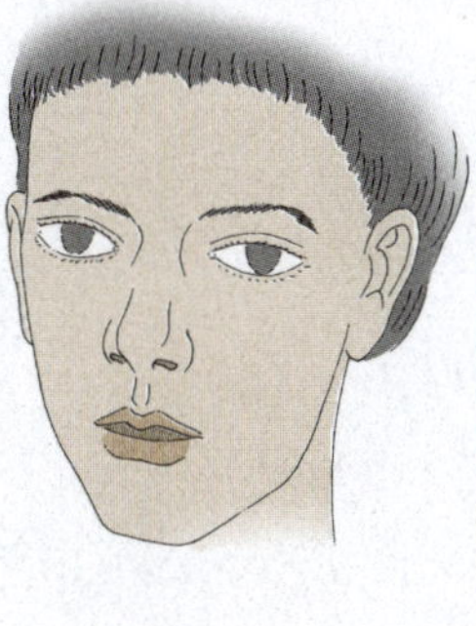

鼻头发红、发肿是人体内心缘脂肪过多或心脏病加重的表现。

（3）舌头。健康人的舌头是粉红色的。舌头发白，表示心肌供血不足；舌尖常发暗发紫，表示血液循环不好，血液易黏稠，容易造成血管堵塞，引发心脑血管疾病；舌尖长了许多小红点，可能有心肌炎；舌头上有比较深的竖纹，也要小心了，这往往也可能预示着心脏病的降临。

以上是常见心脏病病人反映在面部的一些表现，仅供参考。不过要注意一点，并不是有其中的一两个症状就能判断有心脏方面的疾病，要综合观察，最好去医院找有经验的医生综合确诊一下。

观舌头

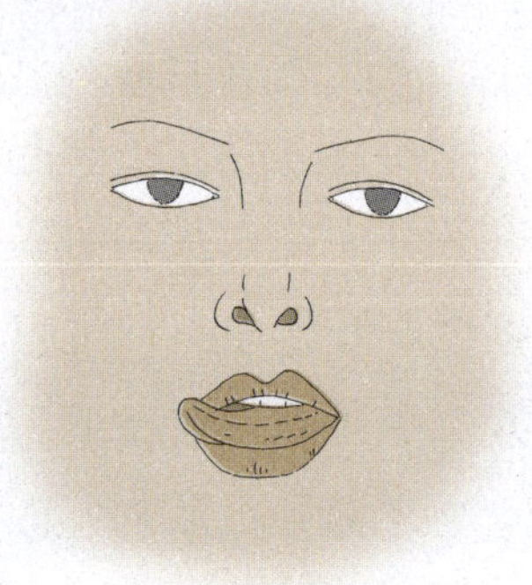

健康人的舌头是粉红色的。

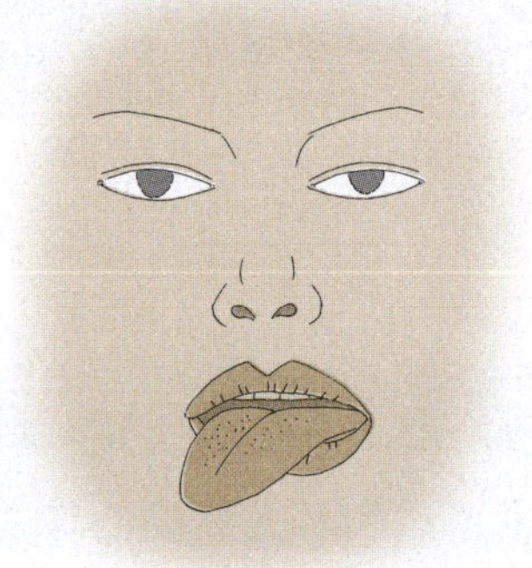

舌头发白，上面有小红点，可能有心肌炎。

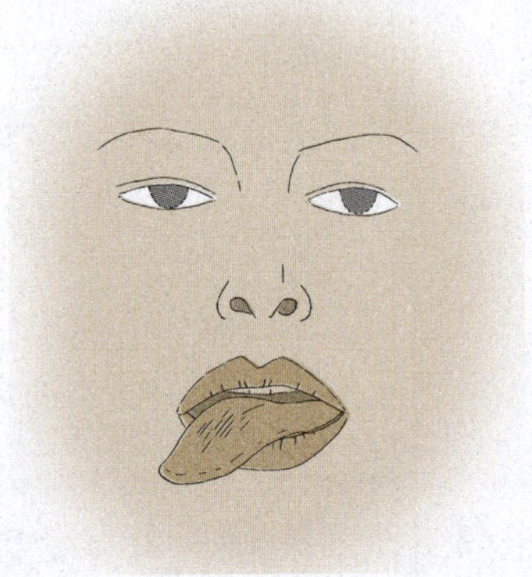

舌头上有较深的竖纹，往往也预示着心脏病的降临。

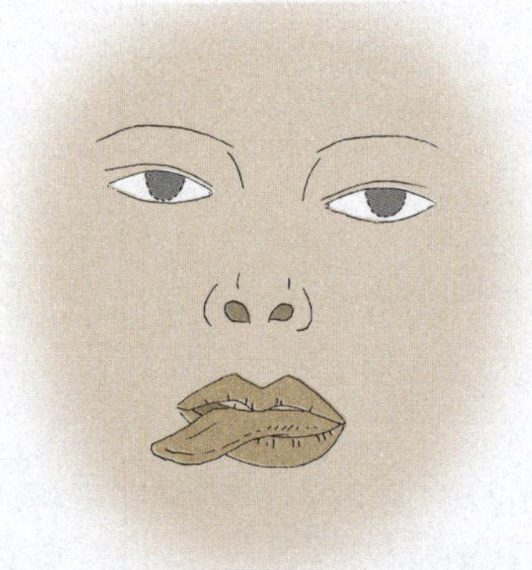

舌头发暗发紫，表示血液循环不好，心脑血管可能有问题。

7.经脉不适容易引发心脏问题

《黄帝内经》上说："心之合脉也，其容色，其主肾也。""心之合脉也"，就是心与脉相联系的意思。我们常用"心脉相连，血浓于水"来形容人间难以割舍的亲情，可见心与脉是紧密联系的，二者相互依赖又相互影响。如果人体内经脉出现了问题，一定会影响到心脏。

1.心经 由心脏出发，一条穿过膈肌向下连接小肠，另一条则斜出腋下，经手臂内侧，连接掌心，到达中指指端。如果感觉手臂内侧有疼痛、麻胀或出现咽喉干燥、胸闷、心痛的症状，则可能是心脏有问题。

2.肺经 《黄帝内经》讲到经脉时有"是主肺所生病者，咳，上气，喘渴，烦心，胸满"的言论，概括了因肺而生病的诸多症状。其中"胸满"，就是指胸口憋闷的症状。这其实是肺经发生病变，而表现在心脏方面的一个问题。因为肺经有问题，体内气血运行就不通畅，血液循环不好，就容易引发心脏方面的疾病。

3.脾经 脾经走心脏，任何脾经的问题能直接通过心脏表现出来。脾主运化，如果脾经不适，就不能输送足够的水谷精微给其他的脏腑，包括心脏。心脏得不到充分的营养滋养，人就容易感到心慌、心跳加速、情绪变得烦躁不安，心脏还会隐隐作痛。另外，脾有统摄血液在脉管中运行而不溢于脉外的功能。脾经不适，气不能摄血，则血流不畅，影响血液循环，导致心脏功能也受影响。

4.胃经 胃经也走心脏。胃经有问题，影响食物的消化和吸收。得不到足够的营养，人就很容易觉得饿，饿的时候，人就会心慌、心跳加速。相反，吃得太多，对心脏也不好。胃里食物太多，人体内大部分的血液调到胃部，心脏就会供血不足，"怦怦"乱跳。另外，胃寒胃热也会传导到心脏，引发心热。

5.肾经 心脏病的根源不在于心，而在于肾。肾是贮藏精气的地方。我们所说的“精”“气”“神”都来源于肾。如果一个人的肾精大损，元气大伤，心脏也会跟着受累。因为肾精不足或衰竭，容易出现心律失常的现象，如心脏期前收缩和间歇，发生时常伴有心悸或心跳暂停感。经常性心脏期前收缩使心脏排血量降低，可引起乏力、头晕及胸闷，并可使原有的心绞痛或心力衰竭加重。

心与诸脉

心合于脉，人体内很多脉络与心紧密相连，这些脉络出现了问题，会影响到心脏健康。反之，一些脉络出现的症状可以帮助我们判断心脏是否有疾病，有助于及早防治。

经络	与心脏关系	症状
心经	由心脏出发	手臂内侧有疼痛、麻胀或出现咽喉干燥、胸闷、心痛的症状，则可能是心脏有问题
肺经	由肺经出发	肺经有问题，体内气血运行就不通畅，血液循环不好，就容易引发心脏方面的疾病，易出现胸口憋闷、心烦等症状
脾经	脾经过心脏	脾脏功能虚弱，人会感到心慌、心跳加速，情绪变得烦躁不安，心脏还会隐隐作痛。另外，脾气不能摄血，则血流不畅，影响血液循环，导致心脏功能也受影响
胃经	胃经走心脏	胃经有问题，人就会心慌、心跳加速，胃寒胃热也会传导到心脏，引发心热
肾经	心脏的根源在于肾	肾精不足或衰竭，容易出现心律失常的现象，像心脏期前收缩和间歇，发生时常伴有心悸或心跳暂停感。经常性的心脏期前收缩使心脏排血量降低，可引起乏力、头晕及胸闷，并可使原有的心绞痛或心力衰竭加重
心包经	连接心包与心脏	心包是包裹在心脏外面的一层薄膜，心包经是连接心包和心脏的重要经络。心脏疾病最先通过心包经表现出来，病人常感觉胸闷，心烦，恶心。常按摩、锻炼心包经可预防心脏病

6.心包经 心包是包裹在心脏外面的一层薄膜，心包经是连接心包和心脏的重要经络。心脏疾病最先通过心包经表现出来，病人常感觉胸闷、心烦、恶心。常按摩、锻炼心包经可预防心脏病。

平时多注意观察，发现身体经脉疼痛或不适，切不可掉以轻心，很有可能是我们的经脉病变引发心脏疾病，最好及早去医院做检查。

心与四时、五行、五色等的关系

	心脏	宜忌
四时	夏季	夏季万物生长繁盛，天地间阴阳之气相互交接，植物开花结果。人们应当晚睡早起，保持心情愉快，使体内的阳气向外发散
五行	火	心与火同类。火给人的感觉是炎热，而心脏在主管人体内的物质燃烧，也是人体热能量的收集和调配中心，所以人们以心拥有的配热功能，将它归属为“火”。夏天易出现心火过盛，要注意降心火
五色	赤	赤色应于心，常吃经色食物如胡萝卜、西红柿、红豆等，能补血、利尿、活血化瘀，对于保养心脏十分有益
五味	苦	心喜苦，苦味入心。常吃苦菜、苦瓜等苦味食物能泄心火、除心燥，能滋阴，具有除湿和利尿的作用
五体	脉	心合脉。心主血，血行脉中，故合于脉。心脏功能是否正常可以通过脉络来判断，保养好心脏要注意调理各大经脉
五谷	麦	麦合于心。常吃小麦能养心
五志	喜	喜伤心。心主神志，正常的喜乐使精神愉快，心气舒畅。若喜乐过度，会使心气弛缓，精神涣散，而产生喜笑不休、心悸、失眠等症

8.心经锻炼有法

《养性延命录》载："静以养神，动以练形，能动能静，可以长生。"除了静养之外，还要适当的锻炼，这样才能"神形兼备"。我们可以通过按揉手少阴心经上的一些穴位来达到养心祛病的目的。

手少阴心经

本经发于心中，分成两支，一支内行主干向下穿过膈肌，连接小肠；另一支也是主要的一支，外行主干，从心穿过肺，从腋下斜出，沿手臂内侧，过肘中，经掌后锐骨端，进入掌中，沿小指桡侧至末端。极泉穴、少海穴、神门穴是手少阴心经上重要的穴位，日常生活

手少阴心经

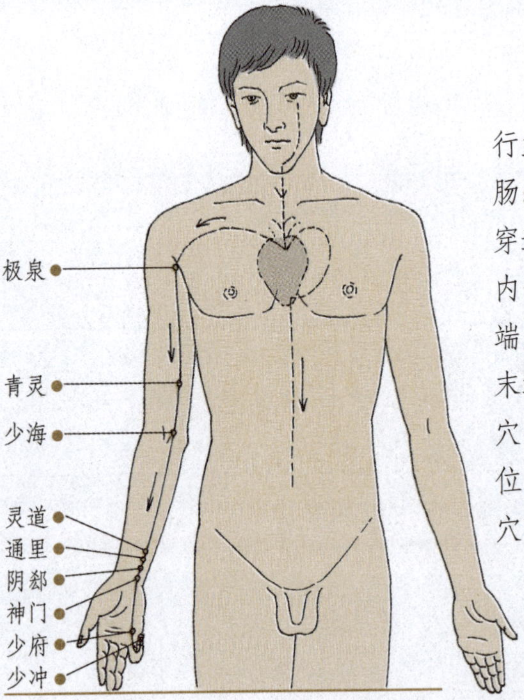

心经发于心中，一支内行主干向下穿过膈肌，连接小肠；另一支也是主要的一支，穿过心肺，到达腋下，沿手臂内侧，至肘中，经掌后锐骨端，进入掌中，沿小指桡侧至末端。极泉穴、少海穴、神门穴是手少阴心经上重要的穴位，日常生活中经常按揉这些穴可达到安神养心的功效。

中经常按揉这些穴可达到安神养心的功效。

极泉穴

极泉穴位于腋下。只要将手肘弯屈，手掌按于后枕，在腋窝中部有动脉搏动处就是了。其操作方法是用拇指指端用力按揉该穴位3～5分钟，再换另一侧。经常按揉此穴位可以舒经活络，调理心气，能缓解心痛、胸闷、口干等症状，还可预防冠心病、肺心病。

少海穴

少海穴有另外一个名字叫曲节穴，在手臂内侧可找到。屈肘，手肘内侧横纹与肱骨内上髁连线的中点处就是。操作方法：用一只手稍用力按揉此处，3分钟之后再换另一只手。按摩这个穴位对于治疗心痛、手臂麻颤、腋胁痛、健忘失眠等症状有很好疗效。

神门穴

位于手腕横纹外侧端，尺侧腕屈肌腱的桡侧凹陷处。操作方法：用一只手的拇指指尖掐按此处3～5分钟再换另一只手。常按揉可治疗心绞痛、无脉症、神经衰弱、癔症、精神分裂、胃脘痛、消化不良等病症。

除了按揉穴位，推拿心经效果也不错。心经在中指末节螺纹面，将中指面呈顺时针方向旋转推动为补，中指端向指根方向直线推动则为泻心火。此法可以治疗口腔溃疡、心燥烦热、心血不足等。

推拿心经

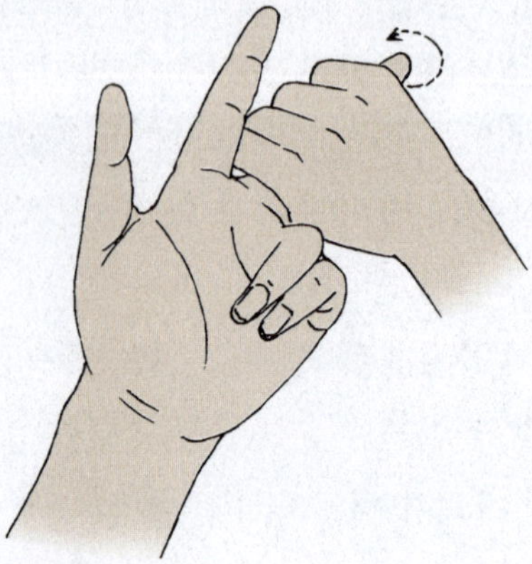

补心经

伸出中指，由指端向指根顺时针方向旋转推动。此推法可以滋补心脏，安心神。

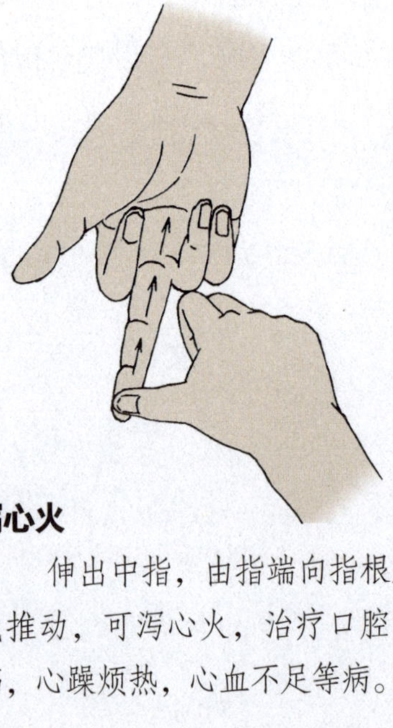

泻心火

伸出中指，由指端向指根直线推动，可泻心火，治疗口腔溃疡，心躁烦热，心血不足等病。

第八章

未时

《黄帝内经》讲:“小肠者，受盛之官，化物出焉。”意思是说，小肠是接受、消化、吸收营养物质的器官，主要作用就是将食物中的精华部分分辨出来，转换成能量，再分配给人体的其他各个器官。

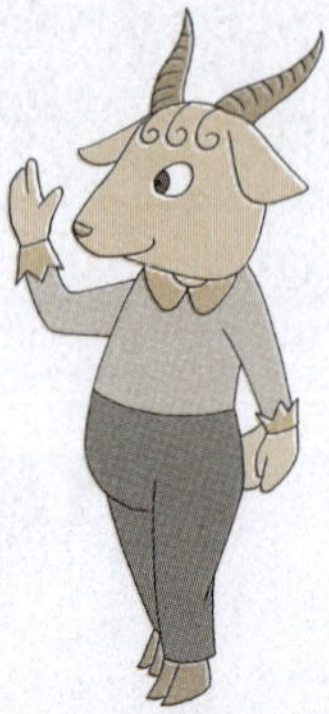

未时

13:00 ~ 15:00

未时又称日昳、日央。就是我们常说的日头偏西了，如一年之中的初秋，经过阳光的照射，万物吸到天地精华，长成了有滋有味的果实。这时小肠经就是吸收被脾胃腐熟后的食物精华，然后把它分配给各个脏器。从这儿就能看出午餐要吃好的重要性了。

1.日走偏时，小肠经当令，吸收精华

未时是下午1 ~ 3点，此时日已渐渐偏西。未时与十二生肖中的羊所对应。羊有一个特点，就是喜欢在日之时吃草。因为此时小肠经工作，肠道消化吸收食物能力强。其实人和羊一样，午餐吃进去的食物，经过脾胃的初步消化后，还需小肠进行“深加工”。

《黄帝内经》讲:“小肠者，受盛之官，化物出焉。”意思是说小肠是接受、消化、吸收营养物质的器官，主要作用就是将食物中的精华部分分辨出来，转换成能量，再分配给人体的其他各个器官。

小肠和脾、胃虽然都属消化器官，但是分工有所不同，都有各自的工作职责。就像是食品加工厂里的流水生产线一样，原料经过好几道工序加工才能成为食品。食物首先到达口腔，经牙齿和唾液的帮助，将食物切碎后进脾胃。脾胃进一步进行加工，将食物搅碎。

日走偏时，小肠经当令，吸收精华

小肠主要作用就是将食物中的精华部分分辨出来，转换成能量，再分配给人体的其他各个器官。

羊在日(足跌)之时吃草

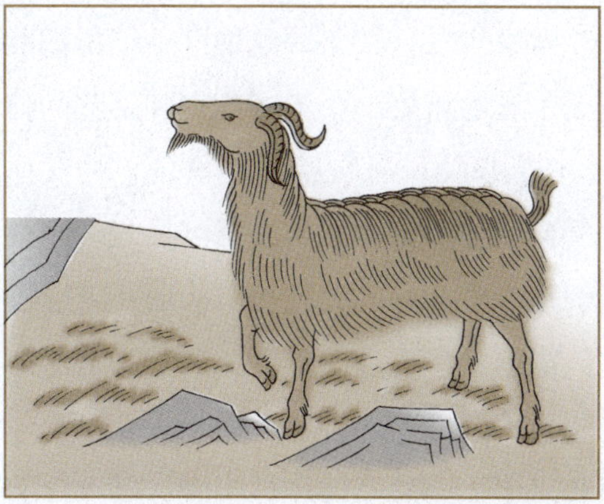

人和羊一样，午餐吃进去的食物，经过脾胃的初步消化后，还需小肠进行“深加工”。

小肠属消化器官

小肠是接受、消化、吸收营养物质的器官，主要作用就是将食物中的精华部分分辨出来，转换成能量，再分配给人体的其他各个器官。

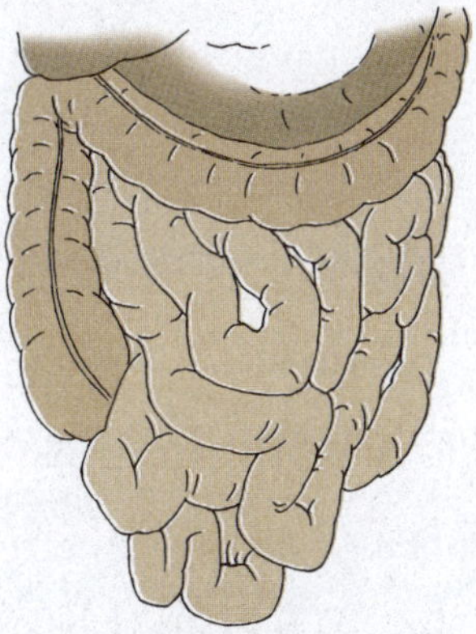

胃相当于“碾碎机”和“搅拌机”，食物完成了“消”的过程，而接下来“化”的任务就交小肠了。小肠来“细加工”。小肠与脾胃的不同不处在于对营养成分的吸收更细致，并且还要对食物进行“分门别类”，吸收食物中的精化，并转化成能量，输送到身体的五脏六腑以维持人体的正常活动，糟粕部分则被送往大肠，由大肠继续吸收当中的水分，最后被输送到肛门，排出体外。这就是食物在人体内的“旅行”过程。其中小肠在整个过程中起到了至关重要的作用。

未时（13：00～15：00）是小肠经工作的时间，此时气血流注小肠经，小肠消化吸收、泌别清浊的能力最强。午餐吃得好不好非常关键。“早餐吃好，午餐吃饱，晚餐吃少”。“午餐吃饱”不仅指把肚子填饱，更要注意营养的搭配。午餐吃得好，小肠才能得到足够的营养补给，气血才会足。小肠经出于心脏，与心经相表里，它的气血足，心脏的供血能力也就强。气血通畅，人就精神百倍。反之，则很容易影响到全身的气血供应，加重心脏和心经的负担。长期不注意午餐营养，小肠经气血不足，人体汲取不到充足的营养，就容易造成体质下降，各类疾病就容易找上门来了。

健康无小事，吃好午餐更是大事，如此才能保证小肠发挥更好的作用，从而为人们的健康保驾护航。

2.养生先养肠

《黄帝内经》将五脏六腑中的小肠封为“受盛之官”，主要职能就是接受由胃传来的食物，进一步消化并分辨浊清。若肠道出了问题，分辨清浊的能力就会下降，体内的废物就无法及时排出体内，百病便容易乘机滋生。由此可知，中医常说的“养生先养肠”是很有道理的。

我们常说的肠道问题，主要表现为便秘。便秘是指由于粪便在肠

小肠的分工

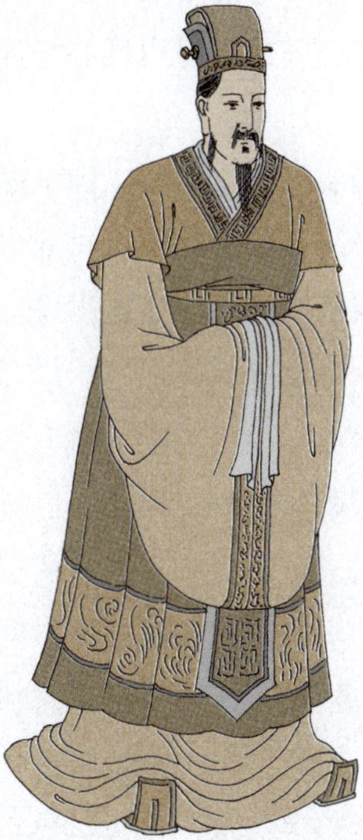

● 在五脏六腑中，小肠被封为“受盛之官”，接受脾胃传来的食物，继续消化吸收，并且辨别清浊，将食物中的精华部分分辨出来，转换成能量，再分配给人体的其他各个器官，糟粕则传送给大肠。

小肠如果出现异常，不但消化吸收功能减退，大小便也会出现异常。小肠的功能受心功能的影响，因此，心功能失调也会引起小肠功能的异常。例如，火邪侵入心脏，引起心功能失调，影响到小肠则表现为尿频、尿的颜色加深甚至变红，以及排尿时有灼热疼痛的症状。相反，如果小肠出现异常，也会影响心脏。

内停留过久，以致大便次数减少、大便干结、排便困难或不尽。一般两天以上没有排便，则说明可能是便秘了。“便秘是百病之源”，如出现上述症状，那就要赶紧治疗，否则后患无穷。

便秘的危害

1.免疫力下降 我们知道，肠道是人体最大的免疫器官，70%的淋巴都分布于此。也就是说，70%的免疫力集中在我们肠道内。长期便秘必然破坏人体免疫系统，降低人体免疫力。有些人经常反复地感冒，吃药、打针都不见效；有的人肠胃常常闹毛病，吃东西容易拉肚子；有的人动不动就觉得累，犯困；有的人不小心弄破了手指，伤口好久都没能愈合等。这些现象都是免疫力弱的表现，都有可能因为便秘所导致的。

2.容易引起血液中毒 一旦便秘，人体肠道内的有害细菌和毒素就无法及时排出体外，滞留在肠道里面，容易被肠壁毛细血管吸收，融于血液。被污染血液输送到其他地方，容易引起其他部位的疾病。有毒血液进入脑部，损害中枢神经，易诱发中老年人痴呆症和帕金森病；到达肝部，加速肝硬化，导致肝癌；流经心脏，则易出现心绞痛和心肌梗死等。

3.严重损害容貌和形象 宿便绝对是皮肤的头号“克星”。因为肠道中的毒素堆积，可导致皮肤粗糙无光泽，形成色斑和暗疮，长此以往，人很容易衰老。还有一些体臭和口臭等问题，也是宿便在作怪。

肠道不适，百病从生。养好肠道，当务之急就是解决便秘。就目前便秘治疗现状来看，病人主要是采取药物治疗。手术治疗的也有，但很少。大部分人都是自行买一些刺激性的泻药如酚酞（果导）、开塞露等服用。这些泻药都有依赖性，长期服用，药效愈来愈差。所以靠吃药来解决宿便不大可取，属于临时“抱佛脚”，无法解决根本问题。要从根本上解决问题，必须要养成良好的生活习惯。要规律饮食，定时定量，千万不要暴饮暴食；饮食要讲究卫生，少吃刺激性食品，吃饭时细嚼慢咽，食物更易于消化；适当多饮水，每天早晨空腹时最好能饮1杯温开水或蜂蜜水；多参加体育运动，特别是要进行腹肌锻炼，以便增强腹部肌肉的力量和促进肠蠕动能力，提高排便能力；还要保持精神愉快，精神紧张、焦虑不安等不良情绪可导致或加重便秘。

3.小肠经病变有可能影响耳朵健康

近些年，耳聋耳鸣的发病率也正在逐年升高。严重的耳鸣耳聋，不但会影响正常的工作、生活和睡眠，还会恶化人际关系，甚至还有可能导致精神性疾病，如神经衰弱、失眠等。

引起耳聋耳鸣的原因是多方面的，像噪声污染、药物、工作压

食物在人体内的旅行线路

食物　将食物加工成可食用食品。

口腔　在口腔内，借牙齿及唾液的帮助，将食物嚼成细小碎块。

胃　食物到达胃里，胃分泌胃酸，把食物继续磨碎并搅拌成稠状。至此，食物被碾碎了，但还没有完成吸收、消化营养的任务。

小肠　食物进入肠道，小肠进一步消化和吸收，辨别清浊。

大肠　小肠分辨出来的糟粕传到大肠内，大肠吸收其中的水液，进行“燥化”。

肛门　糟粕被输送到肛门。

体外　废物由肛门排出体外。

天便秘过程图

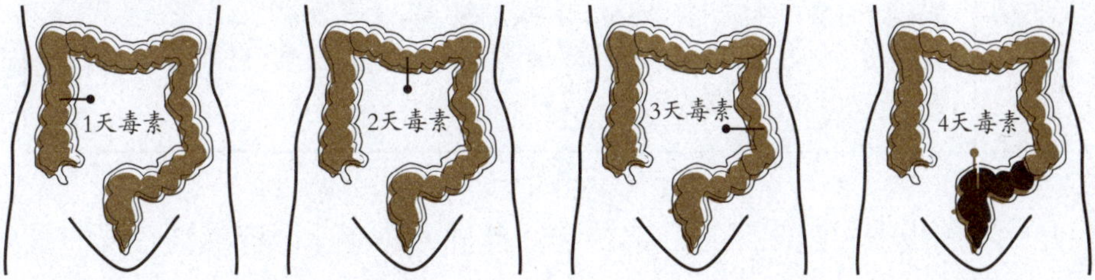

1天便秘患者 → 2天便秘患者 → 3天便秘患者 → 4天便秘患者

通常情况下，人一天排便一次，但便秘患者3-4天才排便一次。也就是说，有毒的宿便不但在体内被吸收了，还吸收了好几天，而且一大串同时吸毒。便秘如同肠道交通大塞车，尾气熏天，整个肠道系统导致瘫痪，长此以往，会严重威胁身体健康。

肠道不适易引发便秘问题

原因	肠道发生病变，小肠辨别清浊的能力降低，废物堵塞在肠道内，无法及时排出体外，引发便秘	
危害	免疫力功能下降。造成反复地感冒、拉肚子、犯困，易疲劳，伤口不容易愈合。 血液中毒。有害细菌和毒素滞留在肠道里面，引起血液中毒。被污染血液输送到身体各部位，容易引起诸多疾病，如老年痴呆症、帕金森病、肝硬化、肝癌、心绞痛和心肌梗死等。 损害容貌和形象。因为肠道中的毒素堆积，可导致皮肤粗糙无光泽，形成色斑和暗疮，容易使人衰老。另外，还会出现体臭和口臭等健康问题	
解决方法	治标不治本 自行买一些刺激性的泻药，如酚酞（果导）、开塞露等服用。这些泻药都有依赖性，长期服用，药效愈来愈差	
	标本兼治 1.养成良好的生活习惯，规律饮食，定时定量，不要暴饮暴食。 2.饮食要讲究卫生，少吃刺激性食品，吃饭时细嚼慢咽，食物更易于消化。 3.适当多饮水。每天早晨最好空腹饮1杯温开水或蜂蜜水。 4.多参加体育运动，特别是要进行腹肌锻炼，以便增强腹部肌肉的力量和促进肠蠕动，提高排便能力。 5.还要保持精神愉快，精神紧张、焦虑不安等不良情绪可导致或加重便秘	

力、过度疲劳、睡眠不足、遗传等。此外，还有一个容易被忽视的重要原因，就是我们自身的经脉。人体经脉不适也会导致耳鸣、耳聋。

与耳朵相关的经络有很多，这里讲一下小肠经。耳朵的健康与否，与小肠经息息相关。小肠经从手指外侧的少泽穴开始到耳朵的听宫穴。听宫穴是小肠经一处非常重要的穴位，耳部的很多疾病往往与之相关。听宫穴位于耳朵靠面部的位置，耳屏前张口时呈凹陷处，耳珠平行缺口凹陷中，耳门穴的稍下方即是。点揉这个穴位可以治疗耳聋、耳鸣、听力下降等耳部问题。

操作方法

1.采用正坐或仰卧、仰靠姿势，找准穴位，将双手食指指尖放在两侧听宫穴上，适当用力揉按1～2分钟。可达到聪耳明目、开窍醒脑的功效。

2.按摩耳根。两手擦热后，用两手的食指和中指夹住两耳朵，在耳根部用力上下摩擦3～5分钟。此法经过翳风、耳门、听宫、听会等穴，常按摩可以防治耳痛、耳鸣、耳炎。

3.耳郭按摩。两手擦热，捋两耳郭，前后左右各捋3分钟。此法可防治一切耳病。

除了按摩小肠经上的主要穴位之外，平时可以多做运动，特别是手部、颈部、头部的运动。因为小肠经正好经过这些部位，充分地锻炼这些部位能舒经活络。小肠经通畅无碍了，耳鸣、耳聋等疾病也就少了。

治耳疾找听宫穴

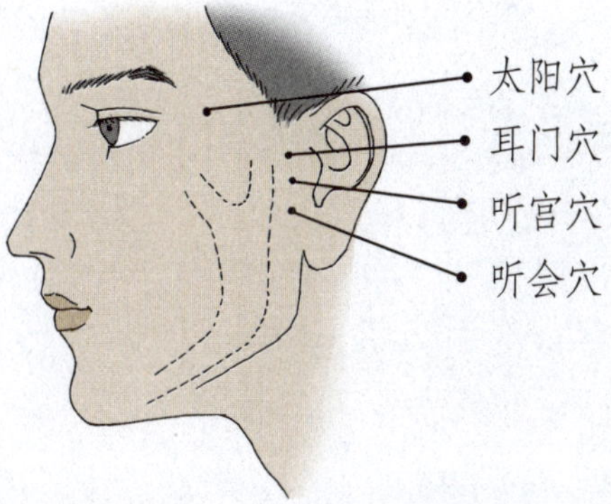

听宫穴位于面部，耳屏前，下颌骨髁状突的后方，张口时呈凹陷处。头部侧面耳屏前部，耳珠平行缺口凹陷中，耳门穴的稍下方即是。

治耳疾找听宫穴

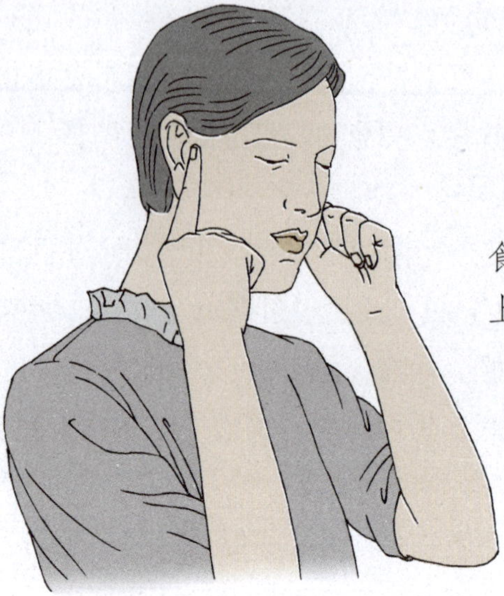

找准穴位，双手食指放在两耳的听宫穴上，按揉1～2分钟。

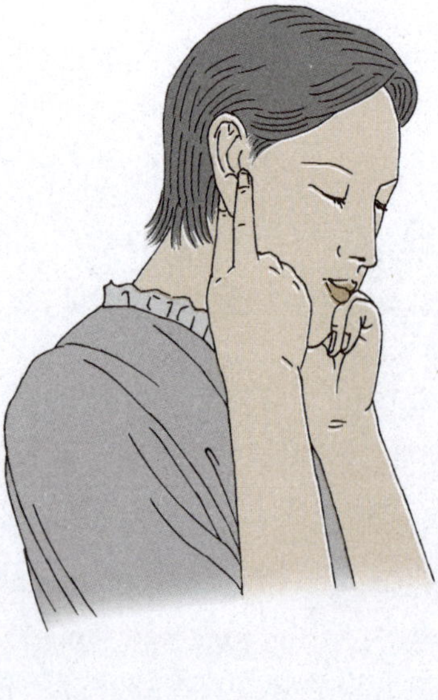

两手擦热，用两食指和中指，夹住耳根部，用力上下摩擦3~5分钟。

4.脸红心跳源于心，治在小肠

有的人常在下午两三点的时候，感觉面部灼热、心跳加速、胸闷气短。这是什么原因呢？《黄帝内经》讲：“心之华，荣于面。”脸红心跳，是心脏问题的外在表现。小肠经与心关系密切，它发于心，与心经相表里。心脏有问题，早期往往从小肠经上就可以看出端倪。下午两三点正好是小肠经当令，治疗脸红心跳可从调理小肠经入手。

心在五行中对应的是火。心主血脉。心火过大，则血热容易上窜，表现在脸上则是出现异常通红或紫红。像平时情绪过于激动、大喜大悲，或吃了易上火的食物，如油炸、火烤、辛辣的食物，或睡眠不好、经常失眠等，都可以导致心火旺盛。对于这种情况，我们可以通过调理小肠经来疏通经络，将心里的火引导到小肠，再由小肠排出体外，达到降火的目的。

怎么调理呢？小肠经上有两处重要的穴位，即后溪穴和前谷穴。

后溪穴：微握拳，无名指掌关节后尺侧的掌横纹处，连接手掌和手背的交界处。

前谷穴：位于后溪穴的下方，就是手掌连接无名指的第一个关节处外侧边缘凹陷处即是。

这两个穴位，可以采用“切菜式”方法进行刺激。以手为刀，用手掌的侧棱在桌沿处来回滑动或者做切菜的动作。做50次，然后再换另外一只手。每天1次或2次即可。经常做，不仅可以改善面部潮红、心跳快，还可以缓解疲劳，消除肩膀酸痛、头痛颈麻、腰背疼痛、手指及肘臂挛痛等。

此法非常有效，简单又不浪费时间，特别适用于经常坐在电脑前的上班族和长时间拿书握笔的学生。在紧张的工作和学习中，感到疲倦的时候做一做，劳累很快就能得到缓解。

后溪穴和前谷穴

微握拳，无名指掌关节后尺侧的掌横纹处，连接手掌和手背的交界处即为后溪穴。前谷穴位于后溪穴的下方，手掌连接无名指的第一个关节处外侧边缘凹陷处即是。

后溪穴和前谷穴

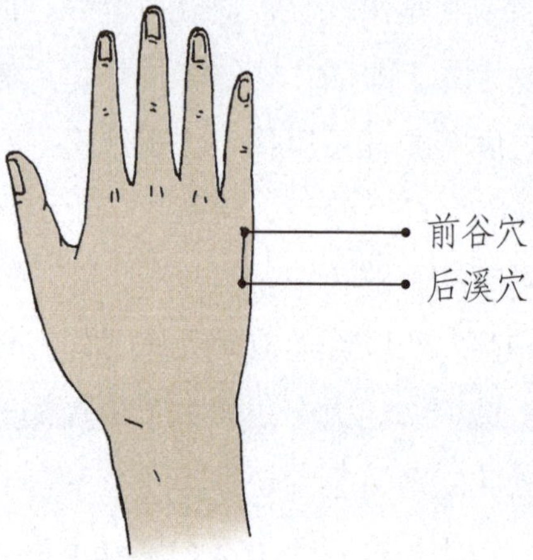

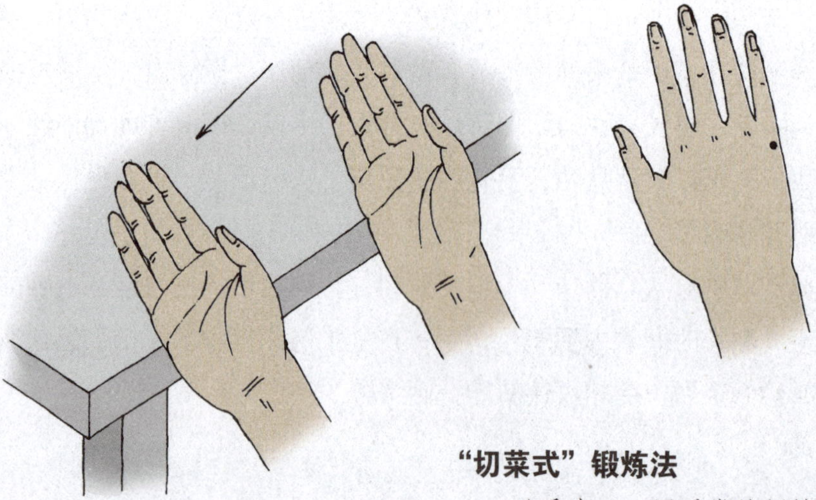

“切菜式”锻炼法

以手为刀，用手掌的侧棱在桌沿处来回滑动或者做切菜的动作。

5.防治乳腺增生的要穴——天宗穴

乳腺增生是女性常见病之一，主要特点就是单侧或双侧乳房疼痛或者出现肿块。其发病率占乳腺疾病之首。近些年来该病发病率呈逐年上升的趋势，年龄也越来越低龄化。据相关部门调查，我国有70%～80%的女性都有不同程度的乳腺增生，这种疾病在25～45岁的女性中较为多见，病人多出现周期性疼痛。起初为游漫性胀痛，触动乳房外侧及中上部疼痛感比较明显，每月月经来临前疼痛加重，经期结束后疼痛减退或消失。不过病情严重的人可能会出现经前经后均呈持续性疼痛，疼痛的范围也由乳房部位向腋部、肩背部、上肢等处延伸。一旦发现乳房有肿块或者疼痛感，千万别忍着，及早找有经验的医生诊断。有的病人感觉乳房内有肿块，去医院检查却没有查出来，这种可能属于比较早期的症状，不能掉以轻心。

中医将乳腺增生称为“乳癖”，是由于郁怒伤肝、思虑伤脾、气滞血瘀、痰凝成核所致。主要是由于人的情志变化导致体内气血不畅，血淤积于乳房处，引起的疼痛。防治乳腺增生，可以从调理自身的经脉穴位入手。小肠经上有一个主治女性疾病的穴——天宗穴。经常按摩这个穴位，可以疏经通穴，理气消肿，防治各种乳腺病。

天宗穴的位置在哪儿呢？我们可以这样来取穴：俯卧，找到肩胛骨冈下窝中央凹陷处，约肩胛冈下缘与肩胛下角之间的上1/3折点处就是天宗穴了。或者坐在椅子上，腰背部直立，将左手放在右手的肩膀中心处，再将手指向下按压，中指指尖接触的地方就是天宗穴。

找准穴位后，将手指放在天宗穴附近处按摩。如果按到一个地方发现有痛感，那这个地方就要重点按揉了。患有乳房疾病的女性朋友反映，绝大部分人都能找到这个压痛点，这个点很重要，它是治疗急慢性乳腺炎、乳腺增生的“特效穴”。如果实在没找着，也不必泄气，可能是症状还比较轻，这种情况下可以直接按摩天宗穴。天宗穴是小肠经的经穴，有理气通络、消瘀散结的功效。按摩时，可以采用点按或叩击的方式，在此穴上操作15～20分钟，每天1次或2次。

除了按摩天宗穴，还可以自己在乳房部位进行按揉，也有助于活血化瘀，对于乳房肿痛、乳房溢液、乳头凹陷等乳房不适症状有辅助治疗的作用。

乳腺增生的症状

1.单侧或者双侧乳房疼痛或者出现肿块。

2.比较普遍，我国有70%～80%的女性都有不同程度的乳腺增生，这种疾病在25～45岁的女性中较为多见。

3.在乳腺病中发病率最高，呈逐年上升趋势，并且已年轻化。

4.周期性疼痛。起初为游漫性胀痛，月经来临前疼痛加重，经期结束后疼痛减退或消失。

5.范围由乳房部位向腋部、肩背部、上肢等处延伸。

按摩天宗穴治疗乳腺病

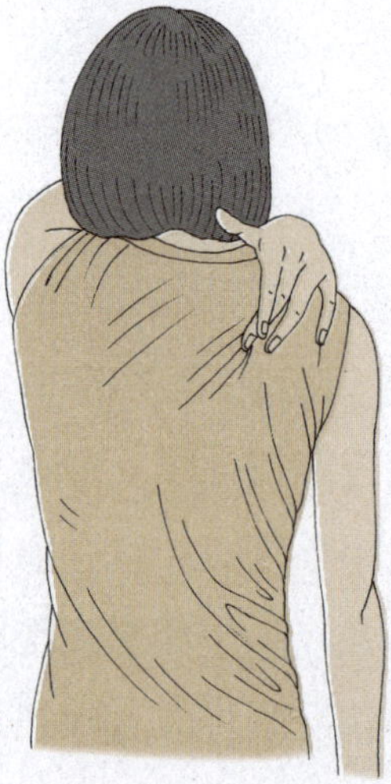

腰背直立，将左手放在右手肩膀的中心处，再将手指向下按压，中指指尖接触的地方就是天宗穴了。按摩这个穴位可以疏经通穴，理气消肿，防治各种乳腺病。

乳腺增生的防治

养生小提示

心理健康很重要。乳腺增生对人的心理会产生危害。反之，过度紧张，忧虑悲伤，造成神经衰弱，会加重内分泌失调，促使增生症的加重。所以，心理承受能力差的人更应注意少生气，保持情绪稳定、活泼开朗，即有利于增生症早日康复。女性要做到防治乳腺增生，须注意以下几点。

1.注意饮食习惯，多吃蔬菜水果， 多吃粗粮，黑豆、黄豆最好。多吃核桃、黑芝麻、黑木耳、蘑菇；少吃油炸食品、动物脂肪、甜食及滋腻进补食品。

2.生活要有规律，注意劳逸结合，保持性生活和谐。保持大便通畅会减轻乳腺胀痛。

3.多运动，防止肥胖，提高免疫力。

4.禁止滥用避孕药及含雌激素美容用品，不吃用雌激素喂养过的鸡肉、牛肉。

5.避免做人流手术，产妇尽量用母乳喂奶，防患于未然。

6.平时多观察、触摸乳房，看看有没有肿块，触碰有没有痛感，定期去医院做检查。

6.蝴蝶斑，小肠病

蝴蝶斑又叫黄褐斑，也称为肝斑，是一种常见的皮肤色素沉着现象，多发于女性脸部，尤其好发于育龄期妇女。男性也有发生，但是很少。长在脸上，长期挥之不去，影响形象。爱美的女性对它可谓“恨之入骨”，四处求医问药，吃了不少药，买了不少化妆品涂抹，都不见效果。其实蝴蝶斑并不是不可根治的，而是要找对原因，找准方法，对症下药才有效。调理小肠经就是防治蝴蝶斑的好方法。

小肠经经过脸部颧骨这个部位，有“斜络于颧”的说法。而蝴蝶斑也多分布于此。此处小肠经不通畅或是吸收功能不好，很容易反应于脸上，长斑也就不足为奇了。治疗这种斑，只需要调理小肠经即可。但是很多长斑的女性都不明白这点，盲目地求医问药，浪费财力物力，不但没有改善，反而加重病状。蝴蝶斑不是靠一点儿涂涂搽搽的外部美容用品就能够解决的，而是要通过按摩小肠经来加以耐心调理。另外，我们也可以发现，如果小肠的吸收功能特别差的话，人就会出现眼睛黄、脸颊肿胀的情形，这也需要按摩小肠经来调理。

方法

1.从左右肩胛骨由上而下用毛刷做小肠经经线刺激，然后沿经线做局部刺激。反复做10次。

2.用拇指指腹按揉斑点，由内向处打圈，注意不能太用力，以免伤到皮肤。每个斑点处按揉1分钟左右。或者是两掌摩擦发热后，将手掌放于脸上，顺时针按揉。用力适度，速度不要太快。这样能使黑色素向四周扩散、变浅。

3.拔罐。俯卧，背朝上，在背部腧穴大椎、肺俞、膈俞、心俞、肝俞、胃俞等处实施拔罐。每次15～20分钟，每周2次或3次，10次为1个疗程，治疗2个疗程后可痊愈。

预防和祛除蝴蝶斑，除了对小肠经加以调理外还要注意饮食调节。

1.常吃含维生素A、维生素C以及含蛋白质和铁质的食物，如菠菜、胡萝卜、禽蛋、西红柿、核桃、葡萄干、豆类及动物肝、肾等。

2.应少食深色食物及少喝饮料，如浓茶、可乐、咖啡和巧克力等。多食牛奶、鸡蛋、豆腐、鱼类等浅色食物，因为它们可以促进体内黑色素排出。

小肠经头部经络图

小肠经经过脸部颧骨这个地方，此处小肠经不通畅或者是吸收功能不好，反应于脸上就是长一些斑点。

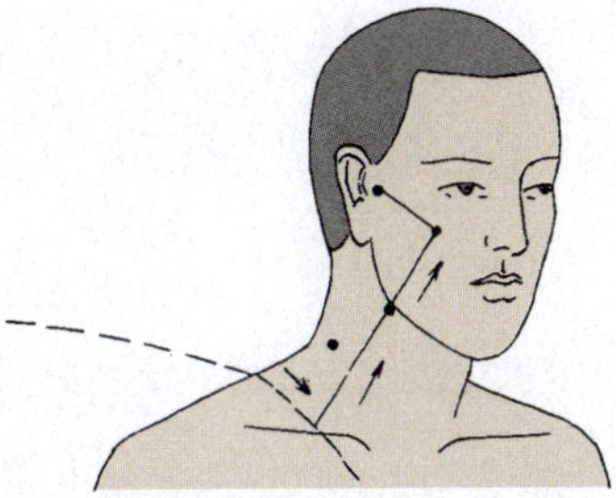

蝴蝶斑分布图

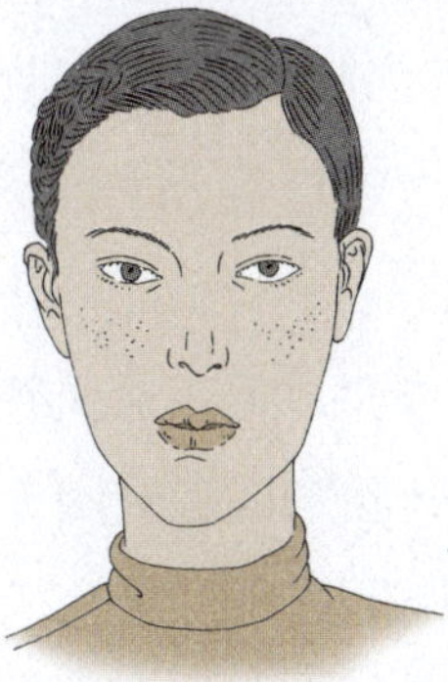

蝴蝶斑多分布于脸部颧骨周围的脸颊部。

调理小肠经治蝴蝶斑

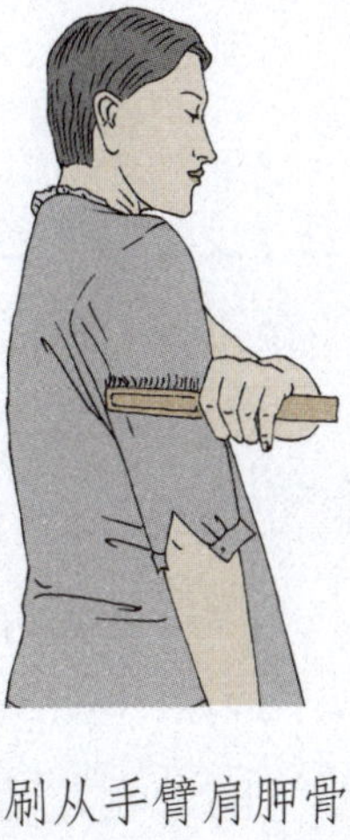

用毛刷从手臂肩胛骨往下刷，刺激手部的小肠经，有助于打通小肠经，促进经脉保障血液流通。

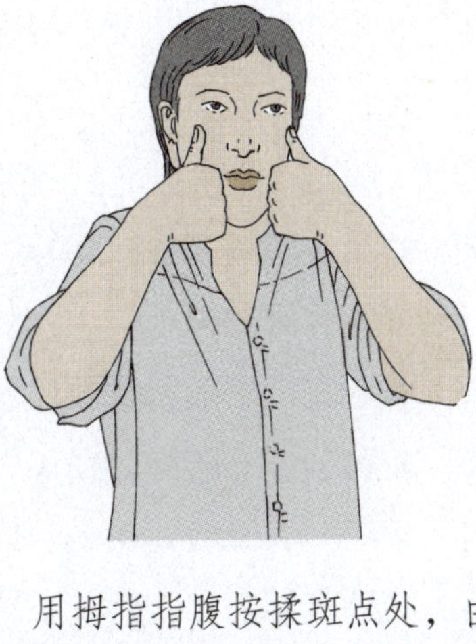

用拇指指腹按揉斑点处，由内向外顺时针转圈按摩，此法能使黑色素向四周扩散，淡化斑点。

7.养老穴，天赐法宝

俗话说：“三十而立，四十不惑，五十知天命，六十耳顺，七十而从心所欲。”人到了60岁，就已经步入老年人的行列。老年人随着年龄增长，身体各项功能也正在衰弱退化，这时候各种疾病便接踵而至，例如肠道病症。

小肠有消化吸收和辨别清浊的功能。老年人由于小肠功能老化，常常会出现食欲下降、食量减少、消化不良等现象。这些现象容易造成营养不良、体质虚弱，人的抵抗力也会下降，各种风寒、风湿、感冒等疾病便乘虚而入。另外，小肠功能退化，常会引起排泄失常。因为肠道已无法准确地分辨清浊，把本该送到膀胱的水分送到大肠，把本该送到大肠的废物送到膀胱，或者干脆让它堆放在小肠里。由此便容易产生腹痛、腹泻、排便困难等问题，让老年人苦不堪言。

人到老年，应该是安于天命，享受天伦之乐的时候，却要受病症的困扰，实在让人怜惜和心痛。那有没有什么办法既可以防治疾病又能延年益寿呢？还真有。小肠经上有一个重要穴位叫养老穴。此穴堪称老年人的养老法宝。养老穴有它的来历。《礼记》云：“五十非帛不暖，七十非肉不饱，此穴疗患，针以补之，灸以温之，犹衣帛食肉也，故名‘养老’。”这句话的意思是说老人经常对养老穴进行按摩、针灸，就如穿棉衣御寒，吃肉食饱肚子一样重要。养老穴对老年人之重要可见一斑。

养老穴位于前臂背面尺侧，当尺骨小头近端桡侧凹陷中。取穴方法：屈肘，掌心向胸，在尺骨小头的桡侧缘上，与尺骨小头最高点在同一条线上的骨缝处就是。或者是掌心向下，用另一手指按捺在尺骨小头的最高点上；然后掌心转向胸部，手指滑入的骨缝处就是此穴。

方法

按揉：用手拇指指端按、揉、搓3~5分钟，每天1~2次。时间最

养老穴

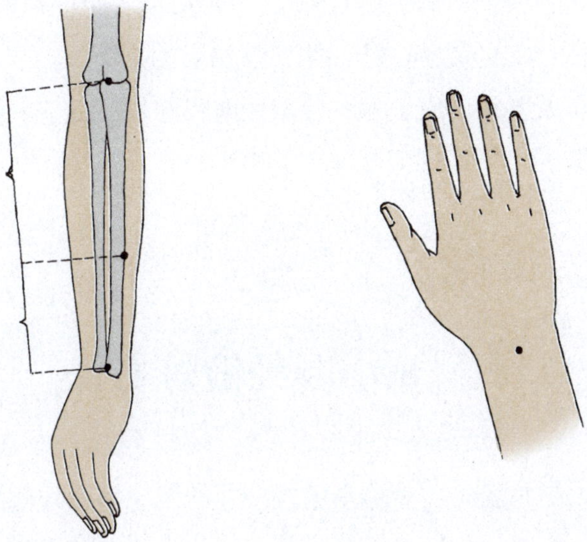

老年人锻炼要注意的问题

● 不要太早起床锻炼

老年人可能大部分觉得早上空气新鲜，适合锻炼身体。其实，这样做对身体是不利的。早晨通常气温偏低，空气对流缓慢，低空中飘浮着大量的尘埃，此时锻炼，容易对人特别是老人呼吸道产生刺激，出现咳嗽、哮喘、胸闷等现象。

● 不宜空腹锻炼

早上起床后，最好先喝点儿水，吃点儿东西，休息一会儿再去锻炼。切勿空腹锻炼。因为刚起床人体内血糖较低，像原本有高血压、糖尿病、冠心病的老人早晨锻炼，容易发生低血糖休克，重者可危及生命。

● 强度不能太大

并非运动量越大越能锻炼身体。老年人由于肌肉萎缩、骨质疏松，能承受的运动量很有限，如果锻炼强度太大，用力过猛或用力过速，还容易造成关节、肌肉的损伤。

● 时间不能太长

锻炼过程中感觉有轻度呼吸急促、感到有点儿心跳时，最好停下来，休息一会儿。持续地运动，易使老年人产生头昏、恶心、面色苍白、脉搏急促而微弱、疲乏等症状，有时还可诱发其他病症。

好是选在下午1～3点。此时小肠经气血最旺，按揉效果最好。

针刺：向上斜刺0.5～0.8寸，手腕酸麻，可向肩时放散。

艾灸：艾炷灸3～5壮，艾条灸10～20分钟。

老年人要想健康长寿，没事的时候多按按此穴，做做针灸，既防病又防老。

8.小肠经锻炼有法

手太阳小肠经，简称小肠经。起始于小指尖外侧的少泽穴，上接前谷穴、后溪穴，沿着手背尺侧，过腕部、上肢外侧后缘，至肘部，到肩关节后面，绕过肩胛部，左右交会并与督脉在大椎穴处相会，前行入缺盆，进入体腔，与心相心，经食道，穿过膈肌，到达胃部，向下行，属小肠。其分支从面颊部分出，向上行于眼下，斜向眼眶下缘，经过鼻根进入内眼角（睛明穴）与足太阳膀胱经相接。

小肠经锻炼法

摆臂法：此法非常简单，容易操作。身体站立，两手臂前后摆动，幅度尽可能大一点儿，速度不需太快。一前一后为1次，每次前后摆动至少100次。每天可以做1次或2次。上午9～11点1次，下午1～3点可以再做1次。时间不允许的话，下午做1次也行。此法不仅能够锻炼肌肉，增强体力，而且还能可以让经过手臂的所有经络，包括小肠经，保持畅通，达到舒筋活络、活血生肌的功效。

推拿：小肠在小指外侧边缘，自指尖至指根经过少泽穴、前谷穴、后溪穴连成一条线。沿着这条线从指尖向指根推拿可以补小肠，常用于治疗虚寒、多尿、遗尿等症状；沿着指根向指尖推动，则是泻小肠，可治疗尿闭及小便不利等。若心经有热，传至小肠，也可用此法，能达到清热祛火的作用。

摆臂法锻炼小肠经

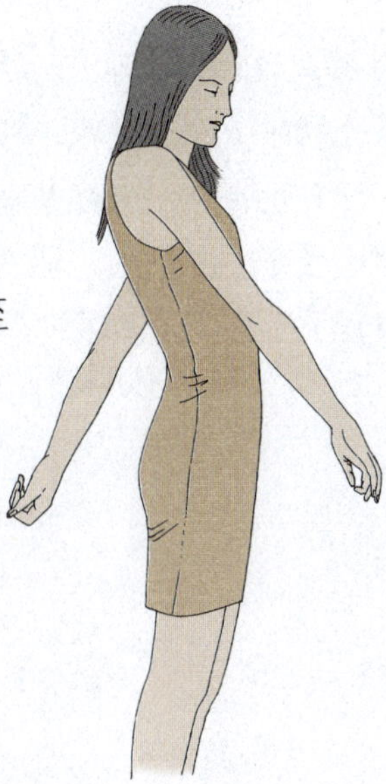

两手臂前后自然摆动，幅度稍大，不宜太快。每次至少100次。

推拿法

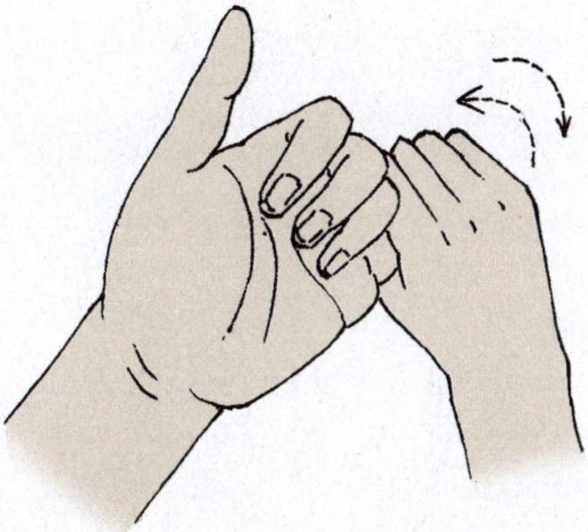

沿着指根向指尖推动，为泻小肠，可治疗尿闭及小便不利等，除此，能达到清热祛火的作用。

自指尖至指根经过少泽穴、前谷穴、后溪穴推拿为补小肠，对于治疗虚寒、多尿、遗尿等症状很有效。

手太阳小肠经

起始于小指尖外侧的少泽穴，上接前谷穴、后溪穴，沿着手背尺侧，过腕部、上肢外侧后缘，至肘部，到肩关节后面，绕过肩胛部，左右交会并与督脉在大椎穴处相会，前行入缺盆，进入体腔，与心相心，经食道，穿过膈肌，到达胃部，向下行，属小肠。其分支从面颊部分出，向上行于眼下，斜向眼眶下缘，经过鼻根进入内眼角（晴明穴）与足太阳膀胱经相接。

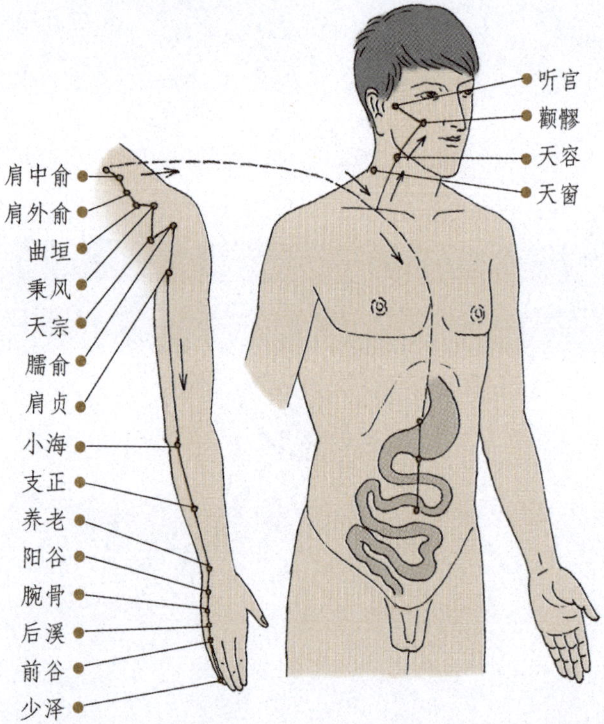

第九章

申时

申时，日落而猿啼，且伸臂也，譬之气数，将乱则狂作横行，故申属猴。申时是下午3～5点，此时西边的太阳正缓慢地朝着地平线落下，气血便在这条经脉里上下流窜。猴性就如同我们身体的膀胱经，从脑到足小趾，可以从睛明穴直接上下窜于脑部。两者相对应，贴切又生动。

申时

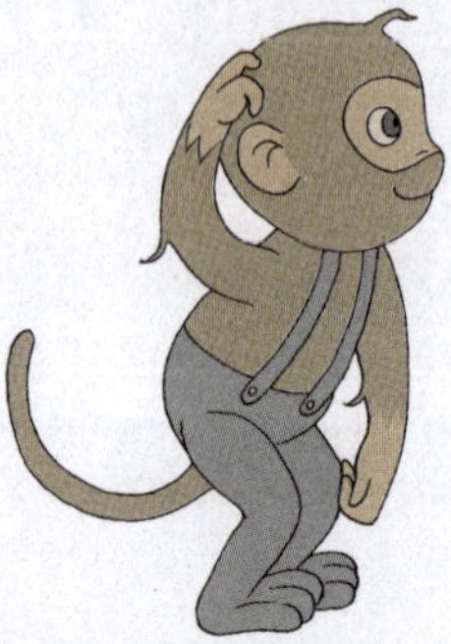

15:00～17:00

“申时，日落而猿啼，且伸臂也，譬之气数，将乱则狂作横行，故申属猴。”申时是下午3～5点，此时西边的太阳正缓慢地朝着地平线落下，猴子最喜欢这个时候了。它们活蹦乱跳，不停地穿梭在树枝间，欢快地啼叫着。

1.夕阳西下，膀胱经当令，新陈代谢

申有“伸”的意思。猴子是善于伸屈攀登的动物。而申时膀胱经当令，我们人体的膀胱经连接着头部和足部。此时，气血便在膀胱经经脉里上下流窜。猴性就如同我们身体的膀胱经，从脑到足小趾，可以从睛明穴直接上下窜于脑部。两者相对应，贴切又生动。

申时是一天中的黄金时期。这时候人体内的膀胱经当令，气血流注膀胱经，人的精力最旺盛，做事效率最高。头脑也非常清晰，判断力很精准。所以重要事情可以在这个时候做出决断。古代讲“朝而受业，夕而习复”。这时是人的记忆力最强的时候，复习功课可以达到事半功倍的效果。像平常觉得难记的单词、背不出的课文，都可以安排在此时来背诵。

申时是人体新陈代谢的高峰期。膀胱是人体新陈代谢的主要器官

日走偏时，小肠经当令，吸收精华

申时,西边的太阳正缓慢地朝着地平线落下，这时候膀胱经工作，气血流注膀胱经,正是人体新陈代谢的高峰值。

夕阳西下，膀胱经当令

西边的太阳正缓慢地朝着地平线落下，这时候膀胱经值班，气血流注膀胱经。

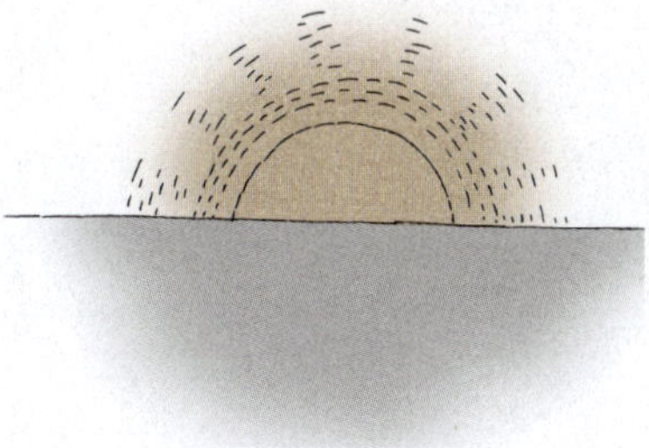

申时，记忆的高峰期

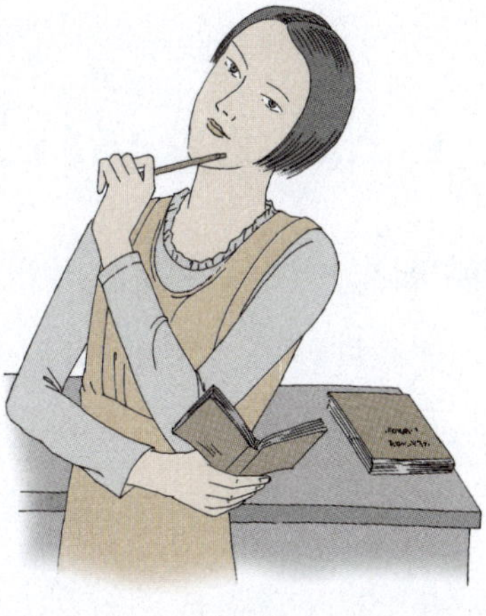

申时是人记忆力最强的时候，复习功课效率高。难记的单词、背不出的课文，都可以安排在此时，加强记忆。

之一，它位于小腹中，《黄帝内经》中把它喻为“州都之官”，主管蒸化水津，贮尿排尿，将人体多余的水分排出体外，就像是“下水管道”。申时，膀胱经精力最旺盛，“办事”效率最高，这个时候多喝点儿水，让身体里的垃圾都随着水管输到膀胱，然后经过膀胱的气化作用，排出体外。只有时刻保证“下水管道”通畅，人的整个新陈代谢过程就会进行得顺畅一些。新陈代谢好，可以防治很多疾病，祛除很多健康隐患。

膀胱的分工

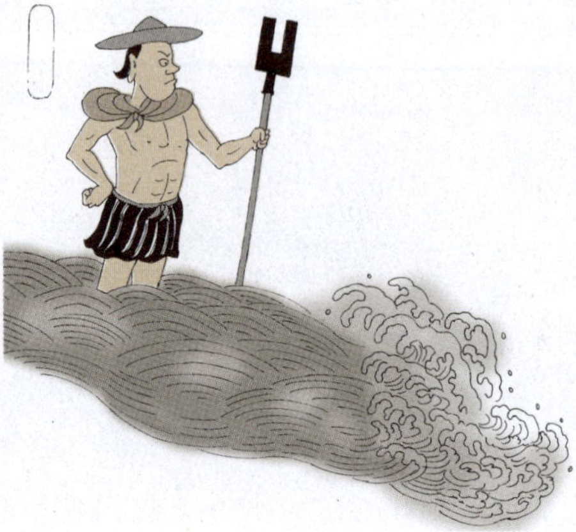

● 膀胱被封为“州都之官”，就像古代主管水利的官员，膀胱主管人体水气和尿液的贮存和排泄。

膀胱经主治头、项、目、背、腰、下肢部病症及神志病，背部第一侧线的背俞穴及第二侧线相平的腧穴，主治与其相关的脏腑病症和有关的组织器官病症。

膀胱经为最大的排毒通道。

2.补充水分，上下顺通，保持青春

《素问·灵兰秘典论》中载有：“膀胱者，州都之官，津液藏焉，气化则能出矣”的说法，津液即尿液。意思是说，膀胱就像是掌管州郡水利的官员一样，是掌管体内尿液贮存和排泄的重要器官，尿液在它的气化作用下，才能排出体外。要保持尿液排泄通畅，必须要多喝水。

在电视上的各档养生节目里，各种医疗保健书上，专家都少不了嘱咐我们多喝水，建议一天要喝多少杯或多少升水，才能保证身体健康。这样做有什么好处呢？除了可以稀释血液、促进食物的消化、保养皮肤、美容养颜之外，还有重要的一点就是通便利尿，有益于新陈代谢。

“利尿”主要是通过疏通肠道、膀胱来实现，方法就是多喝水。其实膀胱就像“下水道”一样，没有活水冲洗，废物很快就会将其堵塞，变得臭不可闻。只有经常冲洗，才能使膀胱内的垃圾随着水液顺

多喝水有助于通膀胱，保证排泄通畅

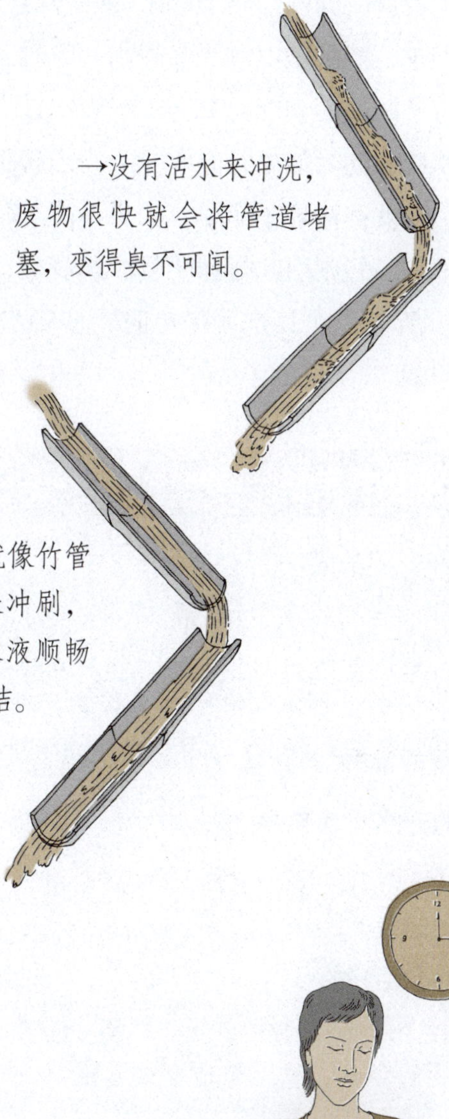

→没有活水来冲洗，废物很快就会将管道堵塞，变得臭不可闻。

←我们的膀胱就像竹管一样，有足够的水来冲刷，膀胱内的垃圾随着水液顺畅地排出，管道内很清洁。

申时注意多喝水

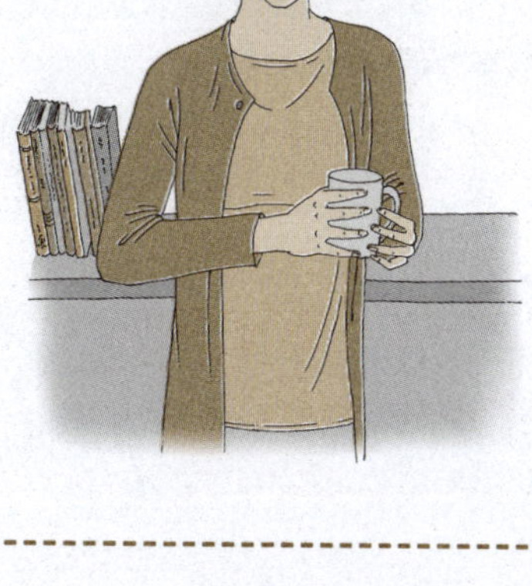

申时，膀胱经当令，膀胱内气血最旺，活动能力最强。消化后的食物正好到达膀胱，需要补充水分，增加膀胱内的水流量，以便使体内的污物垃圾随着水流冲洗顺畅地排出体外。

畅地排出体外，如此体内的废物和毒素能及时排出体外，整个人才能感觉全身通畅，神清气爽。

喝水也要讲时间性。早上起来喝一杯温开水，似乎已成了很多人的习惯。下午，特别是申时要多喝水。申时正是膀胱经当令的时候，膀胱内气血最旺，活动能力最强。午饭吃进去的食物经过消化吸收，正好到达膀胱，此时如果补充水分，增加膀胱内的水流量，那体内的污物垃圾很快就被清理干净了。如果不能及时补充水分，膀胱内就会出现垃圾堆积，轻则引起排尿不畅、膀胱炎，重则可导致膀胱结石、膀胱癌等。所以，尤其是下午申时，多喝水对身体健康来讲特别重要，不容小觑。

饮水小常识

养生小提示

1.不要喝生水或者是没烧开的水

生水中含有大量微生物和细菌，没烧开的自来水含有氯，氯与水中残留的有机物质相互作用，易产生一些致癌物质，人喝了容易患病。所以喝水一定要喝充分煮开的水，烧水的时候最好是等水继续沸腾3分钟，使水中的氯气和有害物质挥发掉。

2.隔夜的开水不能再喝

开水放置的时间不宜太长，否则会产生一些有害物质，比如硝酸盐，喝了容易中毒和患癌症。

3.喝温开水最适宜

喝水建议喝30℃以下的温开水。温开水对肠胃道的蠕动不会产生太大的刺激，也不易造成血管收缩。

4.喝水的4个最佳时间

早上刚起来，体内比较缺水，这是喝水的第一个重要时间；上午8～10点，人因工作或运动会出汗，这时喝水可以补充体内失去的水分；下午3点左右，是人体排泄垃圾废物的时候，这个时候喝水可以帮助体内垃圾的排出；睡前1小时要喝水，睡前血液黏稠度较高，喝点儿水可冲淡血液，扩张血管，对身体有好处。

3.记忆力下降与膀胱经有关

子曰："温故而知新。""温故"就是加深记忆的过程。记忆力的好坏与膀胱经有关。

不知道你有没有这样的经历？比如说很多年的老朋友了，隔段时间不见，在街上偶然碰着了，一激动，脑袋却跟短路似的，怎么也想不起对方的名字来，只能尴尬地朝对方笑笑。自己刚刚说过的话；过眼就不记得了；经常将手机、钥匙落在家里；开会时竟然忘记带重要的会议材料等。发生这些事，真是让人又气又懊恼。怎么就记不住呢？这时要小心了，这表明自己记忆力下降了。年轻人记忆力下降是亚健康的表现。记忆力下降，就表明膀胱经可能出问题了。

膀胱经功能的发挥可能影响人的记忆力

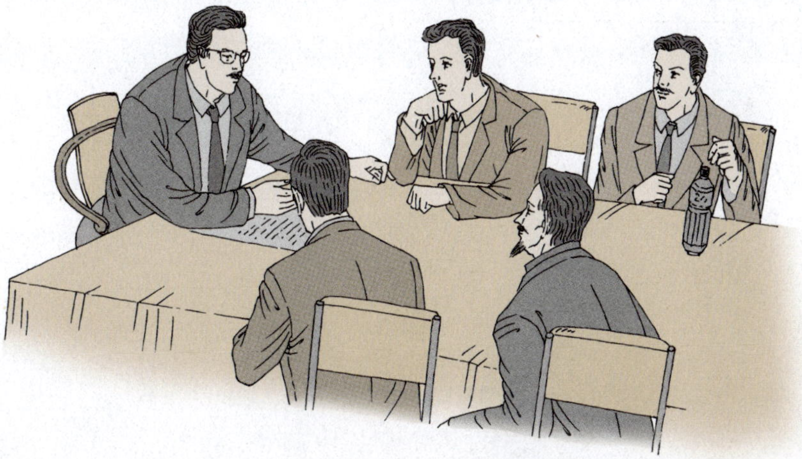

膀胱经是人体内阳气最足的经络，通过它可以调节肾脏的功能。

肾脏是人体精、气、神产生的根源。肾脏功能强了才能保证源源不断的气血供给大脑。

大脑气血足反应迅速。大脑反应快了，人的记忆力也就提高了。

我们知道，记忆力与大脑活动有关，但是大脑又间接受膀胱经的调控。膀胱经是十二正经中阳气最足的经络，被称作人体“小太阳”。它主要通过调理肾脏的气血来间接改善大脑的功能。大脑气血足了，才能保证快速的思考、周密的判断和有效的记忆力。反之，若人体内肾脏衰弱，膀胱经无法调配足够的气血到大脑，大脑反应就会很迟钝，记忆力就会大大减退。特别是对于四五十岁的中年人来讲，这种现象很普遍。因为人到了这个年纪，身体各功能都在减退，体内肾虚气弱。气血不足，大脑的反应能力就弱，记忆力就衰退了。

记忆力下降了，不必太担忧。有一些方法可以改善。在足太阳膀胱经上有一个重要的穴位，就是心俞穴。按摩此穴可治疗健忘症，对提高记忆力有好处。此穴属足太阳膀胱经，在背部，当第5胸椎棘突下，左右旁开二指宽处（或左右各约1.5寸）。最好是在申时按摩，效果会更好。

按摩心俞穴可以提高记忆力

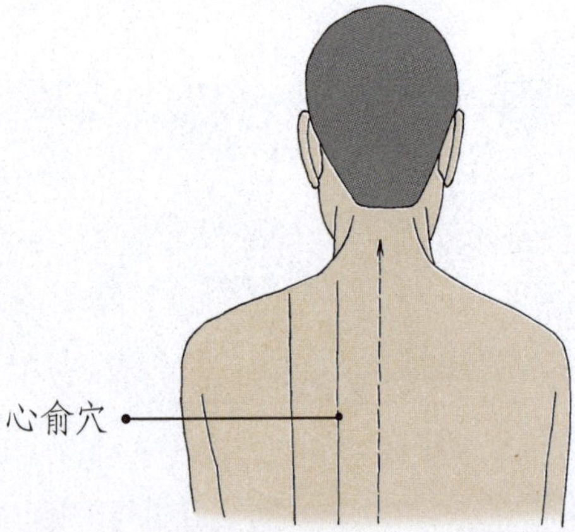

心俞穴属足太阳膀胱经，在背部，当第5胸椎棘突下，左右旁开二指宽处（或左右各约1.5寸）处。它是太阳膀胱经上一个重要的穴位，按摩此穴可治疗健忘症，对提高记忆力有好处。

如何提高记忆力

养生小提示

1.均衡使用左右脑。人的大脑有左脑、右脑之分，且各有各的功能和管理区域。左脑主要用来记录和处理逻辑性较强的东西，如数字、语言等；而右脑内主要涉及形象感较强的东西，如影像、艺术等。我们平时既要发挥左脑的逻辑思考判断能力，也要借助动态的形象和画面来加强记忆，双管齐下，才能提高记忆力。

2.常做健脑操有助于提高记忆力。竖起左手拇指，右手竖起小手指，用最短的时间，交换两只手的运动，连续做10~15次。动作要快而准确，这样做有利于促进脑部活跃。

3.饮食上要注意营养的均衡。平时可以多吃含B族维生素、维生素C、维生素E、铁、蛋白质的食物，比如说豆类、奶制品、橙、肉、三文鱼等，这些食物可活化脑部细胞，增强记忆力。

膀胱是人体的小太阳

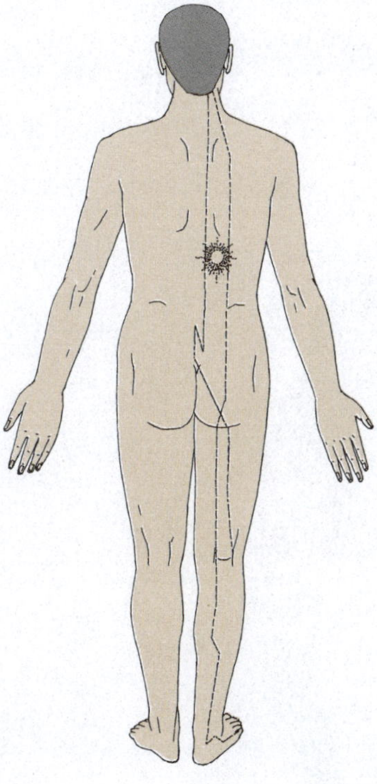

膀胱经是十二正经中阳气最足的经络，有人体“小太阳”之称。人体内的阳气主要是通过它来传输。

4.申时犯困一定阳虚

中医上有“气血虚弱，神魂无所依”的说法，说明人体内阳气不足，气血虚弱，则看起来无精打采，昏昏欲睡。申时，人本应当像猴子一样活蹦乱跳，思维活动敏捷。如果感觉疲乏犯困，则是体内阳虚的表现。

膀胱经与肾经相表里，二者气血相通，功能相连，肾里的阳气是由膀胱经与肾经来共同调节的。一个人的精神状态与心、脑、肾都有关“心主神明”。心主管人的精神意志，但却需要脑和肾相互支持。归根结底，膀胱经与人的精神状态是息息相关的。膀胱经里的阳气充足，经络又通畅，则人看起来就神采奕奕，精神百倍；如果体内阳气

膀胱经气血充盈与人的精神状态

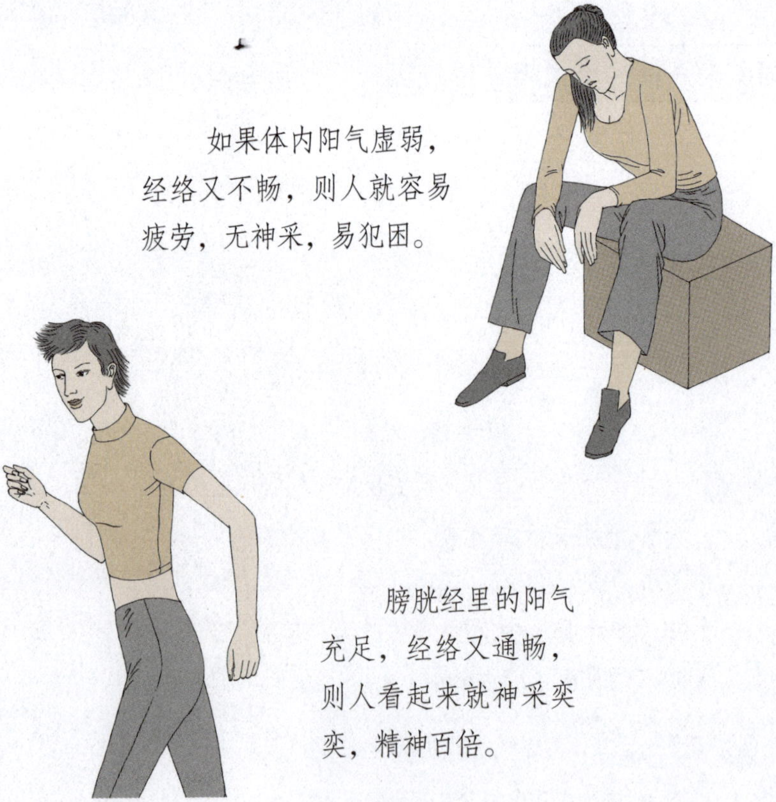

虚弱，经络又不畅，则人就容易疲劳，无神采，易犯困。特别是申时，正是膀胱经工作的时候，此时犯困，则一定是体内阳虚的体现。

解决办法

1.用拳头或者是小保健锤沿着背部和腿部的膀胱经循行线路敲打，先由下往上，再由上往下。此法可以促进膀胱经内气血流通，舒筋活络。

2.按摩足底的涌泉穴，此法能提升全身的阳气，强壮肾脏。

膀胱经输送阳气供养五脏

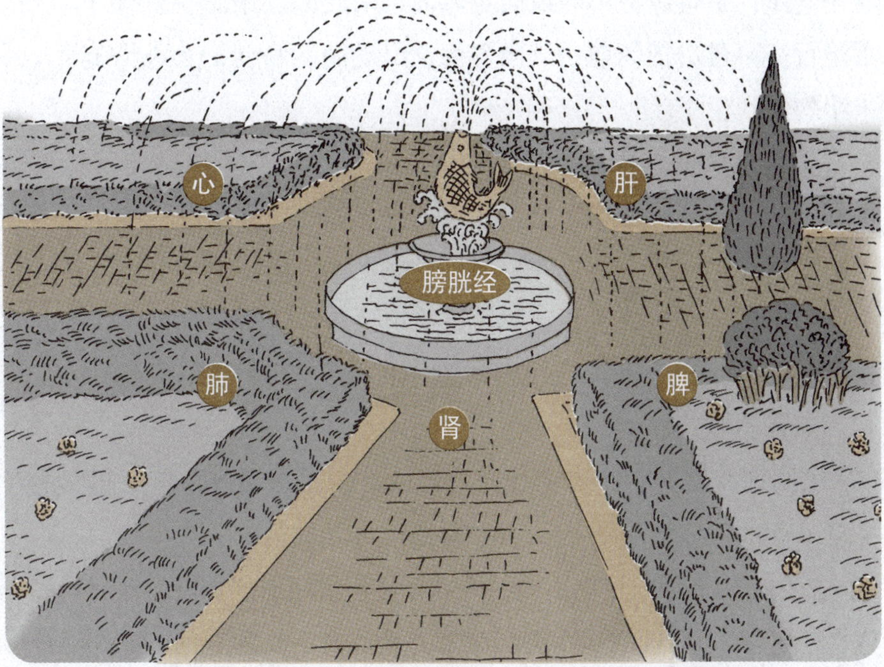

膀胱经就像是一眼喷泉，在它的浇灌，滋养下，其他的五脏六腑才能正常地运行，身体才能健康强壮。

5.引起风湿性关节炎的重要原因

《黄帝内经》把风、寒、湿三气称为痹。因为风湿病大多累及关节而引起疼痛，所以“风湿性关节炎”一词一直沿用至今。在医学上，风湿性关节炎是一种常见的急性或慢性结缔组织炎症，病人多表现轻度或中度发热，关节疼痛，受累关节多为膝、踝、肩、肘、腕等大关节，可由一个关节转移至另一个关节，疼痛部位易红、肿、灼热，常反复发作，属变态反应性疾病，是风湿热的主要表现之一。

风湿性关节炎是一种十分顽固的病症，引发此病的原因有很多。归根结底，还是由人体内的经络病变所引起。如果膀胱经出现问题，往往容易引发风湿性关节炎。因为膀胱经从头到足，几乎贯穿了整个人体，经过足、踝、膝、肩等多个部位，如果发生问题，就会通过这些关节部位反映出来。因为膀胱经是体内阳气最足的经络，是人体阳气的仓库，负责源源不断地向身体输送阳气，以保证各“部门”的正常运行。一旦出现问题，阴阳失衡，出现偏盛偏衰，受到邪气侵入，风湿病便产生了。

膀胱经病变，则易导致体内血液循环不畅，而体内的营养物质大部分随着血液输送到全身，如此，身体的一些部位得不到充足的营养来滋养，则容易导致局部组织的病症，像肌肉萎缩、关节炎症等。血流不畅还易产生痰浊和瘀血。这些痰浊和瘀血容易堆积在一些关节处，引发炎症，这也是风湿性关节炎症难以根治的原因所在。

治疗方法

1.调理膀胱经。顺着背部膀胱经的走向，多敲打，疼痛部位重点推拿。此法可以舒筋活络，活血除瘀。

2.针灸。治疗中根据不同的疼痛部位选取相应的穴位。针刺手法，急性期用泻法，强刺激，或用三棱针点刺放血，放血量为0.5～1.0毫升；慢性期用平补平泻，中等刺激，并可酌加温针或艾灸。

调理膀胱经防治风湿

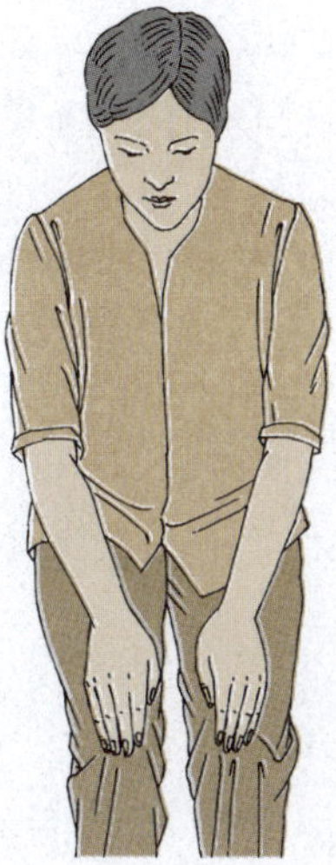

对风湿部位进行推拿，可改善风湿部位的血液循环状况。

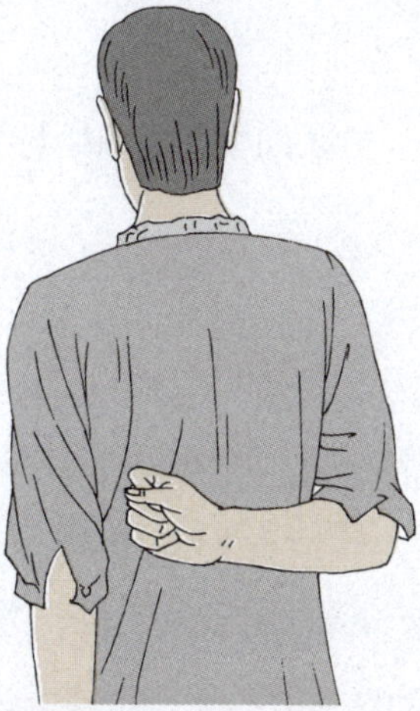

沿着背部膀胱经的线路由上往下敲打，可以舒筋活络，活血化瘀，去除体内的湿气。

热敷疗法治风湿

养生小提示

配方

乌附片30克，白芥子30克，生麻黄15克，生川、草乌各30克，干姜15克，桂枝12克，木通12克，白芍20克，当归30克，丹参30克，细辛10克，乳香、没药各10克，三七5克，麝香0.5克，虎力散4支，马钱子散2包，葱白4跟，白酒适量。

制用法

除麝香外，全部中药一起研成粉末，将马钱子散和虎力散放入，再将葱白捣烂均匀和入，再加入白酒，调成稀糊状，入锅内炒热至不灼伤皮肤为度。入麝香0.25克和匀，以约0.5cm厚度摊于辅料上，趁热敷于患处，外以绷带固定。晚上敷上，第二天早上可取下。经常热敷疗效不错。

6.明目解乏，捏捏天柱穴

从膀胱经的循行线路图上可看出，膀胱经行走路线极长，上接头，下连足。经过的大大小小穴位也极多。这些穴位都有各自特殊的作用，通过调理它们可以防治很多疾病。膀胱经上有一个重要穴位——天柱穴。此穴有提神醒目、缓解视疲劳的功效，对于长期用眼的人来说，长期按摩此穴，有预防视力下降的效果。

穴位位置

天柱穴位于颈部后面的正中间，在纵向两条肌肉上缘的凹下部分，后发际正中旁开约2厘米处即是。

按摩方法

1.用拇指用力按压左右两侧天柱穴，同时大口吐气。重复此动作5次即可。

2.用拇指的指肚使劲按压该穴位，注意要抬起下颌，头向后仰，每个穴位按压5秒钟后，突然加压，突然松劲。反复做5～10次。

3.两手摩擦加热，五指交叉于脑后，两手掌心放在颈部的左右天柱穴上，向下按压3～5分钟。重复做3次即可。

由于长时间近距离使用眼睛，如看书、写字、使用电脑、玩电子游戏等，眼睛近视的人越来越多，甚至很多小朋友也戴上了眼镜。他们当中一部分属于假性近视，有一部分度数已经很深了，如果经常按摩天柱穴，对恢复视力、防止近视加重是十分有帮助的。没有近视的朋友，最好也按一按，及早预防。

另外，此方法也适用于中老年人，常按摩天柱穴，能明目醒脑，还能延缓视力衰退。除了按摩天柱穴，还要经常做做眼保健操，多看绿色植物，眺望远方，多吃一些含维生素的蔬菜和水果等。

天柱穴位图

天柱穴位于后头骨正下方凹处，也就是颈脖子处有一块突起的肌肉（斜方肌），此肌肉外侧凹处，后发际正中旁开约2厘米处即是。

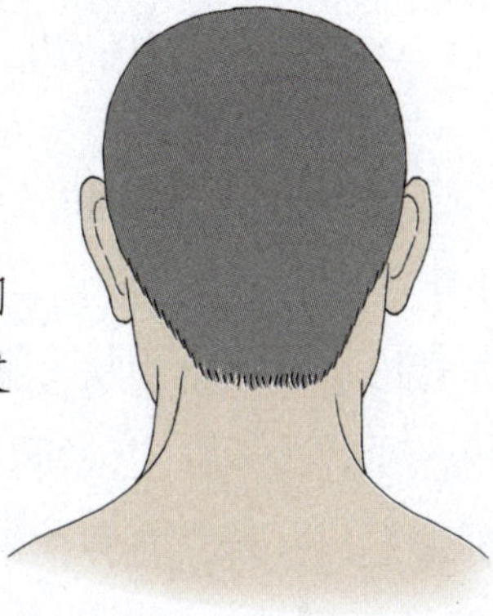

按摩天柱穴有助于明目解乏

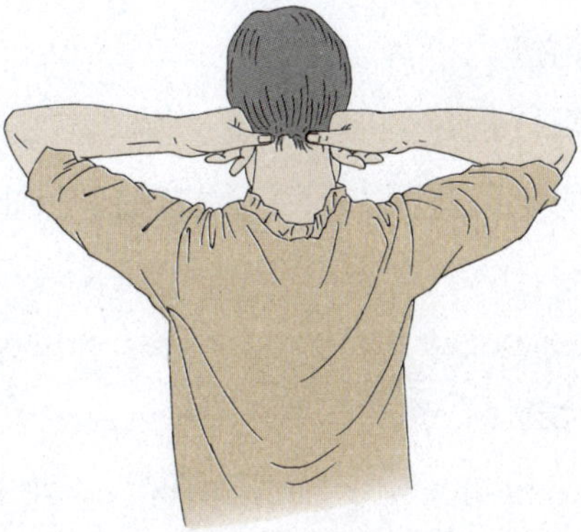

1.拇指用力按压左右两侧天柱穴，同时大口吐气。重复此动作5次。

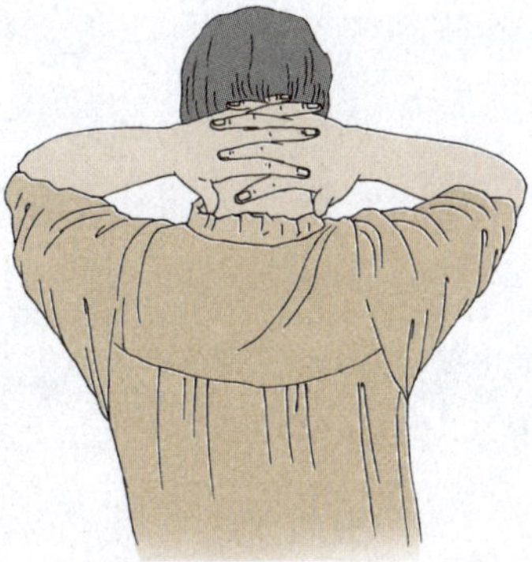

2.拇指指肚按压该穴位，5秒钟，突然加压，突然松劲。反复做5~10次。

3.两手摩擦加热，五指交叉于脑后，两手掌心放在颈部的左右天柱穴上，向下按压3~5分钟。重复做3次。

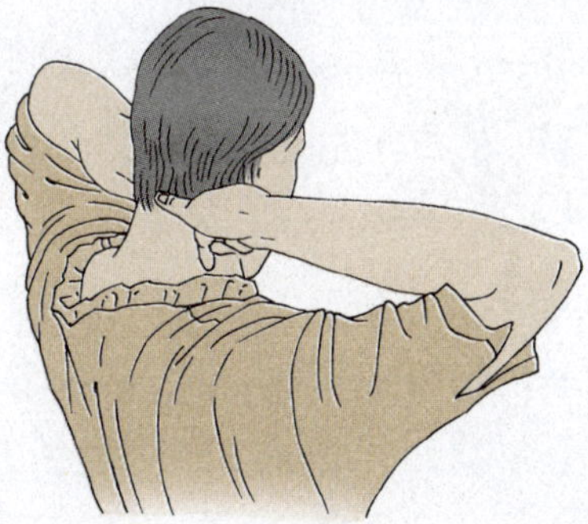

7.膀胱经锻炼有法

足太阳膀胱经，简称膀胱经，起始于头部内眼角的睛明穴，终点为足小趾的外侧端的至阴穴。头部分为两支，一支从头顶百会穴分出，到耳上角；另一支则从头顶下行（至脑户穴）入颅内络脑，复返出来下行到项后的天柱穴。两分支下行交会于大椎穴。自大椎穴又分为左右两分支。一条沿肩胛内侧的大杼穴开始，夹脊旁，沿背中线旁1.5寸，下行至腰部，进入脊旁筋肉，连络于肾，下属膀胱，再从腰中分出下行，夹脊旁，通于臀部，经大腿后面，进入窝中。另一条则从肩胛内侧分别下行，通过肩胛，沿背中线旁3寸下行，过臀部，经过髋关节部的环跳穴，沿大腿外侧后边下行，会合于窝中，向下通过腓肠肌，经外踝后面的昆仑穴，在足跟部折向前，经足背外侧至足小趾外侧端的至阴穴，与足少阴肾经相接。

前面我们讲到，膀胱经是人体阳气最足的经脉，是人体阳气的仓库，所以它对于人来讲是相当重要的一条经络。那怎么样来保养和锻

常喝四茶饮，清心又明目

养生小提示

电脑对视力危害很大，长时间使用电脑，眼睛会感到疲劳，经常会出现眼睛模糊、闪烁不清、眼睛酸涩等现象，久之则容易引起视力下降。电脑一族由于工作的需要，不得不经常接触电脑，下面这些茶饮可以帮助你缓解视疲劳，清心又明目。

菊花 常喝菊花茶能收到清心明目的效果。

枸杞子 枸杞子清肝明目，对保护视力也有很大的好处。

决明子茶 具有降血压、降血脂、清肝明目等。经常饮用决明子茶有治疗高血压之特效。

绿茶、乌龙茶 国际上普遍认为饮茶有抗辐射的作用，能减少电脑荧光屏X射线的辐射危害。茶中富含的茶多酚（50%）和脂多糖等成分可以吸附和捕捉放射性物质并与其结合后排出体外。

足太阳膀胱经

膀胱经是人体阳气最足的经脉，是人体阳气的仓库，它对于人来讲是相当重要的一条经络，加强对它的调养，可以防治很多病症。

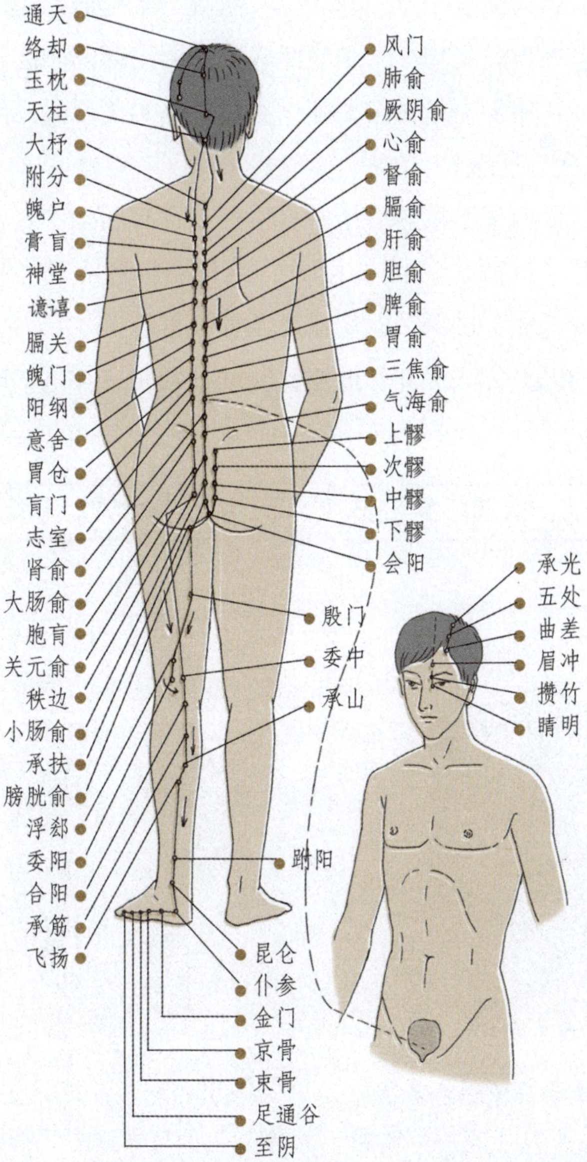

炼呢？主要是背部和腿部。

背部：人体的背部是膀胱经的主经之地，这里也是五脏六腑的安身之所。保养好了膀胱经也就保护好了我们的脏腑。加强这一部分的保养很重要。最好的锻炼方法就是拍打背部，用手或者保健锤沿着背部膀胱经的走向从上至下一路敲打，每次10～15分钟。

腿部：膀胱经在腿上有一个很重要的穴位，那就是委中穴，此穴位于膝关节后的横纹中点，当股二头肌腱与半腱肌肌腱的中间。膀胱经的湿热水气在此聚集。常刺激此穴，可以平衡阴阳之气。

方法一：用手拇指端按压腿部委中穴，力度以稍感酸痛为宜，一压一松为1次，连做10～20次。

方法二：两手摩擦热后用两手掌面上下来回擦本穴，连做30次。

方法三：针刺。直刺1～1.5寸，或用三棱针点刺静脉出血。针刺不宜过快、过强、过深，以免损伤血管和神经。

注：用以上方法保养和锻炼，时间最好是选择下午的申时，此时效果最好。

敲打背部，保养好膀胱经

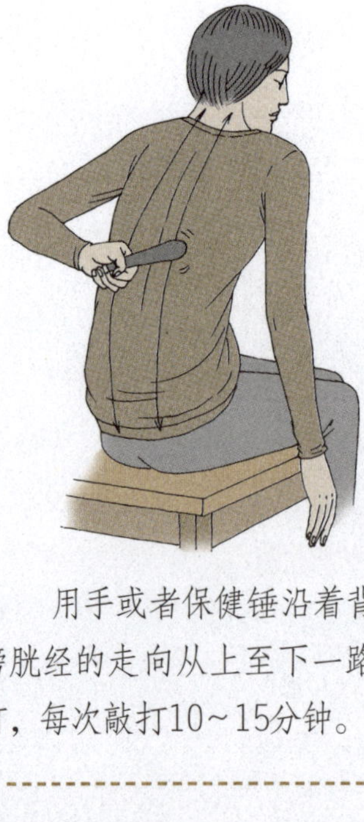

用手或者保健锤沿着背部膀胱经的走向从上至下一路敲打，每次敲打10~15分钟。

按摩委中穴，平衡阴阳之气

委中穴位于膝关节后的腘横纹中点，当股二头肌腱与半腱肌肌腱的中间。

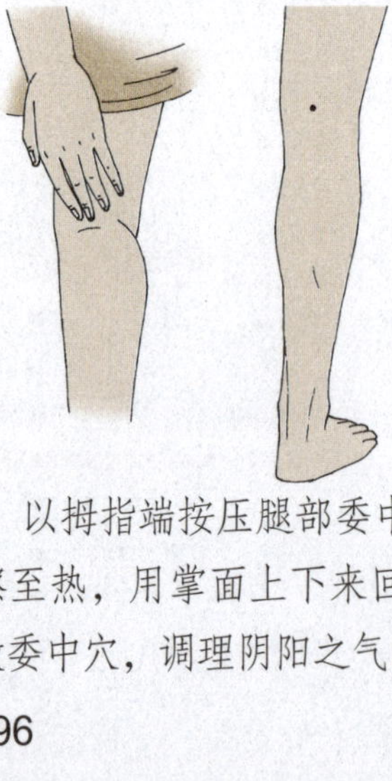

以拇指端按压腿部委中穴，或两手摩擦至热，用掌面上下来回擦本穴都可刺激委中穴，调理阴阳之气的效果。

第十章

酉时

《黄帝内经》将它封为“作强之官”，主管人的智力和技巧，并主藏精。肾为先天之本，肾在人的天分和遗传特征方面起着一定的作用。肾也是储藏纳精之所，主管人的生殖和生长发育；肾主水，负责人自身的水液代谢；肾主骨，生髓，髓通于脑，与人的思维能力息息相关；肾主技巧，与人的动作和运动力量有关。

酉时

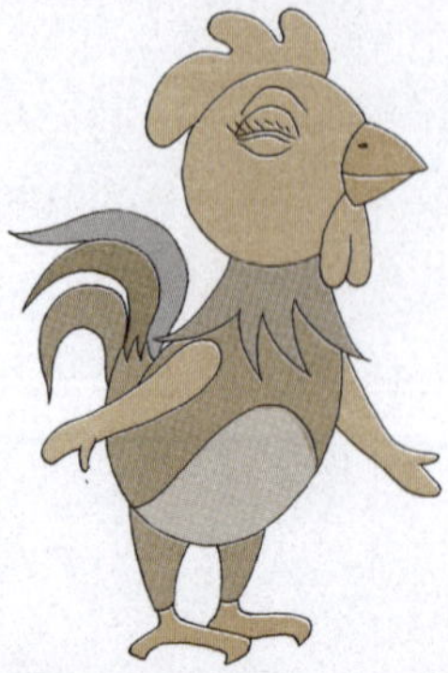

17:00～19:00

酉时又称日入、日落、傍晚。太阳要落山了，鸡该回窝了，正是一年中秋冬收藏精华的季节。而人体内的肾就像仓库一样，封藏先天带来的和后天收藏的精气，并且以后天滋养先天。

1.阳气沉降，肾经当令，贮藏精华

酉，字典意为地支的第十位，属鸡。这是怎么来的呢？原来古代天文学家将昼夜分为十二时辰。同时他们在观天象时，依照十二种动物的生活习惯和活动的时辰，确定十二生肖。酉时，太阳落山了，鸡开始归窝了。故称“酉鸡”。鸡归窝的时候，正值人体内的肾经当令。气血流注肾经，此时正是人体藏精养肾的最好时机。

《黄帝内经》将它封为“作强之官”，主管人的智力和技巧，并主藏精。肾为先天之本，肾在人的天分和遗传特征方面起着一定的作用。肾也是储藏纳精之所，主管人的生殖和生长发育；肾主水，负责人自身的水液代谢；肾主骨，生髓，髓通于脑，与人的思维能力息息相关；肾主技巧，与人的动作和运动力量有关。

肾脏对于人体来说很重要，所以平时一定要注意调养。一天当

阳气沉降，肾经当令，贮藏精华

日落西山的时候，天地间的阳气慢慢沉降，阴气正在逐渐滋长。这时候人体内的肾经当值，体内的精气贮藏于肾脏内。

太阳西落，酉鸡归窝

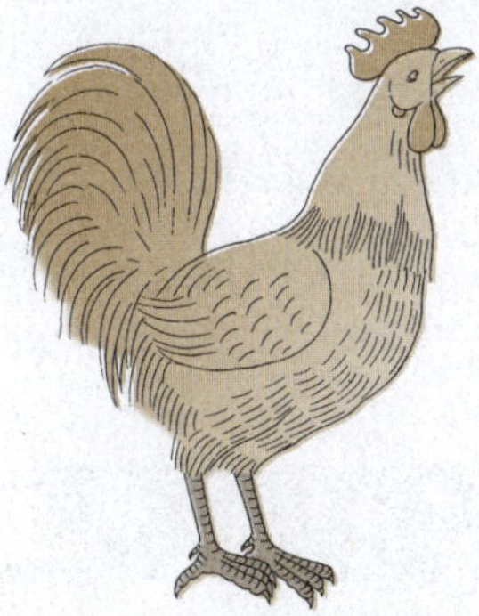

鸡归窝的时候，正值人体内的肾经当令。

酉时食疗补肾

肾虚者平素需要常吃一些补肾食品。如食用动物肾脏具有补肾益精作用，是中医学“以脏养脏”理论的具体体现。既滋补又强阳。此外，海参、虾亦具有补肾壮阳、通乳排毒之功能。芡实具有补肾固精、补脾除湿的功能。

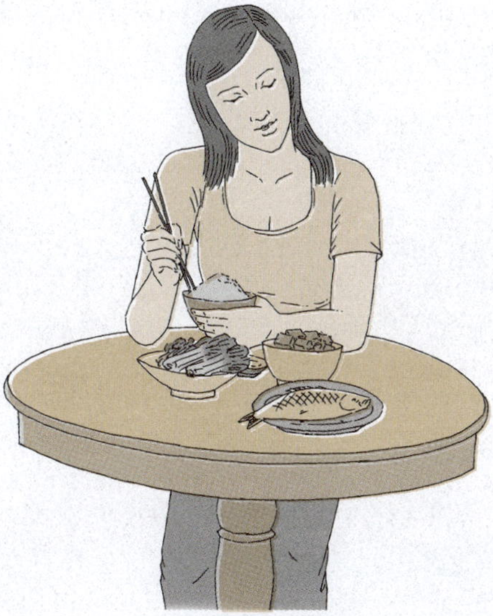

中，酉时补肾最合适，因为这个时候正是肾经当令，肾经气血最足，收纳精气的能力最强，此时进补效果最好。

肾与冬气相通。就季节来讲，冬季补肾最适宜。冬天是万物蛰藏，颐养天机的好时候，天地间阳气深藏，阴寒之气大盛，肾脏将人体内的少阴之气集中收藏起来，以度过漫长而寒冷的冬季。此时人们可以早睡晚起，注意避寒，尽量待在温暖的地方，不要过多地出汗，以防损伤正气。如果与冬藏之令相违背，那么人体内的少阴之气就不能潜藏，肾泌清浊的能力就会下降，肾脏受损，影响人的健康。

北方应冬生寒，寒与水气相应，水生咸，咸入肾。咸味可以滋长肾气，肾气能滋长骨髓，骨髓充实了，又能养肝。肾之关联在于耳，在情志为恐，在五色为黑。咸入肾，过咸伤肾。适当地进食一些咸味的东西，对肾脏有好处，但也不可过食，但如果口味太重，吃得太

肾的分工

养生小提示

肾具有贮藏精气的作用。从父母那里秉承的先天之精气一般储藏在肾脏中。另一方面，从饮食中提炼的后天之精气，除了一部分供给五脏六腑之外，多余的精气也贮藏于肾。如果肾精充足，骨骼、牙齿、毛发等都能得到顺利生长。另外，肾的精气还能生出促成生殖功能成熟的，被称为“天癸”的物质。天癸促成男子精液的形成，还可以使女子月经来潮。

肾还可以调节津液代谢功能。肾脏的生理功能正常，津液才能均衡地输布于身体各处，多余的水分也能够正常排出体外，也就是说将多余的水分转化成尿，排出体外。膀胱的功能也是由肾脏控制的。此外，肾脏还能够加强肺的生理功能，具有维持有规律的呼吸运动的作用。

肾的精气不足会影响骨骼和听觉，肾脏贮藏精气的功能低下会导致儿童发育缓慢，而且由精气来维持的组织和功能都会受到相应的影响。

另外，控制津液代谢的功能低下，除了能引起浮肿等病症，也会导致膀胱功能低下，从而出现尿痛等排尿障碍以及尿频等症状。

肾与四时、五行、五色、五味等的关系

	肾	宜忌
四时	冬	冬季是万物蛰伏的季节，是保养肾脏的好时机。此时人们可以早睡晚起，注意避寒，尽量待在温暖的地方，不要过多地出汗，以防损伤正气。否则少阴之气就不能潜藏，肾脏受损，肾泌清浊的能力就会下降，影响人的健康
五行	水	肾为水藏，喜润而恶燥
五色	黑	肾在五色为黑。常吃些黑色的食物有助于保养肾脏，如黑木耳、黑芝麻、核桃仁、黑豆粥、黑米粥等
五味	咸	咸入肾。适量的咸可以滋养肾气，但不可过重。食咸太多，易伤元气，对心肾不好
五体	骨	肾藏精，主骨生髓，肾精气盛衰，可影响骨骼的生成、发育及荣枯
五谷	豆	肾在五谷为豆。大豆具有健补气益肾、润燥消水的作用，常食大豆对肾有好处
五志	恐	恐伤肾。过恐易伤肾，可致肾气耗损，精气下陷，升降失调，出现大小便失禁、遗精、滑泄、堕胎早产等症状

咸，则大伤元气。肾喜黑，可以多吃些黑色的食物，如黑木耳、黑芝麻、核桃仁、黑豆粥、黑米粥之类，可以补肾。

2.女子也易肾虚

在很多人的印象里，都认为肾虚多发于男性，跟女人八竿子也打不着。这其实是错误的理解。肾虚不是男人的“专利”，女人和男人一样，也很容易患上肾虚。在《黄帝内经》有这样的记载，说：“女

子七岁，肾气盛，齿更发长；二七而天癸至，任脉通，太冲脉盛，月事以时下，故有子；三七，肾气平均，故真牙生而长极；四七，筋骨坚，发长极，身体盛壮；五七，阳明脉衰，面始焦，发始堕；六七，三阳脉衰于上，面皆焦，发始白；七七，任脉虚，太冲脉衰少，天癸竭，地道不通，故形坏而无子也。”可见，女性一生的健康都离不开肾，肾脏没有保养好，也会出现肾虚的现象。像发头枯黄、月经紊乱、面色苍白、头发早白等，这些问题都有可能是肾脏虚弱引起的。

肾是人体储存精气的地方，一个人的精、气、神都是由肾而来。有的女性生来体质就弱，小病不断，又不注意营养补充，体内阳气不足，肾储存的精气少，肾便虚了。工作压力也是一方面。“女顶半边天”，女性在职场上扮演的角色也越来越重要，需要承担的工作量也大，经常加班熬夜，又不注意休息，劳累过度，造成体内的精气消耗过大，肾超负荷为之提供精气，久之，入不敷出，便肾虚了。这种现象在哺乳期的女性身上也很常见。

妈妈需要源源不断地提供婴儿足够的营养，还要花很大的精力去照看孩子，特别是孩子晚上经常哭闹的话，根本休息不好。长期日夜奋战，便很难兼顾自己的身体了，肾就容易虚了。

另外，工作环境不好也影响肾脏健康。女白领长期处在不通风的空调环境中，空气中有害物质如二氧化碳、有毒粉尘等含量过高，会诱发肾等脏腑器官的免疫功能下降，长期发展下去，就可能形成肾炎。肾一旦病了，贮藏不了足够的精气，便虚了。

女性肾虚也分为阴虚和阳虚。肾阳虚的女性会特别怕冷，容易伤风感冒，精神不振，皮肤干燥、黯淡无光，黑眼圈下不去，脸上容易长黄褐斑、脱发，出现不孕、性欲淡漠等；肾阴虚的女性则会感觉腰膝酸软、经常头晕耳鸣、手心足心发热、便秘等，甚至出现月经延期、月经量少、闭经等症状。

所以肾虚的女性在补肾之前，首先要弄清楚到底是阴虚还是阳虚，最好找经验丰富的中医师，来诊断一下。平时保持室内通风，不

肾阴虚的症状及表现

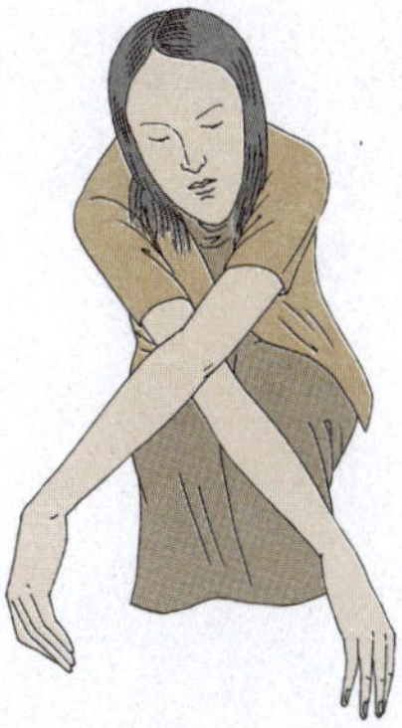

腰酸体软，四肢无力

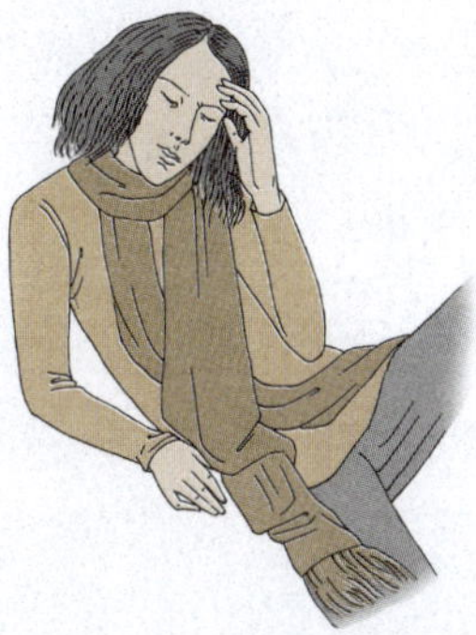

头晕耳鸣，脱发

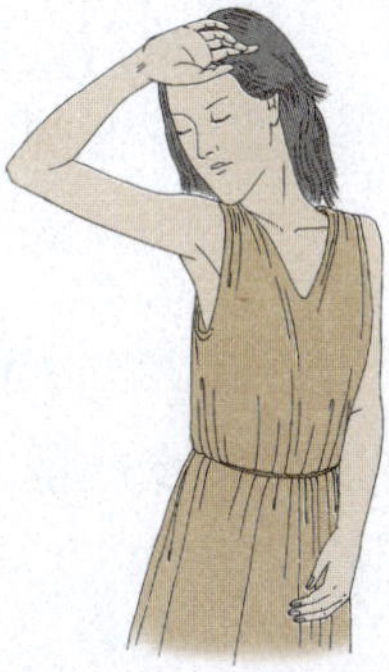

手心、足心易发热

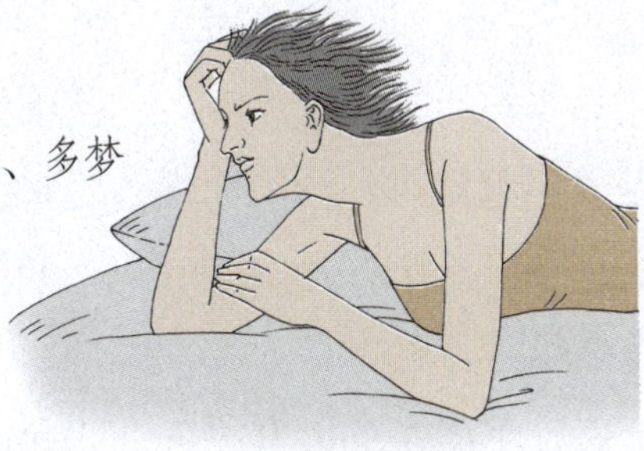

失眠、多梦

肾阴虚的女性宜常吃枸杞子、莲子、甲鱼、百合、木耳、桑葚、藕、鱼肉、黑芝麻、核桃等滋阴的食物。

肾阳虚的症状及表现

肾阳虚的女性宜常吃牛肉、肉桂、龙眼、韭菜、山药、羊肉、鹿茸等补阳的食物。

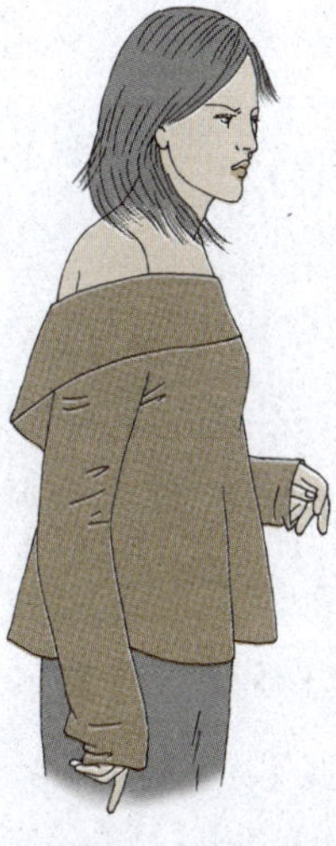

脸色苍白，形体发胖

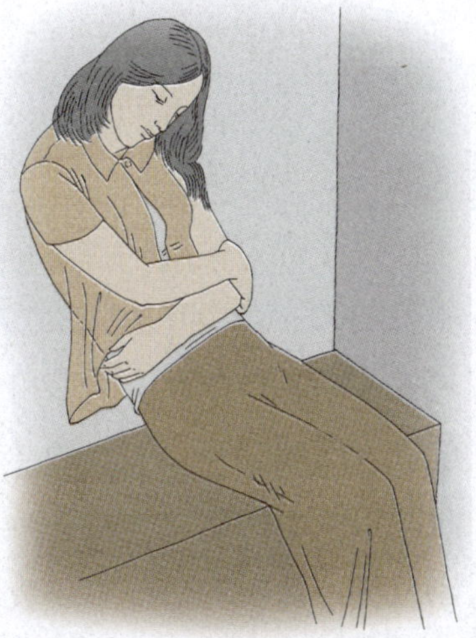

畏寒怕冷

要长时间吹空调。并且要多喝水，防止过度劳累。饮食也要特别注意。像阴虚的女性可以常吃些枸杞子、莲子、甲鱼、百合、木耳、桑葚、藕、鱼肉、黑芝麻、核桃等滋阴的食物；肾阳虚的女性宜常吃牛肉、肉桂、龙眼、韭菜、山药、羊肉、鹿茸等补阳的食物。还有像荸荠、柿子、生萝卜、生菜瓜、生黄瓜、生地瓜、西瓜、甜瓜、洋葱、辣椒、芥菜、胡椒、薄荷、白酒及香烟等这些生冷、含刺激性的食物可能会加重病情，肾虚的女性是不宜多吃的。

3.老年人补肾多泡脚

中国民间有个说法叫“热水泡脚，赛吃人参”。我国传统中医也早有记载：“一年四季沐足：春天洗脚，开阳固脱；夏天洗脚，暑热可祛；秋天洗脚，肺润肠蠕；冬天洗脚，丹田湿灼。”老年人养生最关键就是养肾。泡脚是养肾的最好方法之一。

现在生活水平提高了，医疗卫生条件大有改善，儿女也更懂得尽孝心了，如今百岁老人也越来越多了。长寿者都有很好的生活习惯，比如说保持天天泡脚的习惯就是其中之一。据说一位老人活了一百多岁，去世的时候交给儿子一个长寿秘方，一位年轻人出高价向老人儿子购买，回家之后打开一看，只有一句话：“头冷脚暖”。年轻人疑惑不解，找到老人的儿子。儿子说：“老人家从不戴帽子，一年四季天天用热水泡脚。”

老年人身体各项功能都在退化，最明显的就是肾虚、肾衰。肾脏不好的人，易出现脱发落发、耳鸣耳聋、头昏眼花、牙齿松动、消化不良、便秘、失眠、关节麻木等症状。通过泡脚可刺激足部的太冲、隐白、太溪、涌泉以及踝关节以下各穴位，从而起到滋补元气、调理脏腑、疏通经络、促进新陈代谢以及延缓衰老的功效。所以经常泡泡脚有助于改善和治疗老年人因肾脏不好而引起的种种不适和病症。

泡脚可以使人长寿，但要注意方法。准备好一个泡脚盆，用脚先试探一下水温，水温以脚感温热为准。倒适量热水进去，水量刚没过足背为好。把双脚在水盆浸泡5～10分钟，再用手反复搓揉足背、足心和足趾。最好能找到足部的一些重要穴位，然后进行重点揉搓。如位于涌泉穴、太溪穴、太冲穴、隐白穴、照海穴等。如果感觉水凉了，可以边搓洗边加热水。洗完后，用干毛巾反复搓揉干净。时间保持在20～30分钟。晚上临睡前泡脚的养生效果最佳，最好是泡完脚后30分钟后上床睡觉，这样更有利于阳气的生发，益于健康。

泡脚的好处

养生小提示

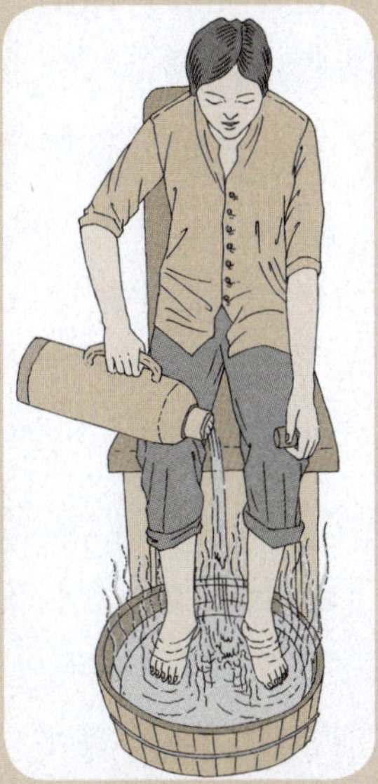

1.调理肾气 常泡脚有助于扩张血管，促进足部血液循环，可以舒通筋络，达到滋养肾和肝的目的。

2.预防感冒 常泡脚可以预防感冒，退热。双脚浸入热水里，其周围血管开始扩张，进一步导致全身周围血管反射性扩张，血流通畅而旺盛，从而加强汗腺的功能，通过出汗蒸发而散热。

3.降血压 泡脚的同时用手按摩涌泉穴及按压足大趾后方偏外侧足背的太冲穴，有助于降低血压。

4.治疗风湿病 可以促使疼痛部位血流通畅，活血化瘀，缓解疼痛。

5.治头痛 这是因为双脚血管扩张，血液从头部流向足部，可相对减少脑充血，从而缓解头痛。

4.肾经锻炼有法

肾为先天之本，是藏贮精气之所，人的精气神源于肾。肾脏发挥作用需要肾经来调节，所以我们可以通过锻炼肾经来保养肾脏。

足少阴肾经起于足小趾下部，斜向足底心，出足舟骨粗隆下方，沿内踝后侧上行小腿胫侧（分支进入足跟），出窝胫侧，上行大腿内后侧，过脊柱，属于肾、络于膀胱。其主干（直行脉）由肾向上，过肝、膈入肺中，沿喉咙、夹舌根旁。由肺中分出1支脉络于心、流注于胸中，接手厥阴心包经。

锻炼肾经，我们主要是推拿腹部肾经和按摩足底穴位。

经常推拿腹部肾经

坐在椅子上，用手掌或者是手握成拳头，沿着肾经由心口至小腹上下推揉。每次5～10分钟，每天1次，最好在酉时进行。此法可以有效疏通胸腹部的肾经，有助于保持气血通畅。

按摩穴位

肾经在足部有3个重要的穴位，即涌泉穴、照海穴和太溪穴。

涌泉穴位于足掌的前1/3处，屈趾时凹陷处便是。按摩方法：盘腿而坐，用双手按摩或屈指点压双侧涌泉穴，力量以该穴位达到酸胀感觉为宜。每次50～100下。若能长年坚持，自然会增强肾脏功能。

照海穴位于内髁尖正下方凹陷处。太溪穴位于内踝尖后方略偏上的凹陷处。这两处穴位都可以用手指来点按。按摩方法：认准穴位，用手指指腹稍用力点按每个穴位约3分钟，也可以双手同时按揉这两个穴位，左手按右足，右手按左足。经常按摩这两个穴位，不仅能够调理肾气，预防肾炎、肾虚等肾病，而且对神经衰弱、癫、月经不调、牙痛、喉咙肿痛、气喘、支气管炎、手脚冰凉、关节炎、手风湿痛等症状也能起到很好的缓解和治疗作用。

按摩涌泉穴

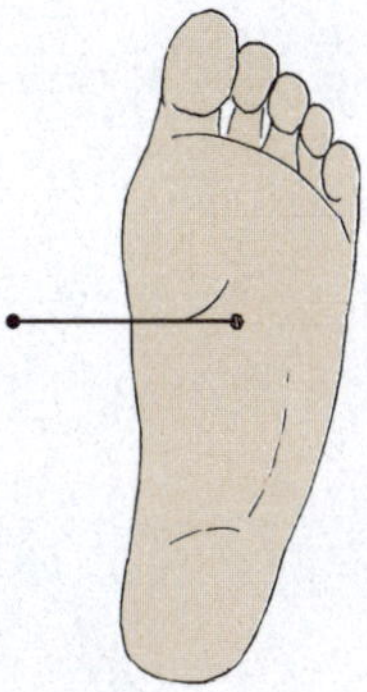

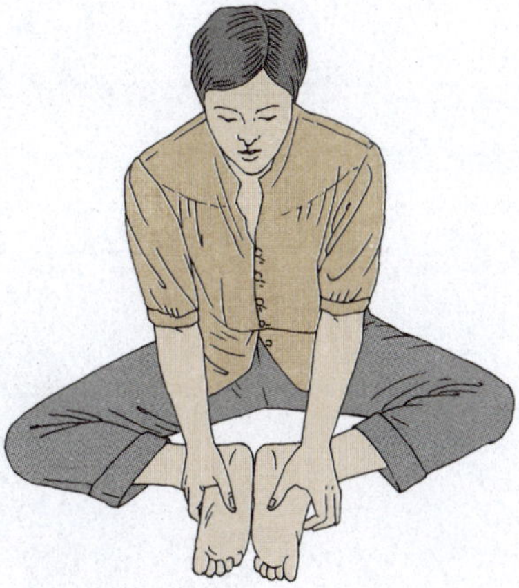

盘腿而坐，用双手按摩或屈指点压双侧涌泉穴。

推揉肾经

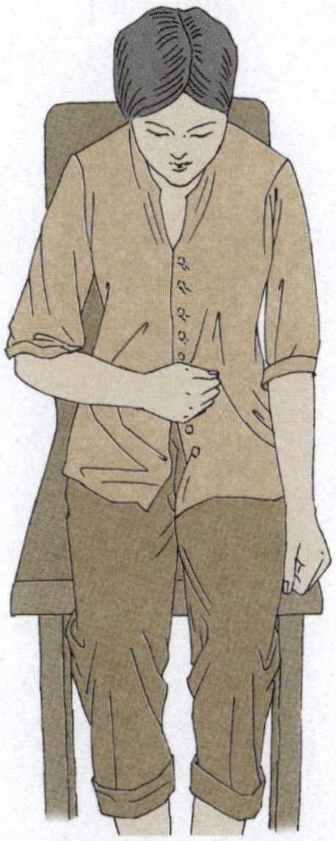

坐在椅子上，用手掌或者是手握成拳头，沿着肾经由心口至小腹上下推揉。

足少阴肾经

足少阴肾经起于足小趾下部，斜向足底心，出足舟骨粗隆下方，沿内踝后侧上行小腿胫侧（分支进入足跟），出窝胫侧，上行大腿内后侧，过脊柱，属于肾，络于膀胱。

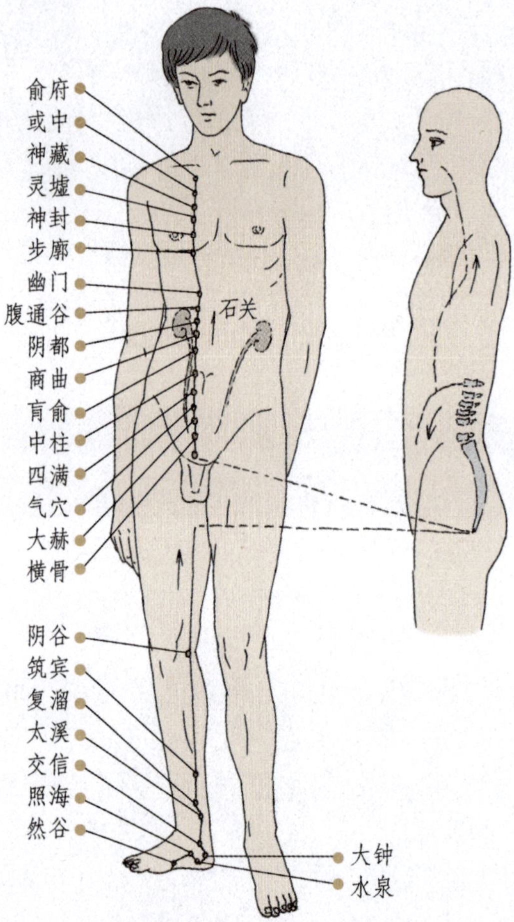

第十一章

戌时

戌时，19：00～21：00。此时已日落西山了，夜幕在徐徐拉开，月亮也缓缓升起来了。天地间阴气正盛的时候，阳气慢慢在散尽。人们也终止了一天的喧闹忙碌，静下心来了。

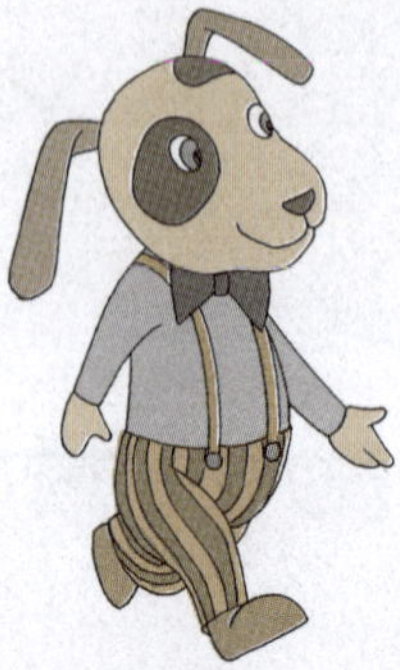

戌时

19:00 ~ 21:00

戌时又称黄昏、日暮、日沉。进入黄昏，天色欲黑而未黑，人们自然放松娱乐了。此时阴气正盛，阳气将尽，心喜之时，心包如卫士一样保护心脏，保证心肌的正常工作。

1.日落西山，心包经当令，保养心脏

戌时，19：00～21：00。此时已日落西山了，夜幕在徐徐拉开，月亮也缓缓升起来了。天地间阴气正盛的时候，阳气慢慢在散尽。人们也终止了一天的喧闹忙碌，静下心来了。古人常常是“日出而作，日落而息”，按照这个作息规律，此时，人们也应该开始休息了。

戌时，在十二生肖中的对应为狗。在动物当中，人类与狗的关系最为密切，狗是人类最好的朋友。据说狗是从狼驯化而来的。狼和狗的区别就在于狗对主人十分忠诚，时刻保持警惕，履行着守卫门庭，保卫主人的职责。人的心包就像狗一样，时刻保护着心脏。连接心包与心脏的便是心包经了，心包经活动的时候正是戌时。将狗对应于十二时辰中的戌时，实在是太妙了，古人的智慧实在是令人佩服。

我们知道，心脏是十分重要也是非常脆弱的，感情过于丰富，

日落西山，心包经当令，保养心脏

戌时，太阳西落，此时阴气正盛，阳气将尽，人们结束了一天的工作，开始放松身心了。此时，心包如卫士一样保护心脏，维持心肌的正常工作。

守卫门庭，保卫主人

狗对主人十分的忠诚。即便在睡觉的时候也会一只耳朵贴着地，时刻保持警惕，履行着守卫门庭、保卫主人的职责。

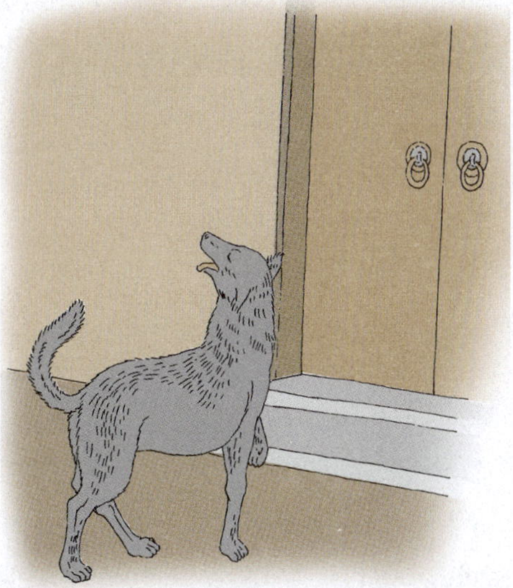

日出而作，日落而息

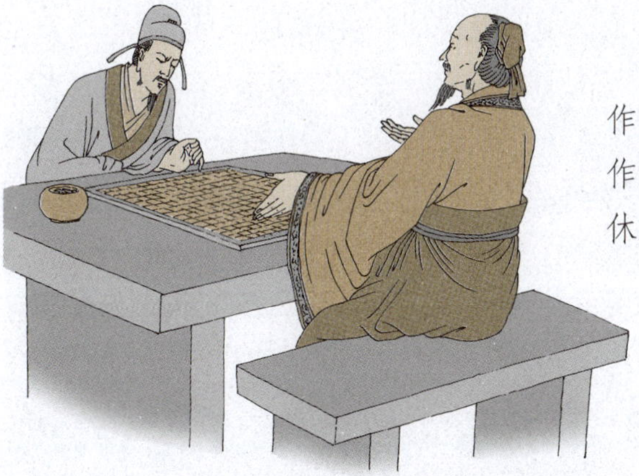

古人常常是“日出而作，日落而息”，按照这个作息规律，戌时，人们开始休息，调养身心。

情绪变化太快，喜、怒、哀、乐，都会影响到心脏。心包便担当着保护心脏的重任。正如《灵枢·灵兰秘典论》中载："膻中者，臣使之官，喜乐出焉。"这里的"膻中"是心包。《灵枢·邪客篇》所谓："心者……邪弗能容也，容之则伤心，心伤则神去，神去则死矣。故诸邪之在于心者，皆在于心之包络。"当邪气来犯时，先由心包承受，经过一道关卡，如此，心脏受到的伤害就小多了。

心包虽然是"臣使之官"，但是也很容易受人情绪的影响，所以保护好心脏，首先得保护好心包。守住了第一道防线，心脏才能平安无事。

心脏的分工

养生小提示

● 心的作用大致分为两部分。第一个作用是运送血液到达全身各个部位。在心气的作用下，心脏像一个泵一样，将血液挤压出去，运送到全身。第二个作用是控制人的精神、意识和思想。心的作用正常则使精神安定、意识和思考清晰。

与心相对应的小肠具有将胃消化后的食物进一步消化，并将水谷精微和食物糟粕分开的功能。这一功能是依靠心气的力量传递到小肠的，小肠得到温煦才能顺利进行。

● 心功能失调可能导致排尿异常。如果心出现一些失调紊乱的病症，造成心功能低下，就会表现在脸色和舌质方面。心气表现为不足时，脸色和舌质发白；如果心出现血瘀症状，表现为脸色青紫、舌质紫黯，还有心悸、胸痛、失眠、精神不安和严重的健忘等症状。

2.护心养胃，饭后半小时

中医认为，心火生胃土。心和心包都属火，脾胃则属土。心功能强的人，脾胃功能也不会差。反之，脾胃不好，也会影响心脏供血。所以保养好脾胃，也是护心。戌时是养心的好时机，同样也是护胃之时。吃完晚饭差不多就是戌时了，饭后一些过激的活动不益于脾胃健康，最好是在饭后半小时进行活动。

有句话叫“饭后百步走，活到九十九”。很多人，尤其是老年人，吃完饭就出去散个步、遛个弯，自认为散步有助于消化，对身体有利。殊不知，正好相反。人吃完饭，一部分食物还残存在食道里，马上走动，可能会使食物堵在食道里下不去，造成梗阻。另外，此时血液集中流向胃部，而散步则分散了气血，影响了消化，故不利于脾胃健康。

有些人养成了饭后马上喝茶的习惯，认为这样既可以清洗口腔，又能帮助消化。其实这样做也是不益于健康的。饭后马上喝茶，大量

饭后不宜百步走

吃完饭就散步，一些部分食物还残存在食道里，可能会梗阻，不利于消化。散步也分散了气血，使到达头部和心脏等部位的血液减少，可能引发身体不适。

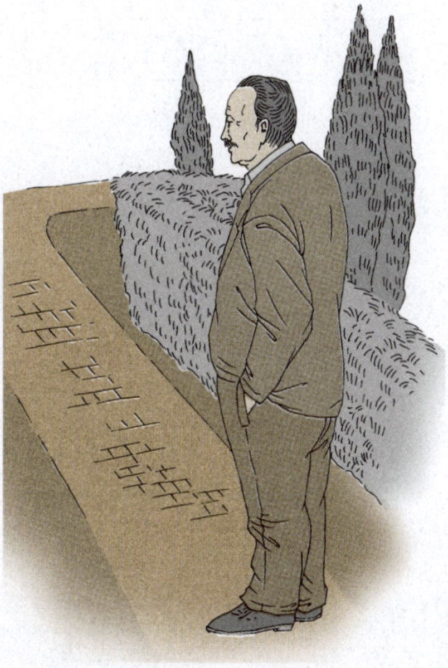

的水进入胃中，稀释了胃分泌的消化液，影响胃对食物的消化。还有，茶叶中含有大量的单宁酸，饭后马上喝茶，就会使胃中未来得及消化的蛋白质同单宁酸结合成一种不易消化的凝固物质，而影响蛋白质的消化和吸收。更重要的是，茶叶妨碍了人体对铁元素的吸收。如果饭后喝了用15克干茶叶冲泡的茶水，会使食物中铁的吸收降低50%，长期如此，就要影响人的消化功能，甚至引起缺铁性贫血。所以，饭后马上饮茶是养生的大忌。

吃完饭后，我们可以听听音乐。《寿世保元》载："脾好音声，闻声即动而磨食。"道家学说里也有"脾脏闻乐则磨"的说法，认为饭后听音乐，对消化有帮助。从医学理论上讲，听音乐，特别是比较柔和轻快的音乐，可以作为一种良性刺激，通过中枢神经系统调节人体的消化吸收功能。所以，饭后可以放点儿音乐听听，既可以放松心情，又助于消化，一举两得。另外，除了听音乐，我们还可以看看远处的风景、看看电视、聊聊天等。如果想去外边走走，饭后半小时走动为好。

饭后不宜马上喝茶

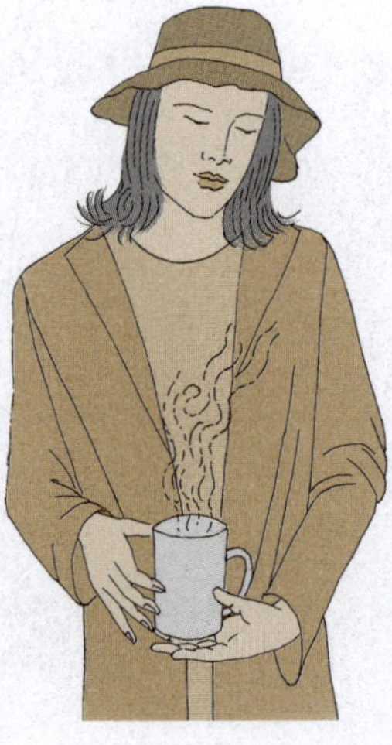

饭后马上喝茶，稀释了胃液，影响食物的消化。茶叶的单宁酸，影响蛋白质和铁元素的吸收，有可能会引起缺铁性贫血。

饭后有助于养心护胃的活动

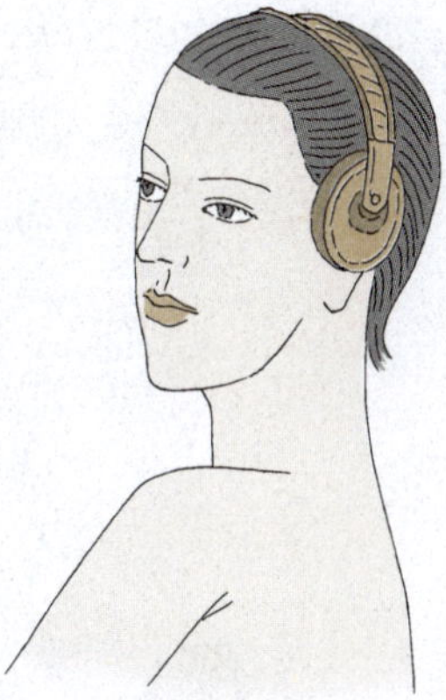

饭后听听音乐，可助于刺激肠道蠕动，促使消化。

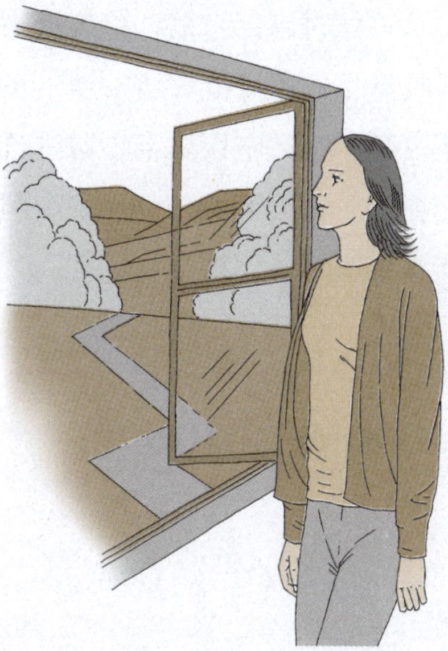

饭后看看远处的风景，既可以调节视力，又能放松心情，助于消化。

3.心境平和，盘腿打坐收敛心气

《灵枢·邪客》中讲："心者，五脏六腑之大主也，精神之所舍也。"意思是说，人的精神意志都蕴藏于心中，由心而生。双手平放在双腿上，盘腿而坐可以安心神，补元气。

我们平时工作生活忙碌，如果有时间静下心来，盘腿而坐、闭目养养神，是收敛心气的最好办法。此法不但适宜老年人，静心养神，而且对于平时工作紧张劳累的人来说，也不失为一种放松身心，缓解疲劳，提高做事效率的好方法。

方法很简单。首先选择一个安静的环境。盘腿而坐，双手平放在双腿上，双目微闭，身心保持放松，平心静气，摒除一切杂念。呼吸时采取腹式呼吸法（这是一种有意识的呼吸，吸气时，以鼻吸气，收腹。呼气时唇部微缩，让气流嘴唇缝隙中缓缓呼出。简而言之要做到深吸慢呼，此法能够增加通气量，降低呼吸频率）。时间最好是选择在戌时，吃完晚饭后半小时进行。此时正是心包经当令的时候，效果会更好。每天练习15分钟左右即可。练完之后，会感觉身心舒畅，长期坚持练习，效果会更显著。

双手合十，盘腿打坐

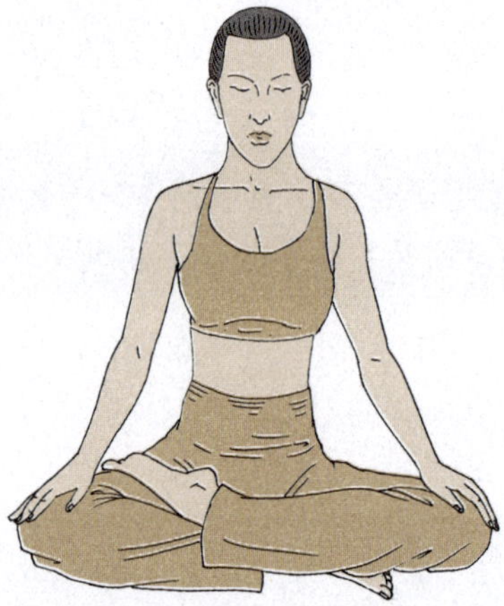

盘腿屈膝而坐，双手平放在双膝上。平心静气，呼吸时采取腹式呼吸法。

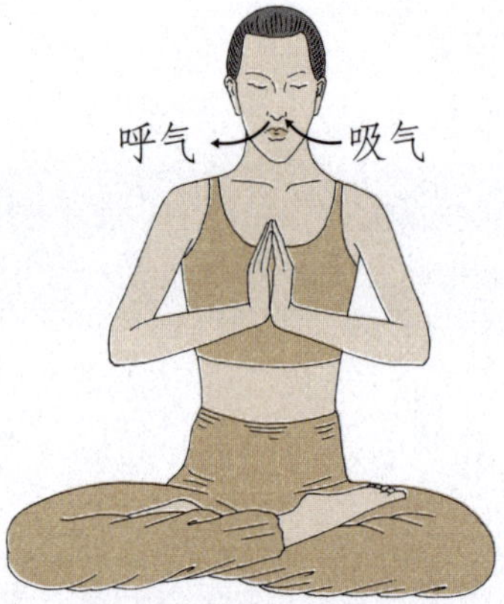

深吸慢呼。吸气时，以鼻吸气，收腹。呼气时唇部微缩，让气流嘴唇缝隙中缓缓呼出。

平心静气，修身养性，置身事外

人生在世，就像时刻处在荆棘之中，要时刻保持心境平和，摒除杂念。只有不心存妄想，不为俗世诱惑所动，心静如水。才能躲避危险，修身养性，否则痛苦将会如影随形。

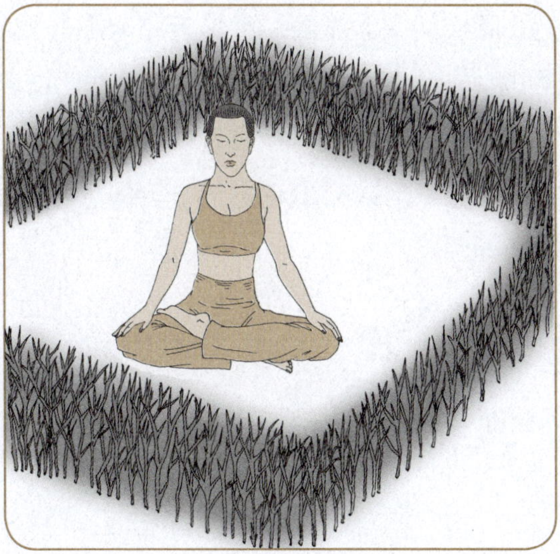

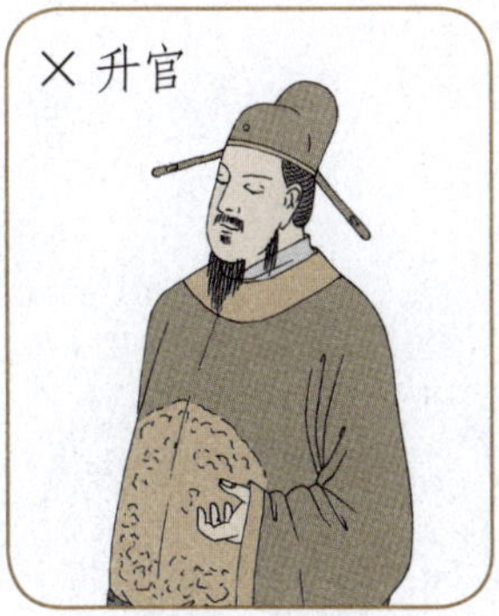

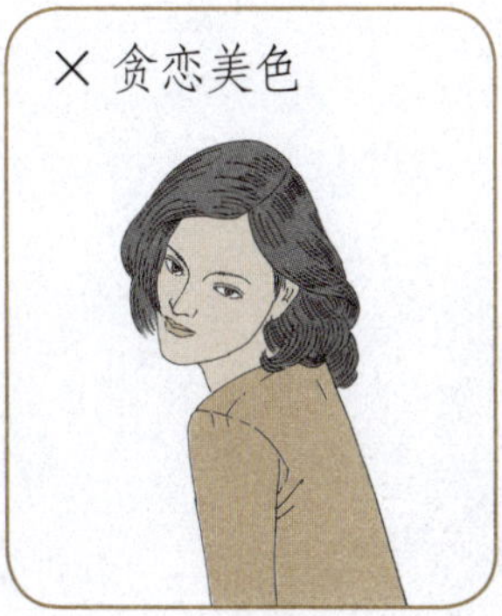

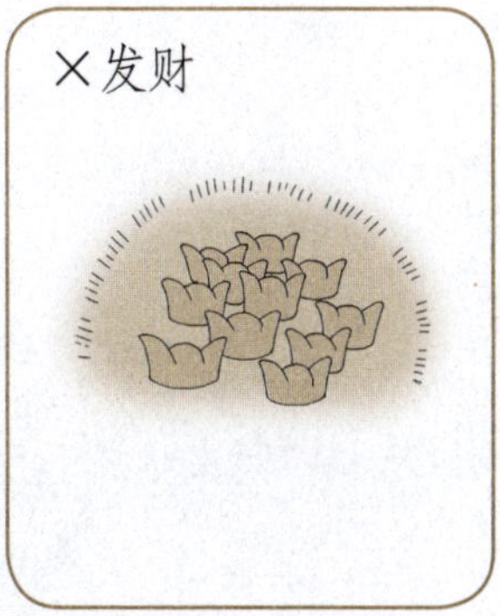

4.心包积液是怎么回事

心包是包裹心脏及出入心脏大血管根部的囊样结构。心包外壁层与心脏表面的脏层之间空隙叫心包腔，正常心包腔内有30~50毫升淡黄色液体润滑着心脏表面。

心包积液是心脏疾病中常见的一种，近年来在病人中的检出率明显上升，高达8.4%。此病已日益引起人们的关注。心包中积液量较少时，很难被发现。当心包积液持续数月以上时，积液已达到了一定量，人就会感觉不舒服。病人会出现发热、胸闷、呼吸不畅、心脏被压迫或者身体肿胀等现象。

心包内积液过多，会导致心包内气压力增加。正常情况下，心包腔内的压力并不大，低于大气压和心房压、心室舒张压。一般的心包炎症，或者是少量的积液并不会导致心包压力加大。只有在积液积

心包解剖图

心包是包裹心脏及出入心脏大血管根部的囊样结构。

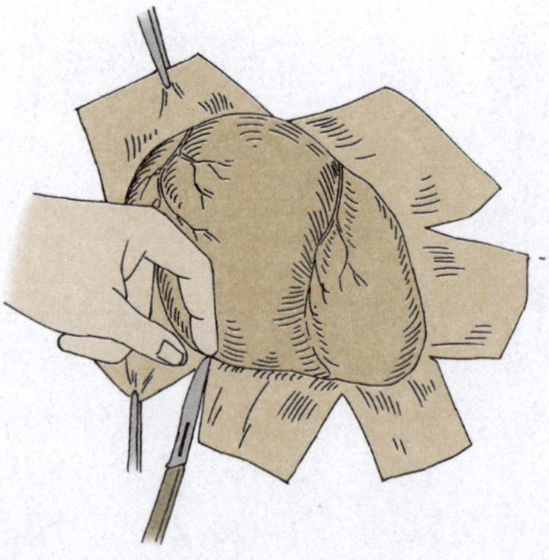

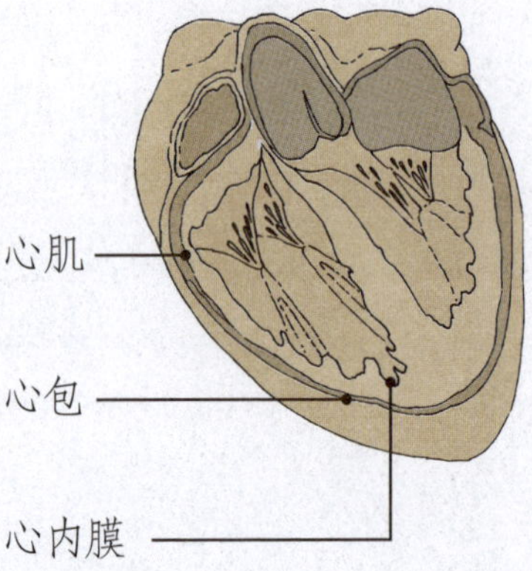

累到一定量或者积液突然大量增加的情况下，心包内压力才会急骤上升。心包内压力太大，会影响心室舒张和充盈，血液无法回流到心脏，心搏量也会有所降低。这就是为什么大部分心包积液的病人会感到胸闷，呼吸不畅，心脏有压迫感的原因了。

引起心包积液的常见原因

病菌感染，像细菌感染、病毒入侵，我们常见的有结核病等；结缔组织病，如红斑狼疮、皮肌炎、类风湿关节炎；甲状腺功能减退；慢性肾衰竭、心包恶性肿瘤以及外伤性心脏破裂或心包内血管损伤等。

治疗方法

治疗的时候，必须得找准病因才能对症治疗。主要以药物治疗为准，必要时进行心包穿刺、手术治疗等。

在早期，在没有症状或者症状刚刚出现，心包内积液还没有超出一定量时，也可以不用药物而予以观察。

药物治疗

积液在不断地增加，明显感觉到不适时，可以采用激素类、抗炎杀菌类和抗结核的药物来治疗。

心包穿刺

可减轻症状，可抽取心包内液进行分析以有助于诊断和治疗，这是一种比较保守的治疗方法。

手术治疗

如果是已经确诊了，而且服用药物没有效果的话，建议采取手术。通过手术进行心包引流及心包切除，可以解除已经发生的心包堵塞，清除心包积液。此法比较彻底，可以有效防止心包积液复发。

心包积液并不可怕，已经患上这种病也不用太担心，积极治疗，按照医生的嘱咐按时服药、打针或者尽早安排手术，治愈并不是难事。

5.乳腺疾病与心包经息息相关

近些年患乳腺癌的人越来越多，根据国际抗癌协会统计数据显示，全球每年新增乳腺癌病人100万人，其中我国就有20万人，全球每年高达20万人死于这种疾病。在美国，每 9 名妇女中便有1人患乳腺癌。但是对于这种高发病，人类却极度缺乏预防保护意识。据一项针对正常女性人群进行的有关乳房保健、乳房检查和乳房疾病相关知识问卷调查显示，有40%以上的被调查者不了解乳腺病的危害，从未进行过乳房自查的占36%。而且现在不只是女性，男性也成了乳腺疾病袭击的对象。以前，医生在接诊中，一年难得碰到一两位这类疾病的男性病人。可现在，有些医院每月接诊近20人。现在乳腺疾病已经成为威胁现代人健康的一颗重磅炸弹。

有没有什么办法可以遏制这种疾病的蔓延呢？这当然得从引发疾病的原因入手。经脉运行不畅与乳腺增生、乳腺结节甚至乳腺癌的发生有密切的关系。心包经是经乳房外侧的一条重要经脉，如乳房有病变的话，会通过心包经表现出来。乳腺增生、乳腺肿瘤甚至乳腺癌等乳腺疾病，也多与心包经有关。平时多注意调理一下心包经，在一定程度上可预防乳腺疾病。

乳腺疾病的发生都与人的情绪变化有关。在《灵枢·灵兰秘典论》中载："膻中者，臣使之官，喜乐出焉。"人的情绪变化首先得由心包代心受之，再传导到心。而连接心与心包的就是心包经了。心包经不通畅，人的情绪就不能及时发散，容易造成抑郁。而喜欢生气、郁闷、心情不畅、气血瘀滞是导致乳腺病症的主要原因。所以平时多注意下心包经的调养，不为生活中一些琐碎的事情生气，保持一个健康、快乐的心态，对于我们的乳房健康是非常有益的。

膻中穴是心包经上的一个重要的穴位，位于乳头连线中点处。它归属任脉，靠近乳房，是预防治疗乳腺系统相关疾患最好的良穴，为"妇科要穴"之一。多按膻中穴可缓解乳腺增生。在平常生活当中，可以自我按摩膻中穴来达到防治疾病的目的。主要采用揉和推两种手法。揉是指用中指指端按揉，每次约2分钟；推是指用双手拇指指腹自膻中穴沿着前正中线从下向上推，缓慢而均匀，每次约2分钟。通过揉和推，可以调节任、冲二脉，补气益血，疏肝通经。不仅可预防和治疗乳腺增生、乳腺炎、胸部疼痛、气喘等病症，而且对于治疗乳房发育不良、乳房下垂、产后乳汁少等效果也不错。

健康无小事，乳房保健更是不容忽视。在日常生活中，除了要养成良好的生活习惯，保持乐观开朗的心态之外，还要多注意自身的经脉调理。这样，乳腺疾病便无机可乘了。

按摩膻中穴

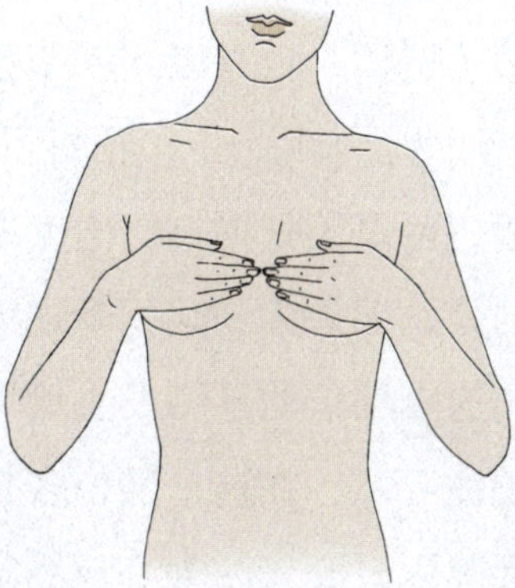

在体前正中线，两乳头连线之中点，是心包经上的一个重要穴位，距离乳房较近，是预防治疗乳腺系统相关疾患必用的穴位，是“妇科要穴”之一。按摩手法，用中指指端按揉，每次约2分钟。

6.心包经锻炼有法

戌时，正是心包经当令的时候，气血正流经心包。心包经是连接心包和心脏的重要纽带。所以保持心包经的通畅非常重要。保护好了心包经，就相当于保护好了心脏。

晚上七八点钟，我们差不多都已下班回到家里了，而且已经吃完晚饭了。经过一天的忙碌和劳累，此刻需要放松放松了。看看电视，上上网，聊聊天便成了这会儿主要的休闲活动了。大多数人都不知道，这段时间还是保养心脏的最佳时机。在看电视、聊天、上网的同时，还可利用自己的双手，做一件有利于身体健康的事情——按揉心包经。

手厥阴心包经简称心包经，它经过我们的手侧内臂，连接人的心脏。从心脏外侧出发，向上到达腋下，转过肩膀，顺着手臂内侧一路往下，到达掌心，再由掌心连接指尖。行走路线几乎是在整个手臂的中线上重合，左右手臂各有一支，很好找。

在我们休息或者看电视、聊天的时候，可以按按心包经。按揉的时候可以顺着心包经的走向，由上往下按捏10分钟左右，按完一只手换另外一只。除了用手按揉，也可以用手来拍打心包经。拍之前，将手握成空拳，沿着两手臂内侧，一路拍打下来。晚上睡觉之前拍拍，平时没事做的时候也可以拍打拍打。力度要适中，以身体能接受为宜。需要特别注意的是，如果按到某一个地方，感觉有点儿疼痛或者是麻木的话，则表明这个部位的经络发生瘀堵了，着重按揉这个部位。每天按的时候多关注一下，在这个部位多拍揉几下，直到不痛或不麻了为止。千万不能掉以轻心，因为心包经络不通畅了或者是堵塞了，会影响到心脏，引发心脏方面的疾病。

心包经经过手掌有两个很重要的穴位，就是中冲穴和劳宫穴。中冲穴位于中指指端；劳宫穴位手掌第2、3掌骨之间偏于第3掌骨，握拳屈指时中指尖处。刺激这两个穴位可以激发心包的力量，保持镇定自若。方法很简单，平常可以有意识地紧握双拳，这样就会刺激中冲穴和劳宫穴，常做可以锻炼心包经，能起到调节心包经的功能的作用。

经常锻炼心包经，保持心包经畅通无阻，能够有效地保护好心脏。心脏保养好了，人就不容易受心脏方面疾病的侵犯。心为五脏之首，是君主，是帝王，所以，心脏无事，才能保证其他脏腑有条不紊地工作。人体内的五脏六腑各得其所，各司其职，人才会活得健康快乐和长久。

手厥阴心包经

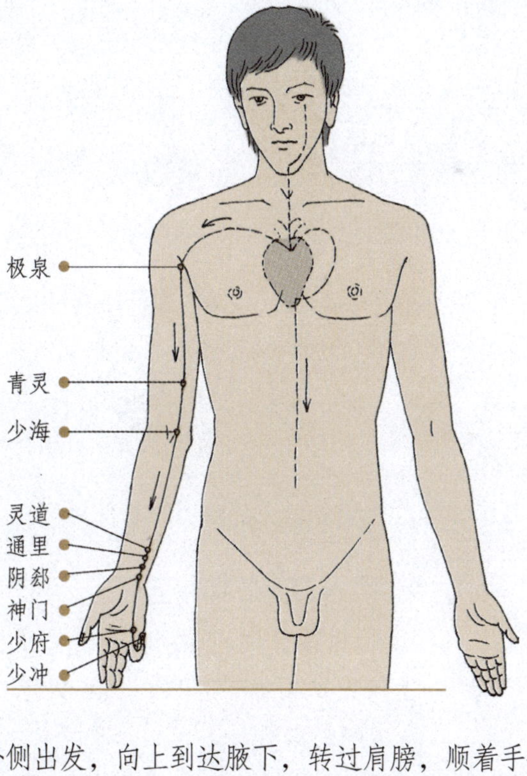

从心脏外侧出发，向上到达腋下，转过肩膀，顺着手臂内侧一路往下，到达掌心，再由掌心连接指尖。左右各1支。

敲揉心包经

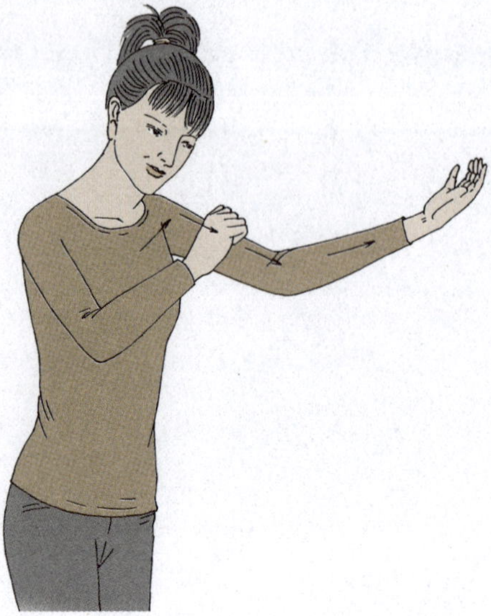

顺着心包经的走向，由上往下按捏10分钟左右，或者将手握成空拳，沿着两手臂内侧，一路拍打下来。

攥拳头可以锻炼心包经

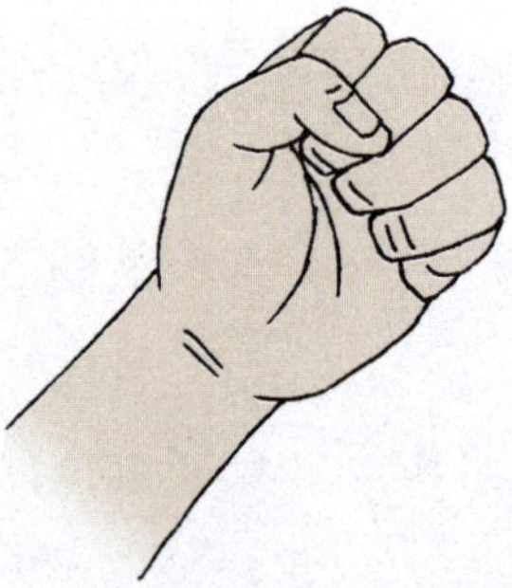

握紧拳头，可以刺激心包经上的中冲穴和劳宫穴，起到锻炼心包经的作用。

第十二章

亥时

亥时是21～23点，此时已经是深夜了，万物归于宁静，阴气达到最盛并逐渐走向衰弱，阳气最弱而又开始慢慢滋生，此时正是天地间阴阳交接，新一轮循环即将开始的时候。亥时睡觉的最大好处就在于养阴。这个时候人也劳累一天，也应当好好地睡一觉，养养阴了。

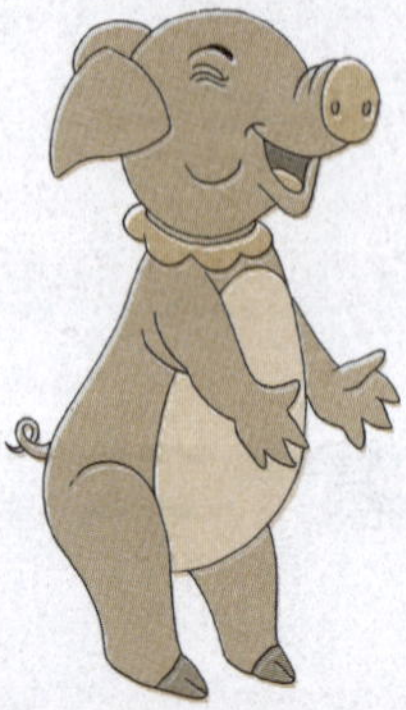

亥时

21:00 ~ 23:00

亥时又称人定，定昏。所谓人定，就是深夜人们停止活动、安歇睡眠了。阴阳交和，三焦经当令，养阴育阳。

1.阴阳交和，三焦经当令，养阴育阳

亥时是21 ~ 23点，此时已经是深夜了，万物归于宁静，阴气达到最盛并逐渐走向衰弱，阳气最弱而又开始慢慢滋生，此时正是天地间阴阳交接，新一轮循环即将开始的时候。亥时对应十二生肖中的猪。猪最大的特点就是爱睡觉，吃饱了睡，睡醒了吃，吃完再接着睡，一天24小时绝大部分都在睡觉。亥时，人劳累一天，也应当好好地睡一觉，养养阴了。

亥时，三焦经工作。三焦可以说是连接五脏六腑之间的立体网膜，主要作用就是运行元气、水液。《素问·灵兰秘典论》言："三焦者，决渎之官，水道出焉。"意思是说三焦是管理全身水道的，有了它，我们体内的水道才能畅通无阻，体液才能正常排泄。除了水液，三焦还运行肾脏贮藏的元气。《中藏经》载："三焦者，总领五

脏、六腑、荣卫、经络、内外左右上下之气也，三焦通，则内外左右上下皆通也，其于周身灌体，和内调外、荣左养右、导上宣下，莫大于此者……三焦之气和则内外和，逆则内外逆。”由此可见，人体所需的气血和能量都是通过三焦调动以及合理分配来完成的。当我们进入梦乡的时候，三焦正忙着将体内的元气和水液输送到五脏六腑，以保证它们正常工作。即使我们睡着了，身体也需要消耗能量，这些能量就要通过三焦经来输送了。三焦分为上焦、中焦和下焦。上焦和中焦以膈为分界。膈以上包括心、肺在内，属于上焦；膈以下、脐以上部位，包括脾、胃在内，属于中焦；而脐以下部位，包括肾、膀胱、大肠、小肠、子宫等，称为下焦。三焦功能的发挥需要通过三焦经来调节。三焦经对人体健康来说是相当重要的，所以平时要多注重对三焦经的保养和锻炼。

阴阳交和，三焦经当令，养阴育阳

亥时已经是深夜了，万籁俱寂，天地间的阴气极盛而转衰，阳气趋无而滋生，正是阴阳交接，新一轮循环将开始的时候，三焦经接替心包经当班，养阴育阳。

亥时，睡觉以滋阳养阴

亥时，美美地睡上一觉，可以让心神安定下来，有助于节省体内的阳气，滋长阴气。

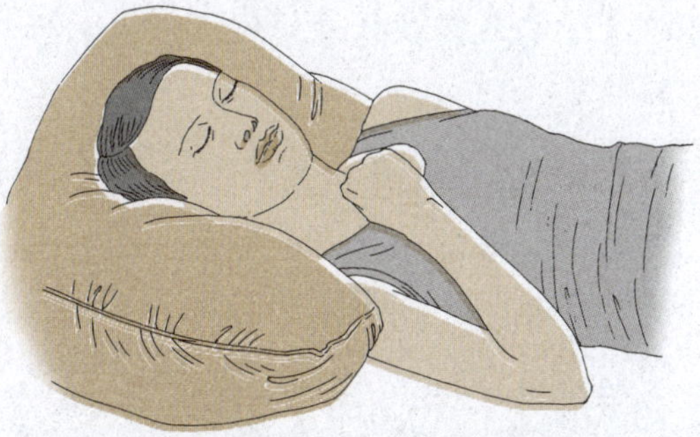

2.天地静寂，休养生息

机器运转久了，则容易出故障，人也不可能一天24小时都在工作。白天为工作而忙碌，到了晚上就该上床睡觉，休养生息了。《灵枢·大惑论》说：“阳气尽则卧，阴气尽则寤。”“寤”是醒来的意思，这句话就是强调人们应当在夜晚阳气将近，阴气强盛的时候入睡，白天阴气弱，阳气强应起床劳作。亥时，天地间阴气已接近最盛，阳气将尽，此时最重要的事情就是睡觉了。

睡觉质量最高的当属“子午觉”了，不仅睡眠质量高，还有利于养阴和护阳。午觉被称为“小憩”，作用就是通过休息来补充阳气以保证人体下午有足够的精力面对工作和学习，一般不用睡太久，半小时即可。而人体需要的长时间睡眠主要在晚上，特别是子时正是睡眠的黄金时间，人应该进入深度睡眠了。根据《黄帝内经》的理论，夜

三焦经分工

养生小提示

上焦如雾 上焦为横膈以上，包括心、肺、胸、头面部及上肢。《灵枢·营卫生会》说：“上焦如雾。”上焦心、肺敷布气血，就像雾露弥漫的样子灌溉并温养全身脏腑组织。

中焦如沤 中焦是指膈以下、脐以上的部位，包括脾、胃、肝、胆等脏腑。《灵枢·营卫生会》认为：“中焦如沤。”“如沤”是形容中焦脾胃腐熟、运化水谷，需要像沤田一样，才能进而化生气血。

下焦如渎 下焦是指胃以下部位，包括大肠、小肠、肾、膀胱和下肢等。但由于肝、肾同源，肝与肾在生理、病理上相互联系，故又将肝、肾都归属于下焦。《灵枢·营卫生会》认为：“下焦如渎”。

阳气尽则卧

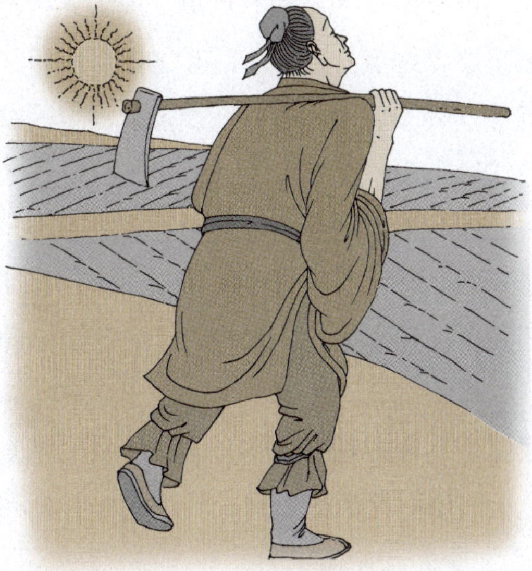

卯时，正是阳气生发达趋向于最强，阴气最弱的时候，太阳升起来了，该起床劳作了。

阴气尽则寤

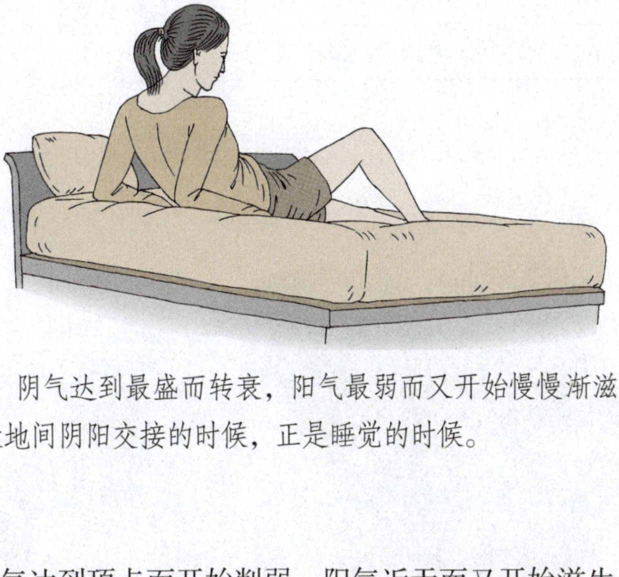

亥时，阴气达到最盛而转衰，阳气最弱而又开始慢慢渐滋生，此时正是天地间阴阳交接的时候，正是睡觉的时候。

半子时正是阴气达到顶点而开始削弱，阳气近无而又开始滋生，天地间阴阳交接的时刻，阴阳转换能量最大，此时熟睡可养阴。但是，人总是很难一下子就能进入熟睡状态。古人认为，睡觉要先睡“眼”，再睡“心”，需要一个循序渐进的过程。

亥时，可以先闭上眼睛，让心平静下来，使自己自然地进入睡眠状态，这样有利于子时进入深度睡眠。如果睡眠不好或者是经常失眠的人，可以做一些温和的运动，或者睡前进食一些有助于促进睡眠的食物来加以调节。比如，睡觉之前可以听一些轻柔的音乐，可以坐着看看慢节奏的电视，可以在沙发上静坐一会儿等。睡前可以吃一些滋阴补气的东西，像红枣粥、藕粉、百合莲子羹，或者来一杯温牛奶。

另外，泡脚对于缓解疲劳，促进睡眠来说，非常有效，尤其适合中老年人。它可以促进心肾相交。心肾相交，意味着水火相济，对阴阳相和有促进作用。阴阳相和，睡眠当然能达到最佳境界。

“眠食二者，为养生之要务。”养生除了吃好外，最重要的便是睡眠了。良好的睡眠能补充人体能量、恢复精力，有“养阴培元”之效。所以睡眠绝不能忽视，要把它放在第一位！

失眠的人如何快速进入睡眠状态

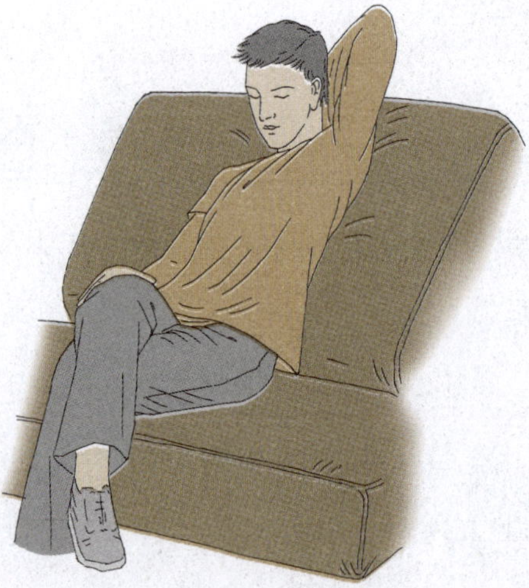

睡觉之前，先闭上眼睛静坐一会儿，养养神，有助于睡眠。

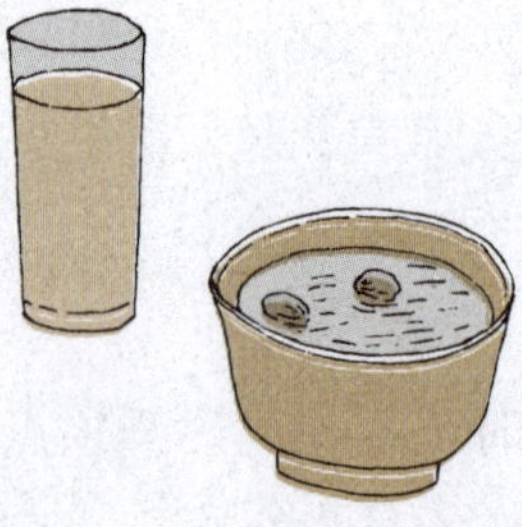

入睡前吃红枣粥、藕粉、百合莲子羹，或者是来一杯温牛奶，可以滋阴补气，促进睡眠。

3.35岁后留住青春不是神话

俗话说："男人四十一枝花，女人四十豆腐渣。"人到中年，女性比男性看起来好像更容易衰老。是不是男人到了这个年纪更年轻了呢？绝不是，只不过因为大部分的男人经过自己的艰苦奋斗，在事业上小有成就了，给人意气风发、精力充沛的感觉，似乎显得年轻了。其实从健康角度来讲，男人和女人一样，过了35岁，人体各项功能开始走下坡路，人体衰老的速度都在加快。我们知道，要想长生不老是不可能的，因为不符合自然界万物生长的规律。但是在生活中有一些细节做到了，则可以延缓衰老，比如说天天晚上11点之前睡觉。若能做到并坚持，35岁以后，留住青春并不是神话。

上坡下坡

人体各项功能的发育、成熟和衰老就像上坡下坡一样。

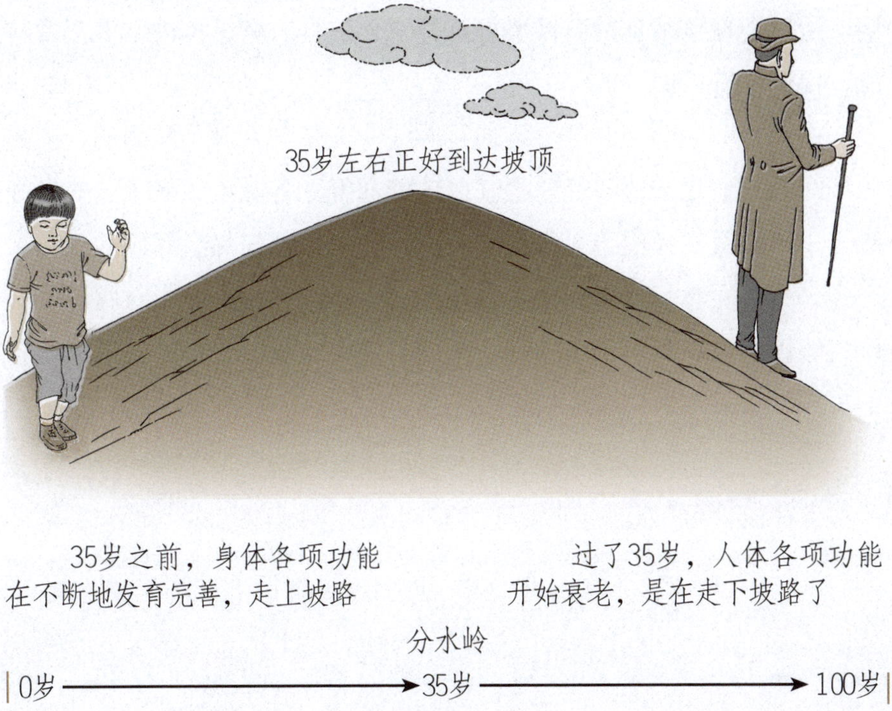
35岁左右正好到达坡顶
35岁之前，身体各项功能在不断地发育完善，走上坡路
过了35岁，人体各项功能开始衰老，是在走下坡路了
分水岭
0岁
35岁
100岁

但是很可惜，现代人很少有人能完全做到按时睡眠。35岁左右正是人生最忙碌的时候，为事业，为家庭。大部分的人事业刚起步或者已步入正轨，为了能做到更好，每天不分黑夜地加班加点，经常熬夜到一两点，仓促地睡几个小时，又得开始新一天的工作了。现在社会竞争也是日益激烈，中年人要养家也要创事业，精神容易紧张，长期压力大，导致睡眠质量不好，在晚上11点前能睡着的已经寥寥无几了，而睡眠质量得不到保证，健康更无从谈起，过早地衰老成了必然的结果。所以不要惊讶，皮肤怎么变差了，脸上的皱纹何时爬上了脸庞，眼角的鱼尾纹怎么这么多，最恐怖的是两鬓怎么也变白了！这都是长久以来，不注意睡眠引起的。

我们知道，亥时是人体内三焦经当令的时候，而三焦经是负责输送和调配元气和水液工作的。这时候不睡觉，还在做其他事情的话，人体内的精气和血液过于集中在一个地方，三焦经就无法分配足够的能量到其他地方。体内的其他组织器官一缺“粮”，就容易闹“脾气”表示“抗议”了。长期如此，身体就容易出问题。三焦经不好好工作，也影响我们体内汗液、尿液的正常排泄，容易导致内分泌失调。所以，在该睡觉的时候要好好睡觉，这样有利于体内水液正常排泄，促进新陈代谢。

中医里有句话说：“三焦通百脉。”三焦与百脉是相通的，三焦可调配的气血足了，各经脉里气血才能通畅。各脉络通畅了，气血旺盛了，病邪就不易侵袭。每天亥时入睡，可保证三焦经好好地工作，这样，身体百脉就能得到很好的调养。人体内气血充足，百脉通畅，体内的代谢垃圾及时排出体外，身体各处无病痛，人自然就健康年轻了。

三焦通百脉

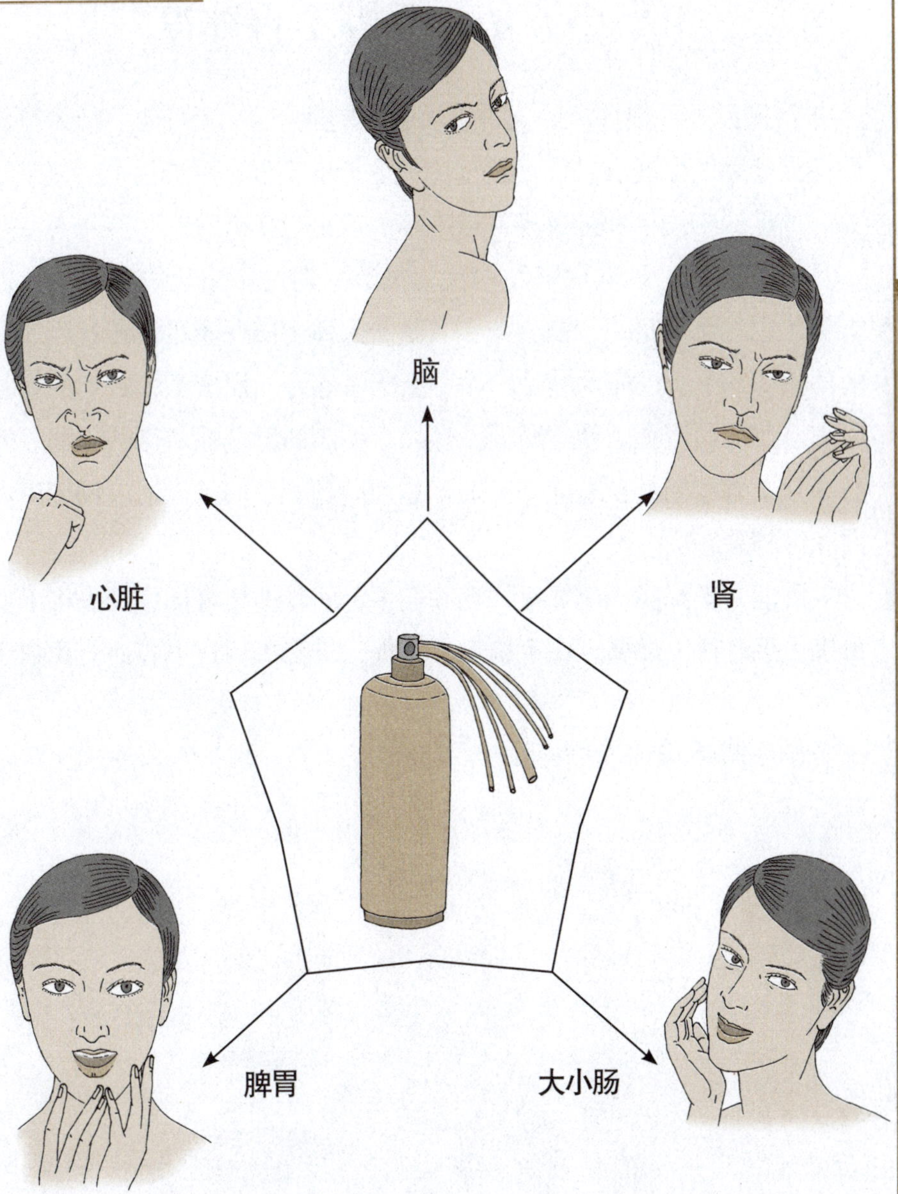

亥时是人体内三焦经当令的时候。人只有在进入睡眠的状态下，才能保证均衡地输送和调配元气和水液给各大脏腑。这时候不睡觉，还在做其他的事情的话，人体内的精气和血液过于集中在一个地方，三焦经分配给其他组织器官的元气和水液就少了。一缺“粮”，就容易闹“脾气”表示“抗议”了，长期如此，身体就容易出现问题了。

4.小小方法，手脚不再冰凉

一到冬天，很多人，尤其是女性和老年人，总感觉手脚冰凉，即使穿很厚的保暖衣、待在暖气房里也无济于事，手脚摸上去还是很凉。严重的时候手和脚还经常被冻坏。这是为什么呢？

中医认为，冬季是阳气内伏的季节，谓之“阳气内守，不达四末”（中医称手足为“四末”）。冬天人体内阳气不足，传达到手脚的阳气少，手脚就容易冰凉。再加上天气寒冷，温度低，人体的血管收缩，血液回流能力就会减弱。这样，手脚的部分血液循环不畅，容易导致手脚冰凉甚至是冻伤。对于这个问题，我们可以通过调理阳池穴和泡脚来解决。

阳池穴很好找，位置正好在我们手背间骨的集合部位。先将手伸出来，手背往上微翘，在手腕上会出现几道皱褶，在中心处会找到一

冬季手脚冰冷的原因

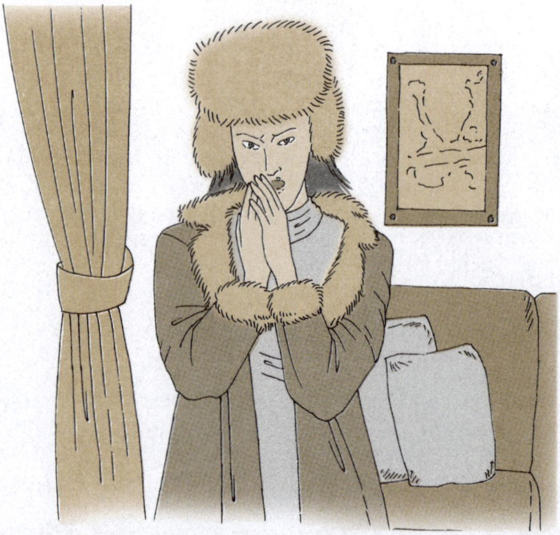

冬季阳气蛰伏，传达到四肢的阳气少。冬季气温低，血管遇冷收缩，导致血流不畅，血液回流能力差。

个小窝，这个点就是阳池穴。我们知道十二经脉在腕、踝关节附近各有一个原穴，原穴是经脉上元气经过和聚集的地方，三焦经上原穴便是阳池穴。这个穴位主治女性手脚冰凉。我们可以采用按摩和艾灸阳池穴来治疗手脚冰凉。

按摩法

将两手背互相摩擦产生热量，用一只手的中指按压另一手的阳池穴，按压10～15分钟。再换过来，用另一只手的中指按压这只手上的阳池穴。力度要缓，不能太用力。

艾灸法

将艾条点着，距手背的阳池穴2厘米处点燃。每天坚持15～20分钟。2个月后手脚冰凉即可有明显改善。

通过按摩和艾灸三焦经上的原穴阳池穴，可以提升此穴处的阳气，这里阳气多了，自然就往手指传导，手就热起来了。另外，刺激

阳池穴位置

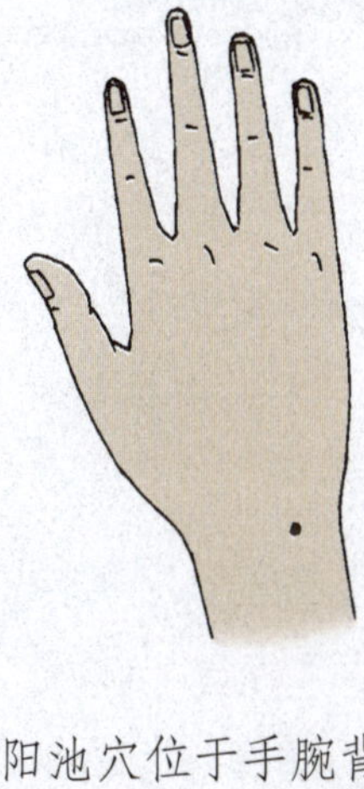

阳池穴位于手腕背横纹中，当指总伸肌腱的尺侧缘凹陷处。此穴是三焦经位于手部的一个原穴，是三焦经脉在手部元气经过和聚集的地方。

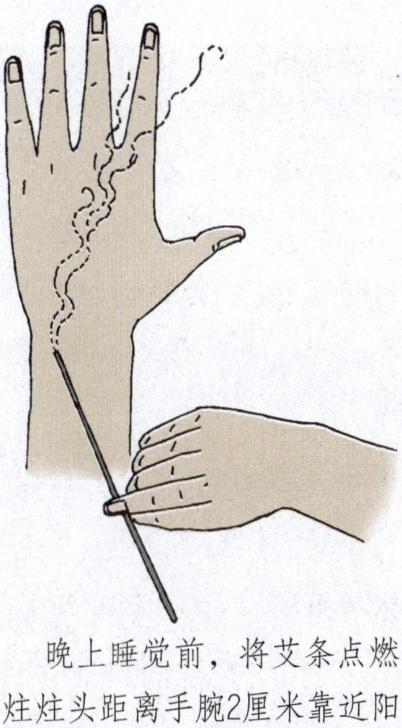

晚上睡觉前，将艾条点燃，艾炷炷头距离手腕2厘米靠近阳池穴的地方灸烤。每天坚持，2个月后手脚冰冷即可得到明显的改善。

三焦经上的原穴可促进整个三焦经的气血流通，血液循环通畅后，热量才能源源不断地传导到手部，冰凉的感觉自然就消失了。

说完了手，我们再来说说脚。足部怎么办呢？我们可以通过泡脚来改善。一提到泡脚，都不会感觉陌生。但这个跟我们平时泡脚还不太一样。首先我们得准备一些艾叶，将艾叶放入水中煮开，然后再拿来泡脚，泡的时候注意水温不能太低，保持在有点儿烫脚的温度为宜。如果水凉了随时再加点儿。每次泡20分钟左右。泡完了最好接着睡觉。1个月下来，脚凉的状况很快得到改善。

手脚冰凉的人，可以按照上面的方法去做，时间最好是选在亥时，此时三焦经当令，气血流注三焦经，调理它产生的治疗效果会更好。方法很重要，关键还是要坚持，只有坚持调理才能起到效果，手脚冰凉的症状才能彻底消失。

治手脚冰凉的小偏方

养生小提示

枸杞人参汤 人参、枸杞子各25克，加入1 500毫升的水，用大火煮开后，再用小火煮15～20分钟，即可饮用。

核桃人参汤 核桃15～20颗，人参7～8片，加入适量水，用大火煮开后，再用小火煮10～20分钟，睡前温饮，可以将熬煮的渣一并服用。

大枣龙眼汤 大枣、龙眼适量，加水熬煮即可饮用。特别适合贫血、容易感到头晕的人及手脚冰凉的人。

大枣红糖汤 大枣10枚，生姜5片，红糖适量。每晚煎茶喝。对改善手脚冰凉的疗效颇佳。

冬季手脚冰凉，还可适当吃些羊肉、狗肉等，暖中补虚、开胃健脾、益肾养肝、御寒祛湿。同时也要做好身体的保暖工作。

5.调节三焦经有助于防治更年期综合征

女性由中年步入老年之间的过渡阶段我们称为更年期。更年期的女性比较突出的一点就是情绪容易失控，变化无常。对于生活中的一些琐事，往往会暴躁易怒。严重时，脾气来了还爱摔东西，脾气过了又后悔不已。有的人则是抑郁淡漠，不愿意与人交流，还容易出现抑郁症。还有的人则会表现猜疑多虑，整天疑心丈夫是不是在外面有外遇，影响夫妻感情、家庭幸福。女性出现更年期问题，可以通过调理三焦经来改善和治疗。

在中医上与情绪相关的问题都与三焦经有关。对于女性更年期出现的问题，我们也可以从调理三焦经入手。三焦主气，是全身气的调度员，气的问题都归它管。女人进入更年期，生理上会发生很大的变化：卵巢功能逐渐衰退，内分泌失调，各个器官、神经系统也在加速衰老。这一系列生理变化会造成很大的心理冲击，反映在情绪上就会有起伏。情绪起伏大，必然会产生气。这种气太强烈了，必然会推动血液在经脉中的蹿动，使血流加速，过多的气血到达心脏，心跳就容易加快，情绪就容易急躁和紧张。相反地，如果这股气不发出来，强压住怒火，使它不能及时宣发，那么这时它就成了体内一种多余的能量，也就是我们俗话说的“上火了”。“气有余便是火”。这火因为没有正常的通路可宣发，就变成了一匹脱缰的野马，在体内横冲直撞，余火上到头部会头痛，冲到四肢便成风湿，这也是为什么更年期的女性经常感觉头痛、头昏的原因了。身体内过多的“气”需要有一股强有力的力量将它控制住、降伏住。三焦经就有这个能耐。身体内的气血都是由它来进行合理的分配，不会使之过度集中在一个地方，比如肝、心等。多余的气经过调配被均匀分散到身体的各个角落，便不足为患了。

除此，三焦的另外一个功能就是主管全身水液的排泄。水液包括尿液和汗液。更年期除了情绪变化大之外，还有一个问题就是经常不由自主的潮热出汗。这汗是虚汗，过多地出汗是内分泌失调的表现。三焦经主管内分泌失调，所以可以通过调理三焦经来改善这一状况。

治疗更年期综合征的方法有很多，从自身来讲，平时注重保养好三焦经就是一种好方法。其实女性进入更年期并不可怕，关键还要有一个积极面对的态度，乐观面对生活。我们周边人也应该给予她们更多的理解和支持，帮助她们从困扰中走出来。

女性更年期综合征

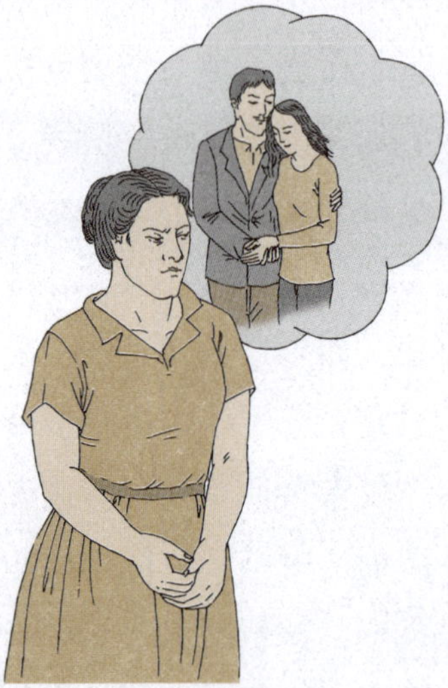

更年期的女性常常多疑。

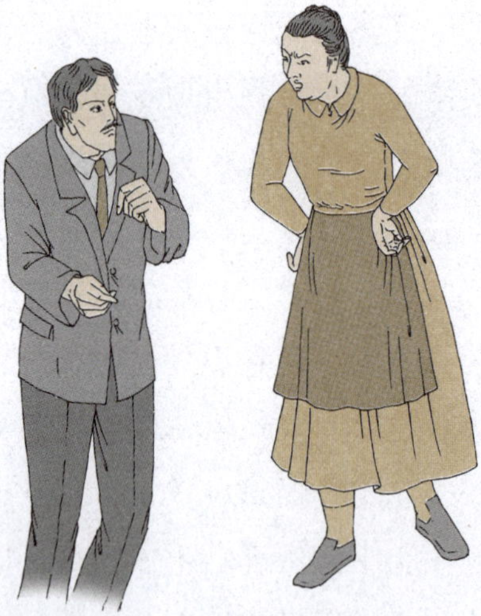

更年期的女性暴躁易怒。

6.三焦经锻炼有法

华佗在《中藏经》中说："三焦者，总领五脏、六腑、荣卫、经络、内外左右上下之气也，三焦通，则内外左右上下皆通也，其于周身灌体，和内调外、荣左养右、导上宣下，莫大于此者……三焦之气和则内外和，逆则内外逆。"意思是说，三焦统管着人体的五脏六腑和奇经八脉，三焦内的气血通畅了，则身体无恙，若出现瘀阻，则容易出现疾病。三焦通过三焦经的调节才能更好地发挥作用。

手少阳三焦经，起于手无名指尺侧末端的关冲穴，沿着无名指尺侧缘，往上经过手背中渚、阳池穴向上沿前臂伸侧两骨（尺骨、桡骨）之间，直上穿过肘部，到达上臂外侧，上行至肩部，交于足少阳经的后面，进入缺盆，于任脉的膻中穴处散络于心包，向下通过横膈，从胸至腹，属上、中、下三焦。其支脉，从胸中向上，从缺盆出来，向上经过项部，沿着耳后直上，抵于额角，再屈而下行面颊部，到眼眶下。另一支脉，从耳后进入耳中，出来后走耳前，和前脉在面颊部相交，到达外眼角，与足少阳胆经相接。

手少阳三焦经位于手臂外侧，平时可通过拍打的方式来加以锻炼。锻炼时间最好是选在亥时，此时三焦经当令，气血最足，锻炼效果最佳。操作方法很简单，站着坐着都可以，用一只手拍打另一条胳膊外侧，顺着三焦经在手臂外侧的行走线路从上至下一路拍下来直至手腕处。力量可以稍大点儿，拍打约10分钟，之后再按揉手背处的阳池穴3分钟左右即可。阳池穴就像一个小小的关卡一样，经常按揉便可以将三焦里气血引到手指上来。这样一来，可以促进整条经脉的通畅和血液循环。一只胳膊拍打完了，再换另一只手，其操作方法一样。

中医讲："三焦通百脉。"平时多注意调养三焦经，可以使身体各经脉内血气畅通无阻。脉通了，气血足了，人怎么会轻易得病呢？

手少阳三焦经

手少阳三焦经起于手无名指尺侧末端，沿着无名指尺侧缘，往上经过手背，沿手臂直上穿过肘部，到达上臂外侧，上行至肩部，交于足少阳经的后面，进入缺盆，于任脉的膻中穴处散络于心包，向下通过横膈，从胸至腹，属上、中、下三焦。其支脉，从胸中向上，从缺盆出来，向上过项部，沿耳后直上，抵于额角，再屈而下行面颊部，到眼眶下。另一支脉，从耳后进入耳中，出来后走耳前，和前脉在面颊部相交，到达外眼角，与足少阳胆经相接。

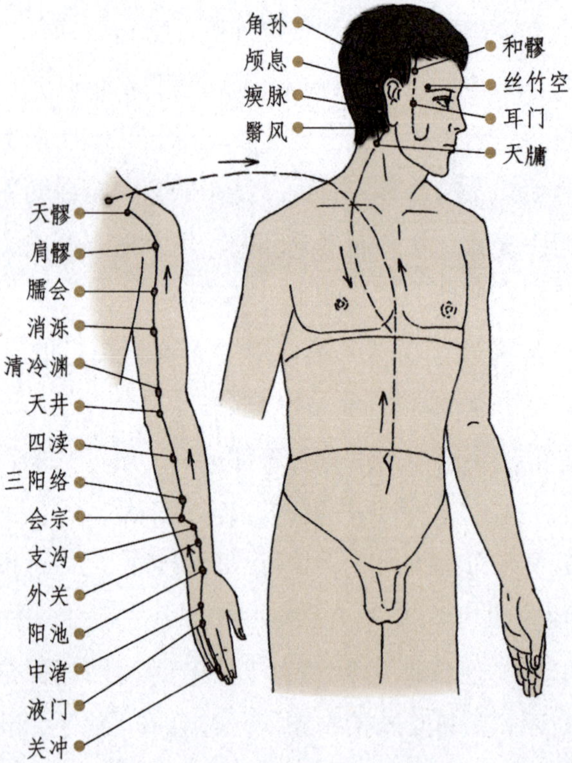

拍打三焦经

用一只手拍打另一条胳膊外侧，顺着三焦经在手臂外侧的行走线路从上至下一路拍下来直至手腕处，再换另一只手继续拍打。

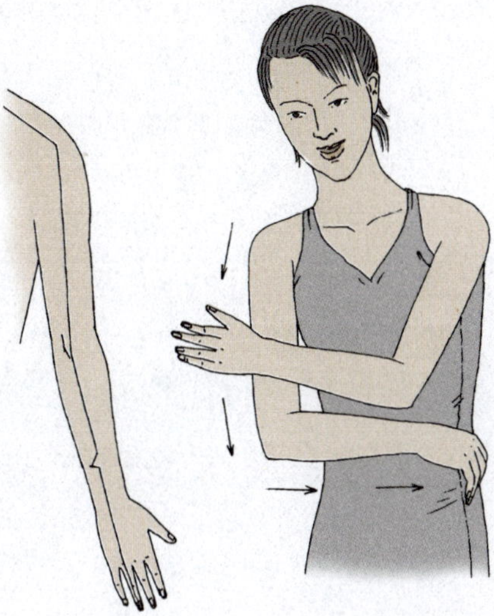

按摩阳池穴

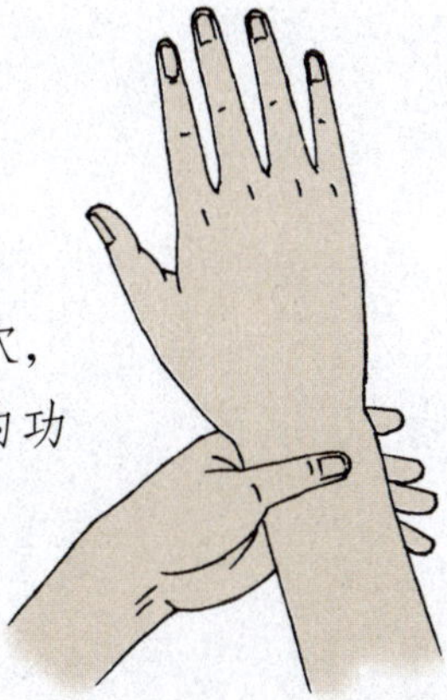

阳池穴三焦经上的原穴，常按摩它可以调理三焦的功能，增强阳气。

附录　民间食疗养生保健歌

（一）

若要健美身体好，牢记食补胜药方。
延年益寿人不老，饮食搭配最重要。
一杯酸奶一碗浆，四杯绿花保健康。
天天喝杯葡萄酒，有益心脏气血旺。
常饮蘑菇骨头汤，增强免疫不寻常。
多吃木耳血不稠，大蒜切片抗癌王。
还要常吃西红柿，炒蛋做汤驱病狂。
加上南瓜与苦瓜，红薯山药亦逞强。
长期食用胡萝卜，准保健美脸放光。
食鸡食鱼又食虾，动物愈小愈营养。
搭配青菜与水果，有氧运动不能忘。
当笑则笑心情好，人活百岁有保障。

（二）

食疗好，食疗好，各种食品都是宝。
水果之王是苹果，生梨止咳痰水消。
木耳抗癌素中荤，黄瓜减肥效绝偏。
海带含碘消淤结，香菇有酶肿瘤怯。
葱辣姜汤治感冒，大蒜治痢有奇效。
菜花常吃癌症少，蘑菇抑制癌细胞。
健胃补脾吃红枣，润肺乌发食核桃。
常吃萝卜白菜姜，不劳医生开药方。
冬吃葱姜夏吃蒜，很多疾病能消散。
白菜利尿养皮肤，番茄补血驻容颜。
蜂蜜润肺延寿益，萝卜化痰消胀气。
芹菜能治血压高，抗癌宜食猕猴桃。